AXEL PHILIPPI

Aus dem Tagebuch eines
Heilers

Aus der täglichen Praxis eines
Geistheilers

Doppelband

Bibliografische Information der Deutschen Nationalbibliothek:
Die Deutsche Nationalbibliothek verzeichnet diese Publikation in der Deutschen Nationalbibliografie; detaillierte bibliografische Daten sind im Internet über
< http: // dnb.d-nb.de > abrufbar.

Umschlaggestaltung: Robertz & Friends, Herrenberg
Satz, Herstellung und Verlag:
Books on Demand GmbH, Norderstedt

ISBN: 978-3-8334-7453-8

Inhaltsverzeichnis

Aus dem Tagebuch eines Heilers

Aus der täglichen Praxis eines Geistheilers

Buch I:

Aus dem Tagebuch eines Heilers

Vorwort

Seit ich 1984 mit dem Geistigen Heilen begann, kamen viele Menschen zu mir, die Hilfe von mir erwarteten. Sie hatten entweder seelische oder körperliche Probleme, und sehr bald entdeckte ich, dass es einen inneren Zusammenhang gab zwischen ihnen und mir und dass es kein Zufall war, der sie zu mir geführt hatte. Meine persönliche Entwicklung spiegelte sich in ihren Nöten, d.h. es kamen nur die, deren Problembereich ich bereits in mir erlöst hatte oder gerade dabei war, zu erlösen. Oft meinte ich, in Teilen meine eigene Geschichte zu hören und war dankbar, durch den Kranken noch einmal zu einer versöhnlichen Rückschau auf den eigenen Lebensweg veranlasst zu werden.

In dieser Zeit habe ich gelernt, dass sich die Menschen – bei aller Vielfalt – doch in vielem sehr ähnlich sind. So machen wir beispielsweise auch aus den gleichen Gründen oft die gleichen Fehler, ziehen die gleichen fatalen Schlüsse und schlagen uns anschließend mit den gleichen untauglichen Mitteln herum. Das Gute an dieser Uniformität in unserem Verhalten ist, dass es möglich ist, wenn man diese Mechanismen und Automatismen seelischer und körperlicher Fehlentwicklungen einmal gelernt und begriffen hat, allgemein gültige Aussagen zu machen und für alle Betroffenen taugliche Hilfen und Lösungen zu entwickeln. Davon lebt die Psychologie und die Medizin, aber auch das Geistige Heilen, d.h. wir entdecken auch in den verschiedenen Energiekörpern Signale, die bei allen Menschen das Gleiche bedeuten, also auf die gleichen Ursachen schließen lassen. Daher verfügt auch das Geistige Heilen über »Instrumente« und »Techniken«, um auf diesen Ebenen erfolgreich tätig zu werden.

Mein Bestreben mit diesem und meinen anderen Büchern ist es, den Heiler und sein Tun aus dem Dunstkreis falscher Glaubens- und Weltanschauungsvorstellungen zu holen und zu demonstrieren, dass hinter dem, was scheinbar so wunderbar und mystisch ist, unbestechliche Gesetze und Regeln stehen, die teilweise bereits wissenschaftlich untermauert sind, und dass nur deren Anerkennung und Einhaltung den gewünschten Erfolg bringt. Ich habe deshalb auf den folgenden Seiten dieses Buches versucht, den Zusammenhang zwischen seelischer Ursache und körperlicher Spiegelung in Gestalt der Krankheit aufzuweisen und dies an echten Beispielen aus meiner Praxis zu belegen. Mein Dank gilt meinen Patienten, die zu diesem Werk unwissentlich beigetragen, deren Name und nähere persönliche Umstände ich aber aus Gründen des Personenschutzes verändert habe.

Ich würde mir wünschen, dass dieses Buch zu einer Versachlichung des Themas Geistiges Heilen beiträgt, damit diese große Hilfe irgendwann einmal auch von den gesellschaftlichen Kreisen akzeptiert wird, die ihm bisher noch skeptisch oder gar feindlich gegenüber stehen.

1. Greift ein Geistheiler in das Karma seiner Patienten ein?

Diese Frage wurde mir in der Vergangenheit häufig gestellt. Die darin unausgesprochen mitschwingende Befürchtung, bei Geistheilung möglicherweise ungewollt gegen geistige Gesetze zu verstoßen, ist allerdings unbegründet. Was will das karmische Gesetz und wie wirkt es sich in unser aller Leben aus? Unter Karma verstehen wir das Gesetz von Ursache und Wirkung. Es konfrontiert uns mit den Folgen unseres Denkens und Fühlens, zeigt uns die Konsequenzen aus unserem Handeln auf und das über mehrere Leben hinweg. Durch das Wirken des Karma werden wir aufgefordert, uns mit unseren Motiven und damit unserer seelischen Struktur auseinander zu setzen und gegebenenfalls notwendige (= die Not wendende) Korrekturen anzubringen.

»Sage mir, mit wem du gehst, und ich sage dir, wer du bist!« ist ein Sprichwort unserer weisen Sprache, das den unmittelbaren Zusammenhang zwischen unseren bewussten wie auch unbewussten inneren Wesenseigenschaften und unserer äußeren Wahl und Entscheidung aufdeckt. Anders ausgedrückt: Unsere Handlungen spiegeln unseren Charakter und den Stand unserer Evolution bzw. Bewusstheit. Besonders das, was uns scheinbar ungewollt geschieht, was uns aus »heiterem Himmel trifft«, schreiben wir gern einem blindwütigen und ungerechten Schicksal zu und erkennen nicht, dass auch dieses äußere, negative Erleben nur der Spiegel oftmals traumatisierter Erfahrungen dieses oder vergangener Leben ist, die wir – menschlich verständlich – nur noch vergessen und verdrängen konnten. *Schicksal* besagt, dass uns etwas geschickt wird, was zutiefst mit uns selbst etwas zu tun hat; und deshalb können wir auch gar nicht anders, als das Geschick(te) anzunehmen. Wir sind tatsächlich der vorgesehene Empfänger der geschickten Botschaft. Und so treten nach dem karmischen Gesetz die unerlösten inneren Aspekte unserer Persönlichkeit als leidvolle Erfahrungen in Gestalt von Krankheiten, Unfällen oder sonstigen Schicksalsschlägen in unser äußeres Leben und zwingen uns zur Auseinandersetzung mit ihren Botschaften. Denn nur was wir bewusst und als uns zugehörig (an)erkennen, können wir auch verändern und erlösen. Und nur auf diese Weise können wir unserem Schicksal und unserem Karma eine neue Wendung zum Besseren geben, wie die nachfolgende Geschichte so eindrucksvoll beweist.

An einem warmen Herbsttag suchte mich in der Praxis, in der ich damals arbeitete, ein Mann aus Lothringen auf, dessen Körperhaltung und düsterer Gesichtsausdruck so gar nicht zu dem sonnigen und heiteren Tag passten, an dem ich ihm zum ersten Mal begegnete. René L., ein schlanker, hochgewachsener und dunkelhaariger Angestellter des öffentlichen Dienstes, eröffnete mir gleich zu Beginn unseres Gespräches, dass er nach den vielen erfolglosen Behandlungen der letzten Jahre eigentlich nicht mehr an eine Besserung seines Leidens glaube, und dass er – sollte ich ihm auch nicht helfen können – nur noch resignieren und aufgeben könne. Als letzter Ausweg bliebe ihm ja immer noch der Selbstmord. Denn so wie bisher, könne es mit ihm nicht weitergehen. Das sei ja kein Leben mehr!

Ohne weiter auf seine pessimistische und fast erpresserische Ankündigung einzugehen, ermunterte ich ihn, mir doch zuerst einmal seine Geschichte zu erzählen, damit ich mir einen Eindruck von seinem Leiden und den bisherigen Behandlungen machen könne.

Wie mir René in der folgenden Stunde ausführlich berichtete, begann seine Leidensgeschichte bereits im frühen Alter von etwa 5 ½ Jahren. Immer, wenn er etwas aß, rebellierte auf unerklärliche Weise kurz darauf sein Magen, was sich durch peinlich laute Verdauungsgeräusche und anhaltende Druckschmerzen bemerkbar machte. Anschließend begann es in seinem Kopf zu hämmern und der unerträgliche Kopfschmerz führte dazu, dass er sich schon als Sechsjähriger heimlich Schmerztabletten beschaffte, um dieser Qual wenigstens stundenweise zu entrinnen. Mit kurzen Unterbrechungen ging das nun bereits seit über 35 Jahren so, und sein täglicher Tablettenkonsum war inzwischen zeitweise auf über 40 (!) Schmerztabletten gestiegen, worüber er in einem speziellen Kalender akribisch Buch führte. Natürlich hatte er im Laufe der Jahre bei Ärzten, Heilpraktikern und Schmerztherapeuten Rat und Hilfe gesucht und war in mehreren Kliniken gründlich auf den Kopf gestellt worden. Leider alles ohne klaren Befund und bleibenden Erfolg. Wenn überhaupt etwas half, dann nur für kurze Zeit, und bald darauf hatte sich sein alter Leidenszustand wieder schlimmer als zuvor eingestellt. Ich konnte seine Verzweiflung gut nachempfinden und fragte mich, wie man so etwas überhaupt so lange aushalten konnte, und was das wohl für ein Karma sei, das zu so einer deprimierenden, alles andere überlagernden, negativen Lebenserfahrung führen konnte?

Im Jahr zuvor schien sich schon eine Schicksalswende anzubahnen, als mein neuer Patient zu seinem großen Erstaunen von einem Heiler in Basel hörte, der angeblich nur durch Handauflegen die schwerwiegendsten Erkrankungen zu heilen vermochte. So eine Behandlung hatte René noch nie in Erwägung gezogen, er kannte sie gar nicht, da er bis zu diesem Zeitpunkt keinerlei esoterisches Interesse und Wissen hatte und voll auf schulmedizinische und bestenfalls homöopathische Behandlungsformen gesetzt hatte. Aber er hatte nichts mehr zu verlieren, und so fuhr er kurz entschlossen zu dem betreffenden Heiler in die Schweiz.

René hatte sich inzwischen etwas entspannt in seinem Sessel meines Sprechzimmers zurückgelehnt, und man sah ihm an, dass allein das Reden über seinen Leidensweg ihm für den Moment Ablenkung und dadurch Linderung verschaffte. Er schilderte auf meine Nachfrage hin – schließlich war ich neugierig, wie ein namhafter Kollege in so einem Fall vorging – dass der Heiler aus Basel ihn nur kurz seine Beschwerden aufzählen ließ, ihn dann im Sitzen und Liegen behandelte, indem er mit seinen dem Patienten zugewandten Handflächen dessen Aura ausstrich und danach minutenlang seine Hände auf Oberbauch und Kopf legte. Kein Wort fiel über mögliche Ursachen der Erkrankung, nur auf ausdrückliches Nachfragen erfolgte die lapidare Erklärung, dass sein Behandler soeben Renés Aura wieder gereinigt und seine Energiekörper harmonisiert und stabilisiert habe. Für den Lothringer waren das böhmische Dörfer. Als er die Praxis wieder verließ, war er somit nicht viel schlauer als zuvor, allerdings war das Ergebnis der Behandlung auf den ersten Blick für den Kranken sensationell. Die ihn auch an diesem Tag peinigenden Schmerzen waren mit einem Schlag verschwunden und sollten es auch über ein halbes Jahr lang bleiben. Dann waren sie plötzlich wieder da.

Nun war das für meinen Patienten, der in den letzten Jahrzehnten noch nie länger als ein paar Tage schmerzfrei gewesen war, trotzdem ein ermutigender Erfolg. Und so fuhr René ein zweites Mal in die Schweiz. Er erhielt die gleiche Behandlung, aber auch diesmal keine weitergehenden Erklärungen über das Wie und Warum seines Krankheitsbildes. Doch diesmal hielt der Erfolg nur wenige Wochen. Und nach dem sofort erfolgten dritten Besuch blieb der Erfolg ganz aus. Die Energiebehandlung durch den Heiler wirkte nicht mehr. Als sich nun auch diese Behandlungsform offensichtlich als auf Dauer wirkungslos herausstellte, dachte der verzweifelte und inzwischen hoffnungslose Mann erstmals ernsthaft daran, seinem Leben und damit seinem Leiden ein gnädiges Ende zu setzen. Zwischenzeitlich hatte er auch noch bei einem bekannten Heilpraktiker in Heidelberg eine Licht- und Farbtherapie begonnen. Dieser hatte ihn wegen des weiten Anfahrtsweges fairerweise an meine damalige Frau verwiesen, die in ihrer Heilpraktikerpraxis, in der Nähe der deutsch-lothringischen Grenze, die gleiche Therapieform praktizierte, und in der ich damals als Geistheiler arbeitete. An mich wurde René deshalb weitergereicht, da ich in unserer Praxis der Spezialist für »schwierige« Fälle war, d.h. ich kam immer dann zum Einsatz, wenn eine ganzheitliche, das Seelische und das Körperliche gleichermaßen einbeziehende Behandlung angezeigt war. Und so saß er nun vor mir und schluckte gerade wieder eine seiner Tabletten, da ihn seine Schilderung über das Scheitern seines doch so hoffnungsvoll gestarteten schweizer Abenteuers erneut schwer belastete und die Magen- und Kopfschmerzen wieder aufflammten.

Intuitiv und dank meiner medialen Möglichkeiten erkannte ich schnell, dass ein verdrängtes traumatisches Erleben in seiner frühen Kindheit verantwortlich für sein Krankheitsbild war, und dass negative Glaubenssätze und Überzeugungen bezüglich seines Selbstwerts und Selbstbildes und gegenüber dem kreatürlichen Bedürfnis »Essen« dabei eine große Rolle spielten. Ohne ihm dies direkt zu sagen, erklärte ich René L., dass mich meine langjährige Erfahrung gelehrt hätte, dass es keine körperliche Erkrankung ohne seelische Ursache gebe, und dass eine Behandlung ohne Einbezug der seelischen Ursachen bestenfalls symptomverschiebend und auf Dauer wirkungslos bleiben müsste, wie er es ja gerade selbst eindeutig durch seine letztlich erfolglosen Besuche in der Schweiz habe erfahren müssen. Und ich bemühte mich, ihm klar zu machen, dass deshalb der erste Schritt jeder erfolgreichen Krankheitsbehandlung eine Erkundung der Ursachen sein müsse und wir daher zuerst eine Reise ins Reich seiner im tiefsten Innern verdrängten Erlebnisse machen müssten, um dort die seelischen Gründe zu finden, für die seine Schmerzen nur äußere Signale seien.

René L. hörte sich meine Ausführungen kommentarlos und ohne eine Regung zu zeigen an. Trotzdem spürte ich seinen Widerstand und seine Abneigung, nun plötzlich so etwas wie eine Psychotherapie machen zu müssen. Schließlich war er doch nicht verrückt, und dass er an seiner Seele kranken könnte, war für ihn ein neuer, fremder, ja fast ein erschreckender Gedanke. Eine Weile herrschte bedrückendes Schweigen im Raum. Zögernd und widerstrebend stimmte er schließlich doch zu, nicht ohne mich seine Zweifel deutlich spüren zu lassen. Es begann ein Heilungsprozess, der sich fast über ein Jahr hinzog und in seinem Verlauf geradezu lehrbuchhaft bestätigte, dass ein traumatisches Erlebnis, das der Patient längst vergessen hatte, verantwortlich für seinen langen Leidensweg war. Erst nach der Bewusstwerdung der Ursache und der Bereitschaft zur Annahme und Integration des Geschauten war auch die Heilung der körperlichen Symptome möglich.

In der ersten Sitzung führte ich meinen Patienten in Trance zurück in seine Kindheit. Überraschenderweise hatte René einen leichten Zugang zu seiner inneren Bilderwelt und bot trotz seiner anfänglichen Skepsis wenig Widerstand gegen die ihn in die Tiefe seines Unterbewusstseins führenden Suggestionen und die schnell einsetzenden, lebhaften und farbigen Erinnerungen an längst vergangene Episoden seines Lebens.

So kamen wir rasch zu jenem Tag, im Alter von etwa 5 ½ Jahren, an dem sich das Drama ereignete, das für den Heranwachsenden und späteren Erwachsenen von so zentraler Bedeutung werden sollte. René sah sich wieder als Kind in einem armen Elternhaus, wo in dieser Nachkriegszeit immer Mangel bis hin zu nacktem Hunger herrschte. Eines Tages wurde er mit seinem etwa gleichaltrigen Vetter in die wohlhabendere Nachbarschaft geschickt, wo anlässlich eines Familienfestes Gebäck und Kuchen verteilt wurde. Der Magen der beiden Knaben knurrte vor Hunger. An diesem Tag hatte es für beide bisher nur wenig zu essen gegeben. Auf dem Heimweg stieg ihnen der Duft der Köstlichkeiten auf ihrem Teller so verführerisch in die Nase, dass die Kinder nicht widerstehen konnten und herzhaft zulangten. Zu Hause angekommen, hatten sie fast die Hälfte dessen verspeist, was auch andere hungrige Mäuler hätte stopfen sollen. Der Zorn der Eltern war groß, und insbesondere René wurde brutal bestraft und ihm somit eindringlich bewusst gemacht, dass nur wegen seiner Gier und Rücksichtslosigkeit seine Geschwister nun hungern mussten. Sein schlechtes Gewissen war noch größer und nachhaltiger als die Schmerzen der Schläge. Ab diesem Moment heftete sich an seinen natürlichen und periodisch aufkommenden Hunger jedes Mal ein massives Schuldgefühl, das ihn nie wieder mit Freude und Genuss essen ließ. In einem zwanghaften Akt der Selbstbestrafung geißelte er sich von da an unbewusst jedes Mal selbst mit Magen- und Kopfschmerzen für den Umstand, dass selbstverständlich auch er immer wieder Hunger hatte und essen musste. Sein kreatürliches und natürliches Bedürfnis wurde zu einem Herd ständiger Selbstkasteiung, ohne dass sein Tagesbewusstsein davon etwas wusste. Hätte man ihn befragt, ob er sich denn solches vorstellen könne, er hätte eine solche Vermutung sicherlich voller Empörung von sich gewiesen. Wer kann schon glauben oder gar akzeptieren, dass sein ganzes Leid hausgemacht ist!? So aber fand er die nicht zu leugnende Ursache selbst in seinen verdrängten Erinnerungen und musste betroffen zugestehen, dass damals wohl ein tief sitzendes Trauma geschaffen worden war, das von da an seinem ganzen Leben seinen traurigen Stempel aufdrückte. Tränen liefen dem erwachsenen René über die Wangen, als er sich an diese Zeit erinnerte und die Ausweglosigkeit des Knaben in dieser Situation erkannte und wieder verspürte, der keinen anderen Weg im Umgang mit seinen eigenen und den durch die Eltern suggerierten Schuldgefühlen fand, als daraus den bitteren Weg der Selbstbestrafung zu gehen.

Im weiteren Verlauf der Therapie lernte mein Patient, sich und damit seinem inneren Kind zu vergeben und diesen Teil seiner

Gesamtpersönlichkeit liebevoll anzunehmen. Er lernte, ein neues und unverkrampftes Verhältnis zu seiner Gier, seinem Genussempfinden und der Befriedigung seiner körperlichen Bedürfnisse zu entwickeln und sich solche Gefühle überhaupt zuzugestehen. Als er das nach einiger Zeit geschafft hatte, wirkte mein die seelische Therapie begleitendes Handauflegen immer länger, die Zustände völliger Schmerzfreiheit wurden immer häufiger. Stolz zeigte mir René nach einem halben Jahr seinen »Tablettenkalender«, der belegte, dass sein Tablettenkonsum zwischenzeitlich an manchen Tagen bis auf Null herunter geführt werden konnte. Als er endgültig geheilt war und wir zu einem Abschlussgespräch zusammen saßen, machte ich ihm noch einmal die Zusammenhänge klar. Ich verdeutlichte ihm, dass er allein verantwortlich für seinen Leidensweg war. Er selbst hatte das Trauma geschaffen, das zur Ursache seiner körperlichen Beschwerden wurde. Nicht Gott oder ein unbegreifliches Schicksal. Das Karma, das ihn ja auch zu mir geführt hatte, sorgte dafür, dass ihm seine verdrängten Ursachen bewusst wurden, die er mit meiner Hilfe erlösen konnte. Damit war der Zweck seines Karmas erfüllt, der seelische Konflikt gelöst und die äußeren Signale in Form seiner Beschwerden und Schmerzen mussten sich gesetzmäßig auflösen. Das Karma ist also ein Erkenntnisweg. Es spiegelt und konfrontiert uns mit dem, was unserer Erlösung und damit unserer Rückkehr in die Einheit mit Gott noch im Wege steht. Danken wir also unserem Karma, ohne das wir so vieles nie erkennen würden, gleichgültig wie »schlimm« es auch im Einzelfall sein mag. In seinem Spiegel sehen wir uns immer so, wie wir wirklich sind.

2. Wenn nur noch der Glaube hilft

Carmen, eine gute Freundin und Schülerin, war vor einigen Jahren in einer verzweifelten Situation. Bereits lange Zeit vorher war sie mit der Diagnose in die Praxis meiner damaligen Frau gekommen, nie Kinder bekommen zu können. Ein halbes Jahr später und nach einigen Behandlungen durch meine Frau war sie endlich schwanger geworden, und als ich sie kennen lernte, ging Clara, ihre Tochter, bereits in den Kindergarten. Carmen, eine temperamentvolle Südländerin, war mit einem Künstler verheiratet. Ihre Ehe war für sie eine Quelle ständiger Frustrationen und seelischer Verletzungen. Gemäß ihrer Erziehung und ihrem Naturell redete sie nicht gerne darüber und bemühte sich, nach außen fröhlich und unbeschwert zu wirken. Ihre verletzten Gefühle, ihr Unvermögen, darüber sprechen zu können oder diese Ehe zu beenden, führten schließlich nach einiger Zeit zu schweren Anfällen von Bronchialasthma. Ihr Arzt verschrieb ihr ein sehr starkes Medikament mit gravierenden Nebenwirkungen. Infolge des Medikaments und weil sie sich unbewusst einen schützenden Panzer gegen die fortwährenden Verletzungen in ihrer Ehe zulegen wollte, nahm sie in den folgenden Monaten extrem zu. Als auch noch ihre Regel ausblieb, suchte sie ihren Frauenarzt auf, der ihr eröffnete, dass sie etwa im 5. Monat schwanger sei.

Carmen, die von ihrer Schwangerschaft weder etwas geahnt noch gespürt hatte, war es vor allem vor der Reaktion ihres Mannes, der schon das erste nicht und auf keinen Fall ein weiteres Kind haben wollte, angst und bange. Aber erst als sie von ihrem

Frauenarzt darauf hingewiesen wurde, dass man das betreffende Asthma-Medikament auf keinen Fall während einer Schwangerschaft einnehmen durfte und er deshalb zur Sicherheit dringend zu einer Fruchtwasseruntersuchung riet, schlug ihre Betroffenheit in nackte Panik um. Ein paar Tage später hatte sie das Untersuchungsergebnis in Händen. Mit über 90%iger Wahrscheinlichkeit würde sie auf Grund von nachgewiesenen Gen-Schädigungen ein behindertes Kind zur Welt bringen. Die Ärzte rieten der Entsetzten zu einer schnellen operativen Schwangerschaftsunterbrechung. In den folgenden Tagen schwankte Carmen hin und her zwischen tiefer Depression und dem unvernünftigen, aber von Herzen kommenden Wunsch, das Kind trotz allem auszutragen.

Ich erfuhr von alledem erst, als sie bald darauf unangemeldet in unserer Praxis erschien. Ich hatte gerade eine Behandlung beendet und den betreffenden Patienten verabschiedet, als Carmen mich auf der Treppe abfing, in unser Labor zerrte und dort die ganze traurige Geschichte aus ihr heraussprudelte. Verzweifelt und am Ende ihrer Kraft schaute sie mich flehentlich an und fragte atemlos: »Kannst du mir helfen?« Zuerst verstand ich sie nicht. »Natürlich bin ich in dieser schweren Zeit für dich da!« – »Nein, das habe ich nicht gemeint. Das weiß ich ja. Aber kannst du auch dafür sorgen, dass mein Kind gesund und normal wird?« Erst da begriff ich, dass sie das Kind unbedingt haben wollte.

In den vergangenen Jahren hatte ich gelernt, auch in kritischen Momenten auf meine Intuition zu hören. Ich hatte erfahren, dass ich, wenn ich dem ersten, spontanen Impuls meines Höheren Selbst in einer Angelegenheit nachgab, niemals falsch lag, aber mich häufiger irrte oder die falsche Entscheidung traf, wenn ich nur den Empfehlungen meines Verstandes folgte. Darüber hinaus predigte ich als esoterischer Lehrer meinen Schülern immer, sich in schwierigen Lebenssituationen an den Repräsentanten Gottes im Menschen, an ihr Höheres Selbst, zu wenden und seinem Wort zu trauen. Und hatte nicht Jesus der jahrelang unheilbar an Blutfluss leidenden Frau, die sich ihm unbemerkt von hinten näherte, um sein Gewand zu berühren und von seiner Energie geheilt zu werden, versichert: »Tochter, dein Glaube hat dir geholfen (Mk 5, 25-34). Und so hörte ich mich selbst sagen: »Mit Gottes Hilfe ist alles möglich. Wenn du Glaube und Vertrauen hast, können Wunder geschehen!«

Als sich mein Verstand kurz darauf empört meldete und mich fragte, ob mir eigentlich klar wäre, was ich da eben getan und indirekt versprochen hätte, und ob ich die Verantwortung übernehmen würde, wenn nun ein schwerbehindertes Kind zur Welt käme, wurde es mir nachträglich heiß und kalt. Der Zweifel packte mich, und ich grübelte, ob ich da wohl gut beraten gewesen war, bei den vorhandenen Fakten, solche Hoffnungen zu wecken. Aber nun war es zu spät. Carmen hatte die Praxis voller Hoffnung und neuer Zuversicht bereits wieder verlassen, um ihrem Mann und ihren Ärzten ihre Entscheidung für das Kind und sein Recht auf Leben mitzuteilen. In dieser Nacht schlief ich anfänglich schlecht, und erst als ich mich lange nach Mitternacht in einer Meditation mit meinem Höheren Selbst verbunden und dort mein Urvertrauen wieder gefunden hatte, sank ich in einen erholsamen Schlaf.

Die Monate vergingen, und unbeirrt erschien Carmen jede Woche einmal bei mir zu einer Chakra-Therapie für sich selbst und eine gleich lange Heilbehandlung durch Handauflegen für das Ungeborene in ihrem Leib. Das Kind reagierte auf die einströmende Energie wie alle Föten meiner bisherigen schwangeren Patientinnen. Es strampelte kräftig und bewegte auch die Arme und Hände lebhaft, um dann nach einer Weile wie in Tiefschlaf zu fallen. Die Folgeuntersuchungen in der Klinik brachten bis zur Geburt keine endgültige Aussage darüber, ob das Kind möglicherweise geistig behindert sein würde. Die durch Ultraschall überwachte körperliche Entwicklung jedenfalls schien normal zu verlaufen. Als dann schließlich ein hübsches und gesundes Mädchen das Licht der Welt erblickte, war niemand froher und erleichterter als ich. Jahre danach noch, wenn ich dem heranwachsenden und äußerst lebhaften und intelligenten Kind begegnete, musste ich an diese Vertrauensprüfung denken, die mir am Beispiel der Mutter wieder einmal bewusst gemacht hatte, dass dort, wo Glaube ist, auch Hilfe nicht weit ist. Für die Mediziner blieb der Fall ein Rätsel, und man beglückwünschte die Mutter zu ihrem großen Mut und ihrem unerhörten Glück. Doch das Mädchen verdankt sein Leben vor allem der Tatsache, dass ich letztlich meiner Intuition und nicht meinem Verstand bzw. meiner Angst folgte und die Mutter an mich und meine Möglichkeiten glaubte. Erst später gestand sie mir, dass, wäre ich an dem betreffenden Tag nicht so sicher und fest aufgetreten, sie sich wohl notgedrungen für einen Schwangerschaftsabbruch entschieden hätte. Ich bedankte mich noch einmal bei meinem Höheren Selbst und entschuldigte mich für meinen Zweifel. Und wieder spürte ich dieses warme Gefühl in meinem Herzen, das mir immer zeigt, wie nahe uns der göttliche Geist in Wirklichkeit ist.

An dieser Stelle will ich noch etwas zum Thema »Heilungsversprechen« sagen: Häufig hört man von Heilern, die ihren Patienten Heilung nach einer bestimmten Anzahl von Behandlungen oder zeitunabhängig versprechen. Was ist davon zu halten? Erinnern wir uns an die Leidensgeschichte von René aus dem ersten Kapitel! War er doch der lebendige Beweis dafür, dass die wirkliche Besserung seiner Schmerzen erst dann einsetzte, als er die Botschaft seiner Beschwerden verstand und begann, an ihrer Ursache zu arbeiten. Man kann nun den meisten Patienten ihre seelischen Krankheitsursachen bewusst machen. Doch dann beginnt erst der wirklich schwierige Teil. Das Erkannte muss nämlich anschließend akzeptiert und integriert und dadurch erlöst werden.

Und hier treffen wir auf die Widerstände unseres Egos, das sich mit Macht gegen die Forderungen unserer Erkenntnis wehrt und damit den Heilungsprozess hinauszögert oder gar oftmals verhindert. Wie lange dieser innere Kampf dauert und wie er ausgeht, kann seriöser Weise niemand vorhersagen. Das ist immer die freie Wahl des Betreffenden und von seiner Struktur abhängig. Wenn ein Heiler also trotzdem ein Heilungsversprechen gibt, kennt er entweder die Evolutionsgesetze nicht oder will sich trotz besseren Wissens durch dieses falsche Versprechen nur Einkünfte sichern.

Lassen Sie sich, lieber Leser, auch nicht von Besserungen nach reinen Energiebehandlungen, wie z.B. Handauflegen oder Aura-Streichen, täuschen! Symptomverschiebungen sind auch beim so genannten Heilen möglich, wie die Erfahrungen des Lothringers mit dem Basler Heiler beweisen. Ich selbst habe häufig bereits bei der ersten Behandlung Schmerzen lindern oder gar beseitigen können. Aber damit war doch noch nicht die Entzündung gestoppt, der Bruch geheilt oder der Tumor verschwunden und schon gar nicht die seelische Ursache beseitigt. Wie das Läuten beim Wecker, ist die Krankheit nur das Signal für Prozesse der Seele. Ich kann zwar das Klingeln abstellen, doch die Uhr tickt weiter! Im Fall von Carmen gab ich deshalb auch kein Heilungsversprechen, sondern verwies sie auf ihren Gottesglauben. Ich, als Geistheiler, bin dann nur das äußere Werkzeug der Seele des Betreffenden, der sich meines Lichts bedient, um mit seiner Hilfe biologische Abläufe in seinem Körper zu reorganisieren, wie Sie später noch im 9. Kapitel dieses Buches nachlesen können.

3. Nicht immer werden wir aus Schaden klug

Unsere Strukturen und unser Charakter legen fest, wie wir in bestimmten Situationen handeln und uns verhalten. Unsere Umwelt spiegelt uns dann durch ihre Reaktion. Die Rückmeldung unserer Mitmenschen soll uns dabei helfen, Korrekturen an unserem Auftreten und Verhalten anzubringen. So unterstützen wir uns gegenseitig in unserer Entwicklung. Aber nicht immer können wir uns darauf verlassen, dass uns das Außen schon sagt, was in unserem Inneren noch bearbeitet werden muss! Manchmal werden wir nur durch Selbstbeobachtung auf Muster in unserem Verhalten aufmerksam, die, gemessen an normalem Verhalten, überzogen, auf die Spitze getrieben oder gar schon zwanghaft sind. Gefragt, warum wir so sind bzw. uns so verhalten, können wir meistens nur ratlos die Schultern zucken. »So bin ich eben«, lautet dann häufig die etwas hilflose Antwort, die nur unsere Unwissenheit und das Unverständnis über das Wesen der eigenen Charakterzüge und ihrer Gründe verrät.

Willy S. war als Patient wegen eines Fußleidens zu uns gekommen. Mit der Zeit bekam er mit, dass wir in unserer Praxis bei jeder Behandlung großen Wert auf das Aufdecken der jeweiligen seelischen Ursache legten. Und so saß er eines Tages vor mir und erzählte von einer Charaktereigenschaft, die er seit Jahren an sich feststellte, und die ihn selbst durch ihre Zwanghaftigkeit sehr irritierte. Gleichgültig ob im Berufs- oder Privatleben, überall kontrollierte er alle Abläufe und Vorgänge vier- oder fünfmal, um sicher zu gehen, dass alles seine Richtigkeit hatte. Sogar so banale Dinge wie das Abschließen der Tür, das Abschalten des Autolichts oder ob alle Roll-Läden seines Hauses auch am Abend heruntergelassen worden waren, wurden in gleichem Maße mehrfach kontrolliert, ebenso wie wirklich wichtige oder gefahrvolle Abläufe, die vielleicht eine solch intensive Überprüfung noch gerechtfertigt hätten. Selbst Willy war es klar, dass hier etwas in seiner Seele zutiefst nicht stimmte, über das er aber leider weder Wissen noch Kontrolle hatte, und das ihn immer zwang, sich so übertrieben und unvernünftig zu verhalten. Von mir wollte er nun wissen, wo diese Zwanghaftigkeit herrührte und was er dagegen tun könnte.

Im Rahmen einer Reinkarnationstherapie kamen wir in der zweiten Sitzung zu einem Vorleben, dessen dramatisches Ende das zwanghafte Muster des jetzigen Lebens begründete. Willy S. erlebte sich in dieser Sitzung als junger Steiger in einem Bergwerk. Ähnlich wie heute, war er ein lebenslustiger Typ gewesen, der es allerdings damals mit den Pflichten des Lebens nicht so ernst nahm. Auch seinen verantwortungsvollen Beruf und seine Gefahren nahm er meistens auf die leichte Schulter. So vernachlässigte er auch manchmal die Kontrollen unter Tage, die ein Schlagwetter ankündigen würden. Und so geschah es, dass er aus Leichtsinn wichtige Vorzeichen nicht bemerkte. In den Stollen einströmendes Gas entzündete sich, und wie im Zeitraffer erlebte der Mann von heute auf meiner Couch noch einmal, wie die Feuerwalze und die Druckwelle der Explosion auf ihn zu rasten, den Stollen zum Einsturz brachten und das Gestein ihn unter sich begrub. In diesem Moment erinnerte sich Willy in Trance wieder seiner letzten Gedanken des damaligen Lebens und der großen Betroffenheit sowie seiner schweren Schuldgefühle, mit denen er starb. »Das darf mir nie wieder passieren!« zog es noch durch sein Bewusstsein, bevor es dunkel um ihn wurde. Tief brannte sich die schmerzhafte Erkenntnis in seine Seele ein, dass nur sein Leichtsinn und seine mangelhaften Kontrollen die Katastrophe herbeigeführt und sein und seiner Männer Leben gekostet hatten.

Als Therapeut erlebt man häufiger, dass das unerlöste Thema einer früheren Existenz das Pendel heute ins andere Extrem schlagen lässt; und so wurde aus dem bodenlosen Leichtsinn des vergangenen Lebens bei Willy daraus ein zwanghaftes Kontrollieren allen Geschehens in seiner augenblicklichen Existenz. Die Wahrheit liegt aber bekanntlich immer in der Mitte, und so musste mein Patient in den folgenden Sitzungen zuerst lernen, sich selbst zu vergeben, um danach ein rechtes Maß an Verantwortungsübernahme und Kontrolle überhaupt entwickeln zu können.

Ein weiterer Fall soll belegen, wie weit es Seelen mit ihrer Selbstbestrafung treiben können, wenn ihr Schuldbewusstsein dies scheinbar gesetzmäßig erzwingt. Ich sage bewusst ›scheinbar gesetzmäßig‹, weil dafür ein grundlegendes Missverständnis im Denken und Fühlen in Folge falscher religiöser Glaubenssätze verantwortlich ist. Der falsche Glaube an Schuld und Sühne und einen strafenden Gott ließ unser altes Wissen, dass es immer nur um Ausgleich und um ein Lernen der Seele geht, in Vergessenheit geraten. Es ist ja auch viel einfacher, die Konsequenz aus unserem Denken, Fühlen und Handeln in Form erwarteter Bestrafung nach außen zu projizieren und es Gott, einem bösen Schicksal oder einfach dem grausamen karmischen Gesetz in die Schuhe zu schieben. Doch außer unseren falschen Glaubenssätzen und Erwartungen zwingt uns niemand. Wir selbst wählen unsere Spiegelung und damit das Erleben, das uns die Ursache bewusst machen soll! Wenn wir glauben, dass wir Prügel verdienen, werden wir sie bekommen. Natürlich müssen wir uns mit den Konsequenzen unseres Tun und Lassens auseinander setzen. Aber wie wir das tun, bleibt uns bzw. leider häufig unserer unbewussten Struktur überlassen. Niemand hindert uns daran, bewusst zu werden und anders mit uns umzugehen. Aber dazu müssten erst die falschen, über Jahrhunderte gepflegten religiösen Modelle und Dogmen aus unseren Köpfen verschwinden.

Eines Tages wurde mir ein junger Mann gebracht, der seit seinem zwanzigsten Lebensjahr erblindet war. Als Chemie-Student im ersten Semester hatte Udo F. mit gefährlichen Stoffen hantiert und versehentlich eine Säure-Explosion ausgelöst, die ihn das Augenlicht kostete. Er war darauf in eine tiefe Depression gestürzt, sah keinen Sinn mehr in einem weiteren Leben und fing an, davon zu reden, seiner jetzt unnützen Existenz ein rasches Ende zu bereiten. Er ließ niemand mehr an sich heran, und so hatten ihn Freunde in ihrer Ratlosigkeit zu mir gebracht, damit ich einen letzten Versuch starten sollte, ihn doch noch aus dem tiefen Loch zu holen, in das er nach dem Unglück gefallen war, bevor sie ihn der ständigen Beobachtung und Kontrolle einer psychiatrischen Klinik übergeben würden. Seine Sehkraft konnte ich Udo F. nicht wiedergeben, aber vielleicht war es ja noch möglich, ihn auf einer inneren Ebene zu erreichen, damit ihm diese schreckliche Erfahrung erspart bleiben konnte.

Um seine Aufmerksamkeit zu wecken, begann ich einfach zu erzählen, was ich so alles als Heiler tat. Anfänglich zeigte sein Gesicht wenig Regung, und seine toten Augen starrten nur blicklos ins Leere. Aber als ich anfing, von meinen Erlebnissen als Reinkarnationstherapeut und den Trance-Erfahrungen meiner Patienten zu berichten, erwachte plötzlich sein Interesse. »Glauben sie, dass das auch bei mir klappen würde?« Es hatte zwar lange gedauert, aber der Fisch war jetzt an der Angel. Vorsichtig, um ihn nicht wieder zu verlieren, zog ich die Leine an. »Das käme auf einen Versuch an. Aber meiner Erfahrung nach gelingt es 9 von 10 Patienten.« Udo L. schwieg eine Weile, dann tastete er sich weiter vor. »Schade, dass wir jetzt schon so viel Zeit mit Reden verbraucht haben!« Ich lächelte innerlich. Nun hatte ich den Fisch im Köcher. »Ach, das wäre kein Hindernis. Ich habe anschließend eine Freistunde, so daß wir noch genügend Zeit hätten, es zu probieren«. Kurz darauf lag der junge Mann auf meiner Therapie-Liege und ließ sich von meinen Suggestionen willig in die Welt seiner seelischen Bilder führen.

In Trance forderte ich ihn auf, nun zu dem Erleben zu gehen, das Ursache für sein heutiges Schicksal war. In der folgenden Stunde entfaltete sich schrittweise das düstere Szenario eines mittelalterlichen Lebens, das ganz von Angst vor Teufeln und Dämonen, satanischer Besessenheit und Furcht vor der Macht der Priester und ihrer Kirche bestimmt war. In seinem damaligen Leben war Udo als arbeitssuchender älterer Mann in die Fänge der Inquisition geraten, die ihn zwang, in ihren Kellern als Henker und Folterknecht sein Brot zu verdienen. Besonders entsetzlich fand er es, auf Anweisung der Inquisitoren manches armes Opfer mit glühenden Eisen blenden zu müssen. Aber er war zu schwach, um sich dagegen zu wehren. Auch sah er keine Möglichkeit mehr, in seinem Alter auf andere Weise seinen Lebensunterhalt zu verdienen. Also tat er widerstrebend, was von ihm verlangt wurde, und was ihm nachts schlimme Alpträume bereitete. Er starb bald darauf an gebrochenem Herzen und nahm sich noch im Hinübergehen vor, seine erzwungenen schlimmen Taten dadurch zu sühnen, dass er sie selbst einmal am eigenen Leib erfahren wollte. Und so war es dann ja auch gekommen.

Udo L. hatte also diese Explosion, die ihn blendete, unbewusst selbst herbeigeführt, weil er tief in seinem Inneren glaubte, nur dadurch seine vermeintliche Schuld sühnen und vor Gott Vergebung erlangen zu können. Und da wir alle, viel mehr als uns bewusst ist, Schöpfer und Meister unseres Lebens sind, hatten sich seine Gedanken und Gefühle im Hier und Jetzt manifestiert. Als der Blinde das im Gespräch nach Ende der Trance-Reise erkannte, war er nach einigem Überlegen auch willens und bereit, die Verantwortung für sein Schicksal zu übernehmen. Von Selbstmord war fortan nicht mehr die Rede, wie ich Wochen später von seinen Freunden erfuhr. Heilen, das bedeutete in diesem Fall, seine Seele und ihre Verirrungen zu korrigieren, damit eine neue Sicht der Dinge und eine positive Lebensperspektive möglich wurden.

4. Wir brauchen offensichtlich immer noch einen Sündenbock

In alter Zeit opferte man einen Bock, um sich von Sünden zu befreien. Man schlug sozusagen den Knecht anstelle des Herrn und praktizierte damit eine archaische Form dessen, was wir heute Projektion der Schuld nennen würden. Diese Methode, sich sozusagen von aller Schuld und der daraus folgenden Bestrafung reinzuwaschen, indem man die Verantwortung auf das Außen verschiebt, ist immer noch sehr beliebt. In der Medizin bekämpfen wir die Krankheit, übersehen aber großzügig ihre seelischen Ursachen. Die Religion lehrt uns, dass wir von fremden Geistern besetzt werden können, ohne uns bewusst zu machen, dass immer innere Umstände im Besetzten dies erst möglich machen. Die moderne Spielart des Exorzismus, das sogenannte Clearing, erzählt uns von Gedanken- und Gefühlsformen Dritter, die ungebetene Gäste in unserer Aura sein können, ohne gleichzeitig darauf hinzuweisen, dass erst das Vorhandensein gleichartiger, eigener Schöpfungen diese Besucher anlockt und ihnen den Zutritt nach dem Gesetz der Spiegelung erlaubt und ermöglicht. In meinen Heiler-Seminaren lehre ich meine Schüler, diese fremden Elementale mittels weißmagischer Techniken aus ihrem System zu entfernen, weise sie aber gleichzeitig darauf hin, dass dies nur eine kurzfristige Befreiung ist und sie gehalten sind, sich ihre eigenen Gegenstücke anzuschauen. Wie Kinder, die wir auch verpflichtet sind zu erziehen, kann man die persönlichen Elementale nicht so einfach aus der Seele hinauswerfen. Sie sind ja unsere ureigensten Schöpfungen, sind in uns zu Hause und bleiben deshalb untrennbar mit uns verbunden. Und so laden unsere unsichtbaren Kinder von Zeit zu Zeit Rangen aus der Nachbarschaft zu sich ein, die von ihrer Art sind und gern den gleichen Unsinn wie sie selbst machen. Die eigenen negativen Gedanken- und Gefühlsformen können wir nur durch bewusste Bearbeitung umerziehen und erlösen. Ist dies geschehen, lassen diese Kinder unseres Bewusstseins nur noch gut erzogene, ihnen entsprechende Genossen in unser Seelenhaus.

Ich vergleiche die menschliche Aura gern mit ihrer physischen Entsprechung, dem Immunsystem. Auch in unserem Körper haben wir ständig Besuch von Bakterien und Viren, vor denen uns normalerweise unser Immunsystem schützt. Erst wenn das Immunsystem geschwächt wird, die Aura an Lichtqualität verliert, können Viren und Bakterien bzw. fremde Energieformen in uns eindringen. Negatives und »böses« Denken und Fühlen schafft nebelartige Gebilde in unserer Aura, die unsere Lichtabstrahlung und damit unseren Schutz vor fremden Elementalen herabsetzen, so daß sie eindringen und sich nach dem Gesetz »Gleiches zu Gleichem« an unsere gleichartigen Eigenschöpfungen andocken und sie verstärken können. Einem hell strahlenden, entwickelten Bewusstsein kann kein dunkles Wesen nahe kommen oder gar schaden, denn das Licht ist immer der Sieger über die Finsternis.

Es macht also keinen Sinn, die Einbrecher zu verjagen und gleichzeitig Fenster und Türen geöffnet zu lassen. Es ist widersinnig, den dienenden Knecht zu prügeln und den Herrn ungeschoren zu lassen. Der »Knecht«, die Spiegelung in Gestalt von Krankheiten unseres Körpers oder Besatzer unserer Aura, dienen uns, indem sie uns auf die eigenen Schwachstellen aufmerksam machen. Sagt nicht Luzifer in Goethes Faust: »Ich bin ein Teil von jener Kraft, die stets das Böse will und doch das Gute schafft« und meint damit, dass das so genannte »Böse« uns bei unserer Erkenntnis und damit unserer Evolution, also dem Guten, dient!

Neulich erhielt ich einen Anruf einer Schülerin, die mir von einer Freundin berichtete, die angeblich von einem Fluch bedroht würde. Als ich sagte, Hilfe sei immer möglich, suchte mich die Betreffende ein paar Tage später selbst auf. Und so lernte ich Anita F., eine Frau Mitte Dreißig, kennen, die mir wortreich erzählte, wie schwer ihr Leben sei, und dass ihre Lebenserfahrungen nur den Schluss zuließen, dass sie verflucht sei. Lebensgefährliche Erkrankungen und ein immer wieder erlebtes Verlassenwerden durch Partner kurz nach Aufnahme der Beziehung waren ihrer Meinung nach die wichtigsten Belege für die Existenz dieses Fluches. Einfühlsame Freundinnen hätten diese Vermutung auch schon geäußert, aber ihre letzten Zweifel habe eine Begegnung zerstreut, die sie erst vor kurzem hatte. Anita hatte sich regelrecht in eine leidenschaftliche Erregung hineingesteigert, und ich war gespannt, was nun kommen würde. Sie berichtete mir, dass neulich in der Fußgängerzone einer Nachbarstadt zwei Frauen zielstrebig auf sie zugekommen waren, die sie für Zigeunerinnen gehalten habe. Die beiden sprachen Anita an und eröffneten ihr, dass sie von Gott geschickt seien, um ihr zu sagen, dass ein Fluch auf ihr liege. Zuerst ihre Freundinnen, nun diese beiden Frauen. Das konnte einfach kein Zufall sein. Anita war total überrascht und ungeheuer beeindruckt, war das doch die Bestätigung all dessen, was sie selbst glaubte. Sie folgte den beiden in den nahe gelegenen Park, wo man sich ungestört unterhalten konnte. Dort nahm die ältere der beiden Frauen eine Kordel aus der Tasche, bat Anita mehrere Knoten hinein zu machen und versteckte die Schnur dann in ihrer geschlossenen Hand. Anschließend musste Anita der Frau mehrere Gebete und Anrufungen nachsprechen. Falls nun, so kündigte ihr die ältere Frau an, bevor sie die Faust öffnete, die Knoten verschwunden seien, so wäre das ein sicheres Zeichen dafür, dass Gott den Fluch von ihr genommen hätte oder ihn in den nächsten Tagen durch einen Beauftragten nehmen würde. Die Frau öffnete die Hand – und tatsächlich, die Knoten waren verschwunden! Als ich Anita fragte, ob sie den Frauen Geld gegeben habe, bejahte sie dies. Am gleichen

Tag noch hörte sie von mir und nahm das als Zeichen, dass ich das auserwählte Werkzeug Gottes sei, den Fluch von ihr zu nehmen.

Ich war baff erstaunt über so viel Naivität, Selbstverblendung und Leichtgläubigkeit einer gebildeten Frau. Nicht nur, dass jeder Zauberlehrling dieses Kunststück vom Austausch zweier Schnüre nach der ersten Ausbildungswoche vorführen kann, weiß man doch, dass instinktiv begabte Menschen wie Zigeuner die Struktur verführbarer und leichtgläubiger Menschen geradezu riechen können. Ihr unerschütterlicher Glaube an einen real existierenden Fluch und ihre Einschätzung dessen, was ihr alles in diesem Leben widerfahren war, zeigte mir, dass sie alles, was sie betroffen machte, auf Schuldige im Äußeren projizierte. Alles und jedes war schuld an ihrem Elend, und am Schluss musste es sogar ein mächtiger Fluch sein, so daß Gott höchst persönlich eingreifen musste! Als ich vorsichtig andeutete, dass möglicherweise Ursachen in ihrer Seele für ihr Erleben und den »bösen Fluch« verantwortlich seien, wurde ihr vorher so lebhaftes Gesicht ausdruckslos. Sie lehnte sich in ihrem Sessel zurück und ihre Körperhaltung drückte schlagartig Abwehr und Distanz aus. Als ich ihr dann auch noch riet, mittels Trance-Techniken nach Gründen für das vermeintlich Böse in ihrem Leben zu forschen, war es mit ihrer Gelassenheit vorbei. Anita wurde sehr unruhig, sagte, dass ihr das jetzt alles zu viel würde und verabschiedete sich rasch mit der Bemerkung, sie würde sich bald wieder melden. Ich hörte nie wieder etwas von ihr.

Selbst im Falle eines wirklich existierenden Fluches, wäre sein Wirken nur ein Beweis dafür, dass etwas Entsprechendes – etwas zu ihr Sprechendes – in Anita vorhanden wäre und damit auf eine Struktur hingewiesen hätte, die zu überdenken und zu bearbeiten dringend notwendig gewesen wäre. Wie andere Gedanken- und Gefühlsformen ist ein Fluch eine Energieform, die regelnden Gesetzen unterliegt, und nichts, dem man ohnmächtig und insbesondere ohne persönlichen Bezug ausgeliefert ist.

5. Zeige mir deine Chakras, und ich sage dir, wer du bist

Unsere Struktur und unsere Probleme spiegeln sich auf allen Ebenen unseres Seins. So wie jede Krankheit Ausdruck einer seelischen Problemstellung ist, offenbaren sich die gleichen Konflikte durch den Zustand unserer Chakras und die Lichtqualität unserer Aura. Jedes der sieben Haupt-Chakras entlang der Wirbelsäule repräsentiert dabei auch einen ganz bestimmten psychischen Bereich und dessen Befindlichkeit; und so sagt mir zum Beispiel die Blockade eines oder mehrerer Chakras schon sehr viel über die Seelenlage des Betreffenden und weist auf entsprechende Krankheitsbilder hin.

Stelle ich beispielsweise intuitiv oder durch Pendeln bei einem Patienten fest, dass sein Steiß-Chakra blockiert ist, so weiß ich, dass er momentan Schwierigkeiten hat, sich in der Materie zu verwirklichen; denn dieses Chakra verbindet uns mit der physischen Ebene. Der Betreffende erzählt mir dann häufig, dass er große Probleme habe, den ersehnten Beruf auszuüben oder keine Chancen sieht, seine Neigungen und Talente zu leben bzw. in seinem Umfeld seine Interessen durchzusetzen.

Depressive drücken ihre Not oft durch eine Blockade des Sakral- oder Sexual-Chakras aus, das uns mit der Ebene der Gefühle verbindet. Hier deutet das Signal auf fehlende Lebens- und Sinnenfreude. Der Kranke berichtet dann vielleicht von dem Tod eines geliebten Menschen, der Trennung von einem Partner oder dem Verlust des Arbeitsplatzes oder einfach, dass er keinen Sinn mehr in seinem Leben sieht.

So manches schlägt uns auf den Magen, und wenn wir genau überlegen, dann sind es immer Ich-Ängste. Die Angst vor einer Prüfung, schwierigen Auseinandersetzungen in der Familie oder das tägliche Mobbing im Büro. Es gibt vieles, was unser Ego tangiert, und es spiegelt uns seine Betroffenheit durch eine Blockade des Solarplexus-Chakras. Wir fühlen dann den blockierten Energiefluss wie einen dumpfen Druck im Oberbauch.

Das Herz-Chakra steht für unsere Liebe und wie und mit welcher Einstellung wir der belebten und unbelebten Schöpfung begegnen. Eine Blockade dieses Zentrums, die wir wie einen Panzer um unsere Brust spüren können, weist darauf hin, dass wir uns von der alles verbindenden Liebe aus persönlicher Verletzung heraus abgeschnitten haben. Das Gefühl, verraten und verkauft worden zu sein, der Tod des Geliebten oder bei Frauen schwere Konflikte mit ihren Kindern sind beispielhafte Gründe, die zu einer solchen Blockade führen können.

Wenn ich »einen dicken Hals« habe, also etwas, was eigentlich in mir gärt, nicht herausbringen und nicht mitteilen kann, weist das auf das Kehl-Chakra hin, das durch seine Blockade signalisiert, dass ich in meiner Kommunikation gestört bin. Dieses Zentrum steht also für den freien Fluss, den Austausch zwischen Innen und Außen sowie für das Vermögen bzw. Unvermögen, grundsätzlich alles los- und zulassen zu können.

Eine Blockade des Stirn-Chakras – was ich vergleichsweise relativ selten feststelle – deutet auf eine Blockade der Erkenntnisfähigkeit und ein Festgefahrensein im Denken hin. Dogmatische Menschen oder solche, die sich den Kopf »zerbrechen«, deren Gedanken sich immer wieder im Kreis bewegen, ohne zu einem akzeptablen Ergebnis zu kommen, oder andere, die ihren Wahrnehmungen nicht trauen, offenbaren das dann im Zweifelsfall durch eine Blockade des Dritten Auges, wie dieses Zentrum auch noch genannt wird.

Das Scheitel-Chakra schließlich drückt unsere Verbindung zur geistigen Ebene aus. Verzweiflung, ein Gefühl, von Gott und der Welt verlassen worden zu sein, keine Verbindung mehr nach oben zu haben, Glaubenszweifel und der Eindruck, allein und von allem abgeschnitten zu sein, führen häufig zu einer Blockade dieses Chakras.

Aber nicht nur Menschen, sondern auch höhere Tiere, insbesondere Haustiere, deren Seelen sich durch den engen Umgang und Kontakt mit uns oft auf eine bald bevorstehende erstmalige Verkörperung als Mensch vorbereiten, verfügen über ein vergleichbares Chakra-System. Eines Tages fragte mich eine Patientin, ob ich auch Tiere behandele, und ob es möglich sei, zum nächsten Termin ihren Hund mitzubringen? Als ich beides bejahte, brachte sie ihre wenige Monate alte Boxerhündin mit. Das Tier war erst seit kurzem in ihrem Besitz und zu ihrer großen Beunruhigung musste sie beobachten, dass der Welpe oft flach ausgestreckt auf dem Boden lag, unkontrolliert sein Wasser ließ und seltsam zuckte. Ihr Tierarzt meinte, dass er Epilepsie hätte und riet unserer Patientin, das Tier im Zweifelsfall einzuschläfern.

Als ich das Hundemädchen auspendelte, stellte ich fest, dass sein Kehl-Zentrum blockiert war, und ich hatte den Eindruck, dass die lebhafte, sehr zutrauliche und anhängliche Hündin zu früh der Mutter weggenommen worden war. Ich öffnete die Blockade und behandelte das Tierkind mehrere Minuten lang durch Handauflegen und Aura-Harmonisierung. Die junge Hündin lag während der ganzen Prozedur unbeweglich auf meiner Liege und beobachtete mit ihren großen braunen Augen aufmerksam alles, was ich tat. Als sie genug Energie getankt hatte, wurde sie unruhig, und ich setzte sie wieder auf den Boden. Beim nächsten Besuch, vier Wochen später, konnte es das aufgeregte Tier nicht abwarten, wieder auf die Liege zu dürfen und behandelt zu werden. Wie mir seine Herrin mitteilte, waren die Anfälle seit der ersten Behandlung nicht mehr aufgetreten.

Als Heiler erlebt man es häufiger, dass die Energie- bzw. Lichtbehandlung bei Tieren und Kindern schneller und durchschlagender greift, als es beim erwachsenen Menschen der Fall ist. Ich denke, dass uns verkopften Erwachsenen das abhanden gekommen ist, was Tiere und Kinder noch auszeichnet – gläubiges Vertrauen und die Befähigung zur Hingabe. Wie beim Menschen, sind auch beim Tier seelische Konflikte Gründe für Blockaden, und wenn man jetzt schon Pflanzen Sinneswahrnehmungen und Intelligenz attestiert (siehe GEO 11 / 99) und es schon seit Jahrzehnten Forschungen gibt, die sich mit der Gefühlswelt von Pflanzen befassen, dann kann man das alles den evolutionär höher stehenden Tieren wohl kaum absprechen.

Anfang der 90er-Jahre lernte ich eine, wie es sich später herausstellte, sehr eigenwillige und machtvolle junge Frau kennen, die ich krankheitsbedingt noch jahrelang begleiten musste. Klara B. stand kurz vor ihrem Lehrerexamen, als sie ein ungewöhnliches Erlebnis aus der Bahn warf und ihr ganzes Leben dramatisch veränderte. Klara und ihre Freundin wollten ihren letzten Urlaub vor dem Examen in der Bretagne verbringen. Bereits in Deutschland hatte sie von einem »Magnetiseur«, wie Aura-Heiler in Frankreich genannt werden, gehört, der in der Nachbarschaft ihres Urlaubsortes lebte und den sie unbedingt aufsuchen wollte. Sie war nicht krank, aber von magischen und geheimnisvollen Dingen sehr fasziniert. Zweimal verlor sie auf unerklärliche und rätselhafte Weise die Adresse dieses Mannes. Aber statt dies als Warnung zu sehen, wie sie mir Jahre später gestand, bestärkte es sie nur in ihrer Neugier, und so beschaffte sie sich die Adresse ein drittes Mal.

Am Urlaubsort angekommen, hatten beide Frauen in ihrem gemieteten Domizil massive Schlafschwierigkeiten und damit einen weiteren guten Grund, den Magnetiseur aufzusuchen. Dieser behandelte sie beide, und die Schlafstörung der Freundin war damit auch schlagartig behoben. Nur Klara fiel in einen Zustand permanenten Schlafbedürfnisses und litt unter starken Bewusstseinstrübungen, wie nach exzessivem Alkoholgenuss oder bei starker Medikamenteneinnahme. Nach Rückkehr aus dem Urlaub wurde der Zustand Klaras immer schlimmer. Sie entwickelte plötzlich ein zwanghaftes Selbstbestrafungsprogramm, das dazu führte, dass sie sich für jeden »schlechten und bösen« Gedanken dadurch bestrafte, dass sie mehrmals die Treppe im elterlichen Haus auf- und absteigen musste. Am Ende sahen ihre verstörten Eltern keine Alternative mehr, als die Kranke in die Obhut der Psychiatrie zu geben. Dort blieb Klara über ein halbes Jahr und wurde nur medikamentös ruhig gestellt und mit die Persönlichkeit verändernden Drogen behandelt. Als sich keine Besserung zeigte, nahmen die verzweifelten Eltern ihre Tochter auf ihre Verantwortung aus der Klinik und brachten sie in unsere Praxis, wo die Mutter schon längere Zeit Patientin war.

Als ich in mein Behandlungszimmer kam, saß dort Klara neben ihrer Mutter, die sie beim Gehen stützen musste und der man ihre große Sorge um die Tochter deutlich ansah. Klara saß weinend neben ihr, ohne dass ihr Gesicht dabei irgendeine Regung zeigte. Die Tränen liefen ununterbrochen ihre Wangen hinab und der Gesichtsausdruck war tieftraurig, aber wie erstarrt und bewegungslos. Sie war kaum ansprechbar, so daß ich mich nur mit ihrer Mutter unterhalten konnte, die mir die ganze Geschichte erzählte und mich dann fragte, ob ich in diesem Fall noch etwas tun könnte. Wir legten gemeinsam Klara auf die Liege, und ich begann sie auszupendeln. Am Anfang dachte ich, etwas stimme nicht mit mir oder meinem Pendel. Denn zum ersten Mal in meiner damals noch jungen Karriere als Geistheiler erlebte ich, dass kein Chakra reagierte. Alles war wie tot. Dann erinnerte ich mich, einmal irgendwo gelesen zu haben, dass bei Schockzuständen, massivem und längerem Drogenmissbrauch oder der Ausübung satanischer Riten das Phänomen totaler Chakra-Blockade auftreten kann. Ich begann nun, vom Steiß bis zum Scheitel, die einzelnen Chakras zu öffnen, und kaum war ich damit fertig, erlebten die Mutter Klaras und ich, wie sich die Gefühlslähmung der Kranken schlagartig löste und sie erstmals seit Monaten wieder hemmungslos und sehr gefühlsgeladen weinte und schluchzte. Die Mutter fiel mir fast um den Hals, so sehr beeindruckte sie der Unterschied zwischen der monatelang anhaltenden Starre im Wesen ihrer Tochter und dem nun gezeigten Verhalten. Es war für sie fast wie ein Wunder. Dabei hatte ich doch nur die Energieblockade gelöst und noch gar nicht weiter behandelt. Ich holte das jetzt nach und hatte stellenweise das Gefühl, als würde ich einer Verdurstenden Wasser reichen, so stark war der Sog ihrer Chakras, was ich fast schmerzhaft in meinen Handflächen spürte. Es begann eine monatelange Behandlungsserie, die mich zeitweise mehr an einen Kampf als an eine Therapie erinnerte. Denn je besser es meiner Patientin vordergründig ging, um so stärker kam ihre für ihr Schicksal und ihre Erkrankung verantwortliche seelische Struktur und ihr Widerstand zum Vorschein. Wie bereits anfänglich gesagt, war Klara sehr eigensinnig, egozentrisch und machtbewusst, wollte nichts und niemanden an sich heranlassen und sich schon gar nichts von mir, einem Fremden, sagen lassen. Jeder Therapeut hat nun die Patienten, die er verdient, und mit der Zeit begriff ich, dass meine Patientin mir meinen eigenen Machtanspruch und meine eigene Selbstherrlichkeit drastisch vor Augen hielt – schließlich ließ ich mir genauso ungern etwas von anderen sagen –, und dass ihre Ungeduld mit ihren Fortschritten meiner Ungeduld mit ihr entsprach. Aber wie sich das für eine gute Therapie gehört, lernten wir mit der Zeit beide, Patient und Therapeut, das, was uns der jeweils andere spiegelte.

Erst nach Jahren ließ es der Gemütszustand Klaras zu, wieder eine sinnvolle berufliche Tätigkeit in Erwägung zu ziehen. An eine Fortführung der ursprünglichen Ausbildung war nach so langer Zeit nicht mehr zu denken. Und so suchte und fand Klara einen neuen Weg, der ihrem veränderten Bewusstsein entsprach. Heute hat sie eine mehrjährige und sehr anspruchsvolle Ausbildung in einem sozialen Beruf hinter sich, der sie dazu zwingt, von sich weg auf andere zu schauen und deren Bedürfnisse und Rechte wahrzunehmen und das eigene Ego hinten anzustellen. In den ersten Jahren hatte sie nie etwas von den Lichtfrequenzen, die ich an sie weitergab, gespürt, was sonst selten geschah und mich anfänglich sehr frustrierte. Heute habe ich die Hände kaum an ihre Füße gelegt, und sie spürt schon die Energie in ihrem Kopf ankommen. Es hat sich in diesen mehr als zehn Jahren viel getan. Bei uns beiden!

6. Chakra-Ausgleich – das kleine Wunder mit der großen Wirkung

Was ist eigentlich ein Chakra und wie entsteht es? Um das zu erklären, muss ich ein wenig ausholen. Der Name *Chakra* kommt aus dem Sanskrit und bedeutet »Rad«. Bereits im alten Indien sahen Hellsichtige diese Wirbel in der Aura, insbesondere das Steiß-Chakra, das am niedrigsten schwingt, die »gröbste« Energieform repräsentiert und deshalb am besten und am deutlichsten wahrgenommen wurde. Das Steiß-Chakra verbindet uns mit der 3-stufigen Ätherebene, die zur irdischen Materie gezählt wird und sozusagen ihr unmanifester Ausdruck ist. Die Alchemie des Mittelalters war davon überzeugt, dass aus dem Äther die vier irdischen Elemente Erde, Wasser, Feuer und Luft entstehen. Die »Vier« ist deshalb seit altersher die Zahl der Materie. Neben den vier Elementen, den vier Himmelsrichtungen, den vier Jahreszeiten erleben wir auch die vier Stadien menschlicher Entwicklung: das Kind, den Jugendlichen, den Erwachsenen und den Greis. Das vierarmige Kreuz im Kreis ist das Symbol für die Erde und ihre Energie. Und so wird auch das Steiß-Chakra wahrgenommen und in Abbildungen dargestellt. Dreht sich dieses Gebilde, so entsteht in der Draufsicht der Eindruck eines sich drehenden Rades mit vier Speichen, und so kam das Steiß-Chakra zu seinem Namen, der dann zu einem Gattungsbegriff für alle Energiezentren im menschlichen Körper wurde.

Im Ätherleib befindet sich am Steiß eine Kapsel, die unsere Lebensenergie, die im Sanskrit »Kundalini«, Schlangenfeuer, genannt wird, enthält. Sie repräsentiert das Trinitätsprinzip im Menschen, und deshalb entströmen dieser Kapsel drei

Ätherfrequenzen. Zwei der drei Ströme stehen gleichzeitig für die Dualität der Schöpfung, das aufbauende und das zerstörende Prinzip, die auch die »blaue« und die »rote« Energie und im Chinesischen Yin und Yang genannt werden. Blau steht dabei für Kälte, das Zusammenziehen, das Verdichten und den Aufbau. Rot wird verbunden mit Wärme, der Ausdehnung und der Zerstörung. Beide Energiebahnen winden sich wie Schlangen um den zentralen Kanal der »weißen« Energie, die den Ausgleich, die Neutralität und das Bewahren repräsentiert und in der Wirbelsäule bis zum Scheitel verläuft. Die Kundalini-Energie entströmt nun dem Scheitel-Chakra wie der Wasserstrahl dem Springbrunnen und fließt wie ein Ölfilm auf der Oberfläche der Aura wieder abwärts in endlosem Kreislauf. Dort, wo sich die drei Ätherenergien der Kundalini in der Wirbelsäule kreuzen, entstehen in der Aura besondere Energieverdichtungen, die einen speziellen Effekt hervorrufen, den die Physik in ihrem Bereich eine Wirbelschleppe nennt. Im Lexikon lesen wir dazu: »Die von einem umströmten Körper sich ablösenden Wirbel einer Wirbelschleppe können unter bestimmten Bedingungen eine regelmäßige Anordnung mit abwechselnd entgegengesetztem Drehsinn besitzen.« Dieses Phänomen begründet also auch die – gleichgültig ob vom Steiß oder vom Scheitel aus gesehen – abwechselnd rechts und links drehenden Chakras bei jedem Menschen, losgelöst von seinem Geschlecht, und gleichermaßen bei den höheren Tieren. In über fünfzehn Jahren haben hunderte meiner Schüler und ich nie eine andere Ordnung entdeckt, und so kann ich mich nur wundern über so viele falsche Informationen zu diesem Thema in mehreren Büchern, die z.Zt. auf dem Markt sind. Aber viele »Experten« berichten nur vom Hörensagen und schreiben den vielfach propagierten Unsinn einfach nur nach, bzw. verwechseln die unterschiedlichen Ebenen, die alle ihre eigenen Gesetze und Ordnungen haben. Um eine Vorstellung von einem Chakra zu bekommen, stellen sie sich, lieber Leser, einfach vor, sie sitzen in der Badewanne und ziehen den Stöpsel heraus. Es bildet sich daraufhin häufig auf der Wasseroberfläche ein Wirbel mit einem Wirbelkanal, der nach unten in den Abfluss führt. Genauso sieht ein Chakra aus, und sein Wirbelkanal führt in den jeweiligen Schnittpunkt der drei Energiebahnen der Kundalini. Unsere Stimmungen sowie bewusste und unbewusste Gedanken und Gefühle, die ja beide Energieformen sind, beeinflussen unser ätherisches Chakra-System ebenso wie es die Energieabstrahlungen anderer Menschen aus unserer Umgebung tun. Besonders sensible und sensitive Zeitgenossen erleben es öfter, dass sie plötzlich, ohne erkennbare Ursache, niedergeschlagen und depressiv sind, sich schlecht fühlen und sogar Kopf- oder Magenschmerzen bekommen. Meine Frau Sylvia ist so ein Mensch.

Neulich war sie seit längerem wieder einmal in der Stadt bei ihrem Friseur. Als sie zurückkam, ging es ihr so wie oben beschrieben. Es war nicht das erste Mal, und so bittet sie mich in solchen Fällen immer, sie auszupendeln und ihre Chakras gegebenenfalls wieder zu öffnen. Tatsächlich waren alle Chakras vom Solarplexus an aufwärts blockiert. Als ich sie fragte, erinnerte sie sich wieder, dass beim Friseur ihr gegenüber eine andere Frau saß, die vor ihr fertig war und bald darauf ging. Schlagartig fühlte Sylvia Schwäche und Übelkeit, bekam Herzklopfen und musste die Trockenhaube zurückschieben und um ein Glas Wasser bitten. Viele Menschen erleben und erleiden astrale Attacken anderer, die dies bewusst oder unbewusst tun, und bemerken die Auswirkungen erst, wenn alles vorüber ist. Häufig handelt es sich dabei um etwas, was ich einen energetischen Vampirismus nenne. Andere Menschen rauben uns unsere Energie, und wir fühlen uns anschließend matt und schlapp, wie leer gelaufen. Fast jeder hat das schon einmal erlebt, aber nur den wenigsten wird bewusst, dass das z.B. die Freundin war, die überraschend zu Besuch kam, der Arbeitskollege, der uns sein Leid klagte oder die Kranke, die unser Mitleid forderte. Es ist keineswegs immer bösartig gemeint, wenn solche »Anleihen« von unserer Lebenskraft gemacht werden. Oft ist es vor dem Hintergrund mangelhafter seelischer Abgrenzung des Betroffenen einfach das betreffende Gesetz, das besagt, dass die lichten seelischen und geistigen Energien immer von Plus zu Minus und von Orten des Überflusses zu Orten des Bedarfs fließen. Deshalb ist auch dringend davon abzuraten, Babys und Kleinkinder im gleichen Raum wie Alte und Kranke schlafen oder übernachten zu lassen. Im Fall meiner Frau ist es ihr Abgrenzungsproblem, und so leidet sie schon seit Jahren an Haut- und Zahnerkrankungen. Die Haut ist faktisch und symbolisch unsere Grenze, und mit den Zähnen zeigen und signalisieren wir und viele Tiere anderen: Bis hierher und nicht weiter! Ich öffnete also Sylvias Chakras, harmonisierte sie und strich ihre Aura aus. Sofort spürte sie das Wiedereinsetzen des Energieflusses, und bereits wenige Minuten später ging es ihr wieder erheblich besser.

Es muss ja nicht immer eine Krankheit sein, die uns niederdrückt. Häufig leiden wir einfach an den Auswirkungen solcher Erfahrungen, wie eben beschrieben, ohne etwas davon zu ahnen. Eine Chakra-Therapie kann da wahre Wunder wirken, wie ich im Laufe der Zeit bei meinen Patienten immer wieder feststellen durfte. Darüber hinaus hatten viele im Rahmen solcher Therapien außergewöhnliche Erlebnisse. Sie erinnerten sich beispielsweise an Szenen aus anderen Leben, lernten ihre Geistführer oder ihr Höheres Selbst kennen, hatten Visionen vom Leben auf anderen Planeten oder begegneten hohen Lichtwesen, wie Christus und seinen Engeln. Ein älterer Mann sprach sogar plötzlich aramäisch, ohne es je gelernt zu haben, und als seriöser und korrekter Professor und Konrektor einer Fachhochschule gehörte er nicht zu denen, die so etwas simulierten. Im Verlauf der Chakra-Therapie arbeite ich mit den Lichtenergien des Physischen, Seelischen und Geistigen, je nachdem was eben gerade von Nöten ist. Fast immer sprechen die Betreffenden anschließend von starkem Wärmeempfinden, einem Fließen von Energie und häufig auch von

Licht- und Farberfahrungen. Einig waren und sind sich aber alle darin, dass diese Form der Behandlung seelisch aufbauend und harmonisierend und körperlich sehr wohltuend ist.

Christa, 49, nahm an einem meiner Initiations-Seminare teil. Sie war nach langer erster Ehe seit zwei Jahren wieder verheiratet. Ihr jetziger Mann hatte vor ihrer Ehe lange Jahre eine Lebensgefährtin, zu der er immer noch eine freundschaftliche Beziehung pflegte. Ab und zu besuchte er mit dem Einverständnis Christas, die bewusst tolerant und großzügig sein wollte, diese frühere Partnerin. Am zweiten Morgen des Seminars stand die psychologische Deutung der Chakras auf dem Programm. Jedem der sechs Teilnehmer zeigte ich auf der Liege mit Hilfe meines Pendels, in welchem energetischen Zustand seine sieben Haupt-Chakras waren und erklärte ihm, was dies über seinen Seelenzustand aussagte. Als Christa an der Reihe war, ergriff ich wie üblich ihre Fußspitzen, um den normalerweise deutlich fühlbaren Energiefluss von der Sohle bis zum Scheitel zu demonstrieren. Aber bei Christa staute sich die Energie im oberen Bauchraum und floss nicht weiter. Der Pendel offenbarte, dass neben ihrem Herz-Chakra, das Kehl-, das Scheitel-Chakra und die Lymphe im Brustbereich blockiert waren.

Kaum hatte ich den versammelten Kursteilnehmern verdeutlicht, dass ein blockiertes Herz-Chakra auf eine große Betroffenheit in der Liebe hindeute und dass das Kehl-Zentrum das Unvermögen etwas Los- und Zuzulassen signalisiere, fing Christa zu weinen an. Unter Tränen erzählte sie dann, dass ihr Mann heute wahrscheinlich wieder seine alte Geliebte besuchen würde. Sie hatte nach dem Frühstück mit ihm telefoniert und den Eindruck gewonnen, dass er dies plante, ohne dass er es ausdrücklich gesagt hatte. Allein ihre Vermutung reichte aus, ihre verdrängte Angst aufsteigen zu lassen und die betreffenden Chakras zu blockieren. Da sie als moderne und aufgeschlossene Frau nicht kleinlich und grundlos eifersüchtig reagieren wollte, hatte sie bisher ihre diesbezüglichen Ängste vor sich selbst geleugnet. Erst jetzt wurde es ihr bewusst, dass sie sich die ganze Zeit selbst etwas vorgemacht und sich total überfordert hatte und ihrem Mann ihre Gefühle hätte längst mitteilen müssen. Und so drückte sich der innere Zwiespalt zwischen falschem Selbstanspruch und tatsächlicher Gefühlslage durch die Blockade des Herz- und des Kehl-Chakras, das für unsere Kommunikationsfähigkeit steht, aus. Darüber hinaus hatte sich Christa durch ihre Selbstverleugnung zwangsläufig von der Erkenntnis aus höherer Sicht abgeschnitten, was durch das blockierte Scheitel-Chakra belegt wurde. Ich erklärte ihr, dass die Tatsache, dass auch der Lymph-Fluss im Brustbereich blockiert war, auf eine nicht eingestandene Aggression und massive Widerstände im Gefühlsbereich hinweise, die sie sich einmal ehrlich anschauen müsse. Nun öffnete ich die blockierten Energiezentren und wiederholte dann den Energiefluss-Test von den Fußspitzen aus. Diesmal spürte Christa das aufsteigende Licht ganz deutlich in ihrem Kopf, und bald darauf ging es ihr gefühlsmäßig wieder gut. Sie nahm sich vor, sofort nach ihrer Rückkehr dieses Thema mit ihrem Mann zu besprechen, um gemeinsam eine Lösung zu finden, die ihnen beiden gerecht würde.

Gerade als ich dabei bin, dieses Kapitel zu schreiben, ruft Pia, eine meiner Schülerinnen, an. Ich habe meine sieben Monate alte Tochter auf dem Arm, die stark erkältet ist und ständige Betreuung benötigt. Insofern kommt mir dieser Anruf jetzt recht ungelegen. Aber da es ein Notfall zu sein scheint, höre ich mir ihren Hilferuf geduldig an. Pia, eine Sekretärin in einem mittelständischen Betrieb, ist eine quirlige und sehr lebendige Persönlichkeit und verfügt über viel Sensibilität und über eine starke mediale Begabung, die sie aber in ihrem Leben zu wenig nutzt und noch weniger in Rechnung stellt und deshalb oft ungewollt ihr Opfer wird. Wie sie mir berichtet, war ihr Freund gestern bei seinem Vater im Krankenhaus, der Krebs im letzten Stadium hat.

Das hat den jungen Mann tief getroffen, aber er konnte nicht mit seiner Freundin darüber sprechen. Abends, beim Einschlafen im Bett, legte Pia ihm noch die Hand auf den Kopf, um ihn zu beruhigen und ihm Kraft zu geben. Dabei schlief sie ein. Heute Morgen im Büro ging es ihr nun immer schlechter. Sie konnte aber ihren Arbeitsplatz nicht verlassen und rief daher mich als Retter in der Not an. Inzwischen hatte sie rasende Kopfschmerzen und ihr war speiübel. Ich forderte sie auf, sich wenigsten für fünf Minuten ins WC zurückzuziehen und sich den Energien meiner Ferntherapie zu öffnen. Bald darauf klingelte wieder das Telefon und Pia erzählte mir begeistert, dass es ihr mit einem Schlag sehr viel besser ginge. Sie hatte das Gefühl, als wenn mehrere »Rucks« durch ihren Körper gingen und dass dann mit einem Mal alles von ihr abgefallen sei. Ich erinnerte sie zum wiederholten Male daran, dass es als Heilerin für sie wichtig ist, sich vor den negativen Gedanken- und Gefühlsformen Dritter zu schützen, um dadurch auch eine unbewusste Übernahme dieser Fremdenergien zu vermeiden. »Ein jeder trage des anderen Last« bedeute eben nicht, sich infizieren zu lassen, sondern freiwillig und in vollem Bewusstsein dem anderen bei seinen Problemen zu helfen.

Halbwissen spielt in der Esoterik leider eine große Rolle und führt zu vielen Missverständnissen und in Folge zu Fehlbehandlungen. In drei Sachbüchern von unterschiedlichen Autoren zum Thema »Chakren« können wir beispielsweise drei unterschiedliche Aussagen zur Drehrichtung der sieben Haupt-Chakren entlang der Wirbelsäule finden. Wie kann das sein? Fakt ist, dass die meisten Esoteriker von einem Chakra-System ausgehen. Tatsache aber ist, dass der Mensch in jedem seiner vier Energiekörper ein eigenes Chakra-System besitzt: im Äther-, Astral-, Mental- und Kausal- oder Lichtkörper. Und in jedem dieser höheren Körper dreht sich das jeweilige Chakra-System unterschiedlich. Im Ätherkörper drehen sich die Chakren aus Sicht des Therapeuten wechselseitig (vom Steiß oder Scheitel aus immer mit einer Rechtsdrehung beginnend), im Astralkörper sind sie alle links- und im Mentalkörper alle rechtsdrehend. Auf der Kausalebene – dem Sitz des Geistes im Menschen während einer Verkörperung – gibt es als Ausdruck der Einheit aller Dinge keine Drehbewegung, die nur auf den unteren Schöpfungsebenen als Ausdruck der Dualität und damit Polarität (abwechselnd links / rechts) existiert.

Für einen Geistheiler ist aber in erster Linie der Ätherkörper von Bedeutung. Das möchte ich an einem Gleichnis verdeutlichen: Die Freimaurer nennen den Göttlichen Geist im Menschen den Baumeister aller Welten. Modern ausdrückt würden wir heute von einem Architekten sprechen. Dieser Architekt hat die Idee, ein neues Haus (= einen neuen Körper) zu bauen. Diese Idee entspringt der Herz- oder Kausalebene (»causa« lat. Ursache). Die ursprüngliche Idee verdichtet sich über Gedanken (= Mentalkörper) und Gefühle (= Astralkörper) zu einem vollkommenen inneren Vorstellungsbild. Diese innere Vorstellung überträgt der Architekt auf einen Plan, der also die Idee, die Gedanken und die Gefühle bezüglich dieses neuen Körper-Hauses beinhaltet. Diesem Plan entspricht beim Menschen der Ätherkörper, den man deshalb auch die Bauplanebene, die Gesundheits- oder Vitalaura nennt. Seelische Probleme spiegeln sich im Zustand seines Chakra-Systems. Die Chakren steuern bestimmte Organe, und so zeigt sich z.B. eine Chakra-Blockade, wenn der seelische Konflikt nicht gelöst wird, später als Erkrankung in dem betreffenden Organbereich. Die Fehler im Plan spiegeln sich bald darauf im Gebäude. Korrigiert also ein Geistheiler die negativen Chakra-Signale, die auf seelische Probleme im Denken und Fühlen hinweisen, bereits auf der Ätherebene, so verhindert er damit ihr Erscheinen in Form von Krankheiten auf der Ebene des physischen Körpers. Eine Chakra-Therapie wirkt also prophylaktisch. Durch die unkorrekte Annahme nur eines Chakra-Systems kann sich daraus eine falsche Behandlung mit all ihren Folgen ergeben.

7. Wegbegleiter bei Geburt und Tod

Der Begriff »Heiler« ist landläufig mit der Vorstellung von Krankheitsheilungen verbunden. Heil werden, das bedeutet aber auch, die seelische Harmonie wieder zu finden, die häufig bereits zu Beginn oder spätestens am Ende unseres Lebens durch verständliche, aber unbegründete Todesangst verloren zu gehen droht. Bei Geburt und Tod durchläuft die Seele Prozesse, die sich – entsprechend den Rahmenbedingungen – positiv oder negativ auf sie auswirken können. So sehe ich auch diese beiden entscheidenden Wendepunkte menschlichen Lebens als besonders wichtige Tätigkeitsfelder heilerischen Bemühens.

Sigmund Freud sprach von einem Geburtstrauma, und oft erlebten Patienten in meinen Trance-Therapien, dass sie bereits in der pränatalen Phase oder während der Geburt und danach Erlebnisse hatten, die ihr ganzes Leben prägten. Einen solchen beispielhaften Fall schildere ich im Kapitel »Das innere Kind …« meines Sachbuches »Die Flamme der Erkenntnis«. So legte ich selbstverständlich großen Wert auf die frühzeitige Betreuung meiner beiden Nachkömmlinge Aaron und Irina und behandelte sie und ihre Mutter bereits während der gesamten Schwangerschaft, was meiner Frau wie den Kindern sehr gut tat. Bei beiden Kindern war ich bei der Geburt dabei. Da Hebamme und Arzt mich als Heiler kannten, überließen sie mir vertrauensvoll große Teile der Betreuung meiner Frau. Ich stabilisierte energetisch ihren Kreislauf, beugte ihrem Herzrasen vor und gab ihr Kraft, die Geburten auf natürlichem Weg und ohne Schmerz- oder Narkosemittel zu erleben. Bei Aaron hatten wir uns für eine Unterwassergeburt entschieden, Irina kam auf »dem Trockenen« zur Welt. Sofort nach der Geburt lagen die Kinder zuerst eine Weile an der mütterlichen Brust, wurden dann während der Nachsorge meiner Frau durch den Arzt mir übergeben, und ich nutzte diese Zeit nicht nur zum Kennenlernen, sondern auch zur Harmonisierung ihrer durch das gewaltige Geschehen erregten Seelen. Dass die Kinder in den Monaten danach ausgesprochen ausgeglichen waren und schon bald nachts durchschliefen, schreibe ich u.a. auch dieser frühzeitigen Behandlung zu.

Im Laufe der Jahre blieb es nicht aus, dass ich auch den Tod von Patienten akzeptieren musste, da alles Bemühen, ihnen die Ursache für ihre Erkrankung verständlich zu machen und einen inneren Einstellungswandel herbeizuführen, gescheitert war. Da Heilung immer Selbstheilung ist, und Arzt oder Heiler immer nur Hilfe zur Selbsthilfe geben können, sind beiden in ihrem Tun natürliche und gottgewollte Grenzen gesetzt. Letztlich entscheidet der Patient, auf bewusster wie unbewusster Ebene, selbst, ob er wieder heil und ganz werden will oder das Unerlöste als Keim zur weiteren Bearbeitung in ein folgendes Leben mit hinüber nimmt. Auch die Todeserfahrung kann für die Seele sehr lehr- und hilfreich, aber auch sehr traumatisch sein, wie Nahtoderfahrungen immer wieder beweisen. Deshalb kommt auch der Sterbebegleitung eine große und wichtige Rolle im Prozess der Bewusstwerdung zu, wie ich es im Fall meiner eigenen Mutter sehr beeindruckend und gleichzeitig beglückend erfahren durfte.

Als ihr Erstgeborener war ich zeitlebens der vergötterte »Prinz« meiner Mutter, und sie beklagte sich oft, dass ich nicht genügend Zeit für sie hätte. Etwa ab dem vierzigsten Lebensjahr war sie oft kränklich, insbesondere ihre Lunge, das Herz und der Kreislauf machten ihr häufig zu schaffen. Der Prophet gilt nichts im eigenen Land, und so suchte sie nur Rat und Hilfe bei Ärzten und nie bei mir. Sie bewunderte zwar, was ich tat, aber in ihrem Denken und Fühlen blieb ich ganz der Sohn und auf diese Rolle beschränkt. Das änderte sich erst in den letzten Minuten ihres Lebens.

An einem Nachmittag, Ende April 1997, erhielt ich überraschend durch einen Anruf meines jüngeren Bruders, der sich häufiger um meine Mutter kümmerte, die schlimme Nachricht, dass sie mit einem Hirnschlag ins Krankenhaus eingeliefert worden war. Ich sollte mir aber keine großen Sorgen machen. Der Schlag sei sehr leicht gewesen, nur eine geringfügige Lähmung sei zurückgeblieben und die 74-jährige wieder normal ansprechbar und bei vollem Bewusstsein. Ich verschob also einen sofortigen Besuch wegen dringender Termine auf den übernächsten Tag. Am folgenden Morgen, ich war gerade mit der Behandlung eines Krebspatienten beschäftigt, hörte ich die Stimme meines Höheren Selbst, die mich aufforderte, unverzüglich zu meiner Mutter zu fahren. Ich dachte, es ginge um eine möglichst rasch einsetzende Nachbehandlung, die keinen Aufschub duldete und machte mich in der Mittagspause auf den Weg ins Krankenhaus. Auf der Autobahn hörte ich plötzlich innerlich, dass ich meine Mutter hinüber ins Jenseits begleiten sollte, und dass sie deshalb auf mich warten würde. Total überrascht und betroffen beschleunigte ich meine Fahrt.

Als ich ihr Krankenzimmer betrat, lag sie aufgerichtet in ihrem Bett, war durch die Nase an ein Sauerstoffgerät angeschlossen und schnarchte geräuschvoll. Nichts in ihrem Ausdruck oder ihrer Gesichtsfarbe deutete auf einen bevorstehenden Tod hin. Ein normaler Besucher hätte sie für eine friedlich ihrer Genesung entgegen schlummernde ältere Dame gehalten. Wie mir die Krankenschwester dann berichtete, war sie vor zwei Stunden ins Koma gefallen, gerade zu dem Zeitpunkt, als ich zu Hause den Auftrag erhielt, sie aufzusuchen. Da ich inzwischen gelernt hatte, mehr auf meine Intuition als auf den Augenschein zu geben, trat ich an ihr Bett und begann mit ihr zu sprechen wie mit einem wachen Menschen. Ich versicherte ihr, dass sie jetzt, wo ich da sei, keine Angst mehr haben müsse. Ich würde ihr helfen, ihren Körper schmerzlos zu verlassen und sie ihrem Engel übergeben, der sie hinüber geleiten würde. Danach legte ich sanft meine Rechte auf ihren Scheitel und die Linke auf ihren Solarplexus und ließ Licht und Liebe in ihre Chakras strömen. Die Atemfrequenz meiner Mutter beschleunigte sich und sie erbrach kurz darauf Schleim. Ich fuhr ununterbrochen fort, ihr Energie zu geben und ihr gleichzeitig die schrittweise Lösung von ihrem Körper zu suggerieren. Die Krankenschwester hinter mir verhielt sich erstaunlich passiv und tat so, als sei das, was da geschah, das Natürlichste von der Welt. Knapp zwanzig Minuten nach meinem Eintritt in das Krankenzimmer richtete sich meine Mutter plötzlich auf, öffnete noch einmal ihre Augen, stieß einen tiefen Seufzer aus, sank zurück, schloss die Augen wieder und tat ihren letzten Atemzug.

Ich spürte, wie sich die Stille und Leere des Todes in ihrem Körper ausbreitete und fuhr fort, der nun vom Körper getrennten Seele mitzuteilen, dass sie nun ihre inneren Augen öffnen und sich umwenden solle, damit sie die Lichtgestalt sehen könne, die da auf sie warte. Froh erlebte ich mit, wie sie das auch folgsam tat und bald darauf an der Hand ihres Engels ins Licht schwebte. Voller Glücksgefühl trat ich vom Bett zurück. Mein Auftrag war erledigt. Für falsche menschliche Trauer war bei einer solchen, die Dimensionen normalen Erlebens sprengenden Erfahrung kein Raum. Es war für mich ein Freudenfest, einen mir so nahe stehenden Menschen auf diese Weise heimgehen sehen zu dürfen, dabei hilfreich zu sein und wieder einmal zu erleben, wie meine innere Stimme selbst in so einem unglaublichen Fall Recht behielt.

Später fanden mein Bruder und ich ihr Patienten-Testament, in dem unsere Mutter verfügte, im Falle eines längeren Komas nicht an lebenserhaltende Systeme angeschlossen werden zu wollen. Wir beide wussten, wie sehr sie diese entwürdigende Behandlung gefürchtet hatte. Noch heute bin ich sehr dankbar, dass ich das alles miterleben durfte und für die Erfahrung, wie wichtig für einen Sterbenden die Begleitung eines liebevollen, angstfreien und wissenden Begleiters in dieser Situation ist, der ihm in dieser Stunde des Abschieds hilft, den Körper und das physische Leben mutig und vertrauensvoll loszulassen.

8. Gnade und Barmherzigkeit stehen über dem Gesetz

Das karmische Gesetz ist Basis und Voraussetzung unserer seelischen Evolution. In einem dualen System von gut und böse, richtig und falsch sorgt es für das Zusammenkommen von Ursache und Wirkung, bringt es die handelnde, bewusste Person mit ihrem (psychologischen) Schatten, dem Ungeliebten und Verdrängten, zusammen, so dass beide zur Einheit verschmelzen können, die unabdingbare Voraussetzung für unseren Aufstieg ist. Somit dient uns das Gesetz, indem es uns zur Auseinandersetzung mit uns selbst zwingt, was im positiven Fall dann zu unserer baldigen Erlösung führt.

Aber was ist, wenn dieser Bewusstseinsschritt faktisch nicht möglich ist, wie im Fall schwer erkrankter Kleinkinder, bewusstloser Unfallopfer oder einer schon von Geburt an vorhandenen Schwerstbehinderung? Ist ein solcher Mensch zum Leiden verdammt, kann er nur klaglos die Strafe vergangener Sünden ertragen? Wieso gibt es Spontanheilungen, wenn kein erkennbarer Bewusstseinsschritt unternommen wurde, keine Auseinandersetzung mit den Ursachen des Leidens erfolgte oder überhaupt erfolgen konnte?

Ich habe oft in der Praxis den karmischen Zusammenhang zwischen Struktur und Spiegelung und – im Lernfall – die Heilung des Betreffenden miterlebt. Als intuitiv und medial begabter Mensch war ich oft Zeuge dieser inneren Prozesse meiner Patienten. Und von daher war ihre Heilung für mich immer schlüssig und folgerichtig. Bei näherem Hinsehen sind das auch die unerklärlichen Spontan- oder Wunderheilungen, die scheinbar die Ausnahme sind, die die Regel bestätigen. Das Karma ist doch wie ein guter Lehrer, der im Zweifelsfall die Überforderung des Schülers erkennt und dem Betreffenden die wiederholte Auseinandersetzung mit der Aufgabe ermöglicht und erlaubt. Es geht eben nicht um Strafe oder Zwang, sondern um Erkennen und freiwilliges Lernen, das ohne die ungeliebte karmische Spiegelung meistens nicht möglich wäre. Und so schickt Gott dem Ertrinkenden immer mehrere Boote hintereinander zu seiner Rettung, haben wir viele Chancen im Leben. Wir müssen sie nur bewusst oder unbewusst nutzen. Es geht letztlich also nicht um die Erfüllung eines Gesetzes, sondern nur um das Ergebnis des von ihm herbeigeführten Prozesses, was das Sprichwort »Der Weg ist das Ziel« eindeutig belegt. In dem Moment, wo sich jemand auf den Weg macht, also die äußere Rollenpersönlichkeit dem inneren Höheren Selbst, dem Gott in uns, signalisiert, dass sie zur Wandlung und Veränderung bereit ist, kann das Gnade-Prinzip wirksam werden.

Juristisch gesehen erleben wir als Verurteilter Gnade dann, wenn wir Einsicht und Verhaltensänderung glaubhaft über längere Zeit demonstriert haben. Gnade geht dann vor Recht. Gnade löscht also teilweise oder gänzlich die normalerweise im Juristischen wie im Karmischen zu erwartenden Konsequenzen. Gnade setzt dabei aber nicht das Gesetz außer Kraft, sondern bestätigt und belohnt nur ein nun gesetzeskonformes Verhalten und Handeln. Da es weder in unserer Rechtsauffassung noch beim Karma um blindwütiges Abstrafen einer Fehlhaltung, sondern lediglich um eine bewusst machende Spiegelung der Konsequenzen geht, sind die juristische Strafe wie das Karma dann erfüllt, wenn der Betreffende Einsicht und Wandlung zeigt und lebt.

Barmherzigkeit erfahren wir »unverdient«. Wir haben nichts dafür getan, das karmische Gesetz scheint außer Kraft zu sein. Aus geistiger Sicht tritt sie u.a. dann auf, wenn die eigentlich notwendige karmische Spiegelung in Gestalt von Krankheiten, Schicksalsschlägen u.ä. und der gewünschte erzieherische Effekt aus Gründen, die nicht in der Verantwortung des Betreffenden liegen, nicht erzielt werden kann. Oder wenn der Sinn im nicht zu erwartenden und überraschenden Erleben von Barmherzigkeit – wie im Fall des biblischen Gleichnisses vom barmherzigen Samariter (Lk 10,25-37) – liegt, was auf den Empfänger genauso verändernd wirken kann wie eine harte karmische Spiegelung. Das Gleichnis erzählt von dem jüdischen Opfer eines Raubüberfalls (für den es sicherlich karmische Gründe gab), das die barmherzige Liebe eines Samariters, eines Angehörigen des von den Juden verachteten und als unrein angesehenen Mischvolkes, erfährt. Getreu dem göttlichen Gesetz, das da lautet: »Du sollst den Herrn, deinen Gott, lieben mit ganzem Herzen und ganzer Seele, mit all deiner Kraft und all deinen Gedanken, und: Deinen Nächsten sollst du lieben wie dich selbst«, kümmert sich der Samariter als einziger der Vorübergehenden um den Schwerverletzten. Er fragt nicht nach Volkszugehörigkeit, Gesetz oder Karma, sondern hilft uneigennützig und befolgt damit das höchste Gesetz der Liebe.

Göttliche Barmherzigkeit muss auch am Werk gewesen sein, als ich meinem bis dahin seltsamsten Patienten begegnete. 1993 lernte ich in der kolumbianischen Stadt Medellin Césare kennen. Ein dortiger Arzt und Freund hatte meine damalige Frau und mich anlässlich unseres Besuches gebeten, uns besondere Fälle aus seinem Patientenkreis anzuschauen und ihnen wenn möglich zu helfen. Jeder von uns hatte einen eigenen Behandlungsraum und einen Dolmetscher dabei, da wir beide kein Spanisch sprachen. Ich hatte schon mehrere Behandlungen hinter mir, als als Letzter ein etwas 1,60m kleiner Mann, Anfang fünfzig und mit Halbglatze aufgeregt tänzelnd den Raum betrat und mich mit einem Schwall spanischer Worte überschüttete, die ich natürlich nicht verstand, und den sogar mein Dolmetscher Mühe hatte zu verstehen und zu übersetzen. Wie es sich dann aber nach vielem Hin und Her herausstellte, war der Wortschwall eine Kurzzusammenfassung seiner Krankengeschichte gewesen, die mit der Diagnose »Bauchspeicheldrüsenkrebs« endete. Später hörte ich, dass ihm seine Ärzte kein halbes Jahr mehr gaben, und dass César der Schwager unseres Freundes war. Andeutungsweise erfuhr ich auch, dass César es bisher sehr schwer und nicht viel Glück in seinem Leben gehabt hatte.

Noch nie hatte ich solche Schwierigkeiten, einen Patienten zur Behandlung überhaupt auf die Liege zu bekommen. Alles an ihm war ständig in Bewegung. Kaum lag er, wollte er schon wieder aufstehen. An ein entspanntes Augenschließen und ein Genießen der Energietherapie war schon gar nicht zu denken. Während ich ihn mit einer Hand auf die Unterlage drückte, behandelte ich mit der anderen schnell seine Chakras und die Drüse in seinem Oberbauch. Währenddessen stand sein Mund keine Sekunde still. Schweißgebadet und am Ende meiner Nerven, beendete ich nach einer Weile die Therapie, felsenfest davon überzeugt, meine Zeit verschwendet und nie und nimmer eine Wirkung erzielt zu haben.

Etwa sechs Wochen später erhielten wir einen Brief aus Kolumbien, in dem uns unser Freund, der Arzt, mitteilte, dass der Krebs seines Schwagers bei der letzten Untersuchung in der Uniklinik nicht mehr nachweisbar war und César im Kreis seiner ärztlichen Kollegen seither als einer der seltenen Fälle von unerklärlicher Spontanheilung gelte. César selbst sei allerdings felsenfest davon überzeugt, niemals an Bauchspeicheldrüsenkrebs erkrankt gewesen zu sein! Ich war total überrascht und sprachlos über diesen scheinbaren Bruch aller mir bekannter Gesetze. Da hatte ich nun jemanden geheilt und selbst nicht die geringste Ahnung davon wieso, warum und auf welcher Grundlage. Fast war ich geneigt, César und seiner Ansicht zuzustimmen. Später wurde mir durch mein Höheres Selbst vor Augen geführt, dass wir natürlich nicht immer begreifen und übersehen können, was das

Karma eines Menschen gerade fordert. Unsere und insbesondere meine Aufgabe sei es, mich als »Boot« zur Verfügung zu stellen, das bei Bedarf vorbei geschickt würde. Außerdem stünde die Barmherzigkeit, die Gnade aus Liebe, über dem Gesetz. Denn die Liebe sei das Höchste, und sie folge nur ihrem eigenen Gesetz. Seitdem frage und führe ich keine inneren Diskussionen mehr, sondern handele, wenn mein Höheres Selbst es fordert. Es weiß es ohnehin besser. Und dies sage ich ohne irgendeinen falschen Unterton, sondern einfach, weil es so ist!

9. Was geschieht eigentlich im Körper, wenn ein Heiler seine Hände auflegt?

Es hat mich immer zutiefst verwundert, dass Patienten so gut wie nie fragten, was sie spürten, wenn ich ihnen die Hände auflegte. Nicht ein einziges Mal wollte einer wissen, was genau dabei in seinem Körper geschah und wie und warum ein krankes Organ dadurch nach einer Weile wieder gesundete. Mit der Zeit kam ich dahinter, dass es mehrere Gründe für diese seltsame Zurückhaltung gab. Die einen wollten einfach nur ihre Schmerzen und das lästige Übel der Krankheit so schnell wie möglich loswerden, ohne weiter darüber nachzudenken. Das waren Patienten, die mit der Einstellung zu mir kamen: Bade mich, aber mach mich nicht nass! Meistens gingen in diesen Fällen unsere Wege schnell wieder auseinander. Die anderen hatten zu viel falschen Respekt, trauten sich nicht oder fürchteten, dass ihnen meine Antwort Angst machen könnte. Viele waren aber einfach von der medizinischen Betreuung her programmiert, den Arzt und sein Tun nicht zu hinterfragen, seine Diagnose gläubig und unkritisch hinzunehmen und seiner Verordnung nicht zu widersprechen und übertrugen dieses Verhaltensmuster nun auch auf mich. Dabei wäre ich – da ich meine Berufung sehr ernst nahm und immer noch nehme – nur zu gerne bereit gewesen, Rede und Antwort zu stehen und ihnen so weit wie nur irgend möglich zu erklären, wie geistige Heilung generell funktioniert und was ich in ihrem speziellen Fall machen und bewirken wollte. Besonders auch deshalb, weil es inzwischen fundierte wissenschaftliche Untersuchungen über das Heilen gab, die das scheinbar so Geheimnisvolle aus dem Dunstkreis falscher Glaubensvorstellungen ins rechte Licht rückten.

Zum Beispiel erleben Patienten bei Aura sichtigen Heilern, dass diese von Farbveränderungen in ihrer Aura sprechen, die auf eine Krankheit bzw. Fehlfunktion eines Organs hinweisen würden. Doch welcher Patient kann das wirklich verstehen? Es ist deshalb zuerst einmal wichtig, zu begreifen, was eine Aura ist und wie sie entsteht. Bereits im Physik- und Chemieunterricht höherer Schulen wird der Schüler mit dem Atommodell der Materie vertraut gemacht. Er lernt, dass um die Nukleonen des Atomkerns Elektronen wie Planeten um die Sonne kreisen. Durch Energiezuführung, beispielsweise in Form von Licht, Wärme oder Schall, springen diese Elektronen für Bruchteile von Sekunden auf eine höhere Kreisbahn, fallen anschließend wieder zurück und geben dabei Photonen, kleinste Lichtteilchen unterschiedlicher Frequenz bzw. Farbe, ab. Das ist der bekannte »Quantensprung«. Dies geschieht in jedem Körper, also auch in unserem, jede Sekunde unzählige Male. Die Summe dieses Elektronenlichts bildet die Körperaura. Jede Materie, gleichgültig ob sie gasförmig, flüssig oder fest ist, besteht aus Atomen, und deshalb strahlen Steine, Pflanzen, Tiere und Menschen auch dieses Licht ab. In der Biophotonenforschung untersucht man diese Zusammenhänge und erforscht beispielsweise, wie sich das Licht lebender Zellen durch Bestrahlung mit verschiedenen elektromagnetischen Wellen, durch chemische Prozesse oder nur durch unterschiedliche Lebensumstände verändert. Dazu war allerdings auch der Bau teurer Restlichtverstärker, die es in der benötigten Empfindlichkeit bis dahin noch nicht gab, notwendig, um die Biophotonen, das Licht der Zellen, wissenschaftlich nachweisen und im Computer darstellen zu können. So wurde beispielsweise auch bewiesen, dass die Eier von frei laufenden und artgerecht gehaltenen Hühnern im Vergleich zu denen ihrer beklagenswerten Artgenossen aus den Legebatterien wesentlich mehr Licht abstrahlten. In der chemischen Analyse gab es keine Unterschiede, der qualitative Unterschied zeigte sich erst beim Vergleich der Biophotonen-Emission.

Nun fragt es sich, wieso es immer wieder Menschen gab, die dieses schwache atomare Licht sahen, was von den anderen, die es nicht sehen konnten, oft als Humbug oder einfach Schwindel abgetan wurde. Grundsätzlich gilt: Jeder Mensch kann dieses Licht sehen bzw. sehen lernen! Aura-Sichtigkeit ist nur eine besondere und abnormale Einstellung des »Instruments« Auge und keineswegs der Ausdruck besonderer spiritueller Entwicklung oder Reife. Unser Sehorgan ist das hoch empfindlichste Messgerät unseres Körpers. Allerdings ist das Auge seit Äonen auf das Licht der Sonne und deren Intensität und nicht auf das schwache Elektronenlicht eingestellt. Wäre es das plötzlich und unvorbereitet, würde unser Sehnerv verbrennen. Ist aber ein Mensch längere Zeit absoluter Dunkelheit ausgesetzt, verändert sich seine Augeneinstellung, und er sieht plötzlich um seine Mitmenschen herum diesen schwachen Lichtschein, den wir Aura nennen. Durch Übung lernt man dann, die unterschiedlichen Farbfrequenzen zu unterscheiden und stellt dann fest, dass der Mensch – wie ein Prisma – das Licht in seine Frequenzen oder Farben auffächert. Und so leuchtet der Bereich um den Steiß bis hinab zu den Füßen rot, das Becken und der Unterbauch orange, der Oberbauch gelb, die Brust grün, der Hals hellblau, die Stirn dunkelblau und der Scheitel violett.

Sieht nun ein Aura sichtiger Heiler im Unterbauch einer Patientin, der normalerweise eine orangene Lichtabstrahlung aufweist, einen schmutzig braunen Fleck, dann deutet das auf eine abnormale Abstrahlung der Atome und Moleküle dieses Bereichs und damit auf krankes Gewebe hin, und er diagnostiziert vielleicht ein Krebsgeschehen im Bereich der Gebärmutter. Die Erkrankung eines Organs hat also sehr viel mit den Lichtverhältnissen in seinen Zellen zu tun, was die inzwischen weltweit betriebene Biophotonenforschung zweifelsfrei bewiesen hat. Wie im Biophotoneninstitut von Dr. Popp in Kaiserslautern nachgewiesen und in Presse und Fernsehen berichtet wurde, können nun Heiler(innen) willentlich diese Lichtabstrahlung verstärken und durch ihre Hände jederzeit abgeben, wofür man aber noch keine wissenschaftliche Erklärung gefunden hat. Vergleichbar dem Sonnenlicht, wirkt dieses heilerische Licht im Organismus des Kranken ordnend, so daß sich Fehlentwicklungen in Zelle und Organ zurückbilden können und der Kranke gesunden kann. Auch bei Schnittverletzungen, Brüchen oder Verbrennungen wirkt das heilerische Licht auf gleiche Weise.

Eines Tages arbeitete ich mit einem Freund am Bau. Er bearbeitete gerade eine Schweißnaht mit einem Hammer, als sich ein Splitter vom Hammerkopf löste und ihm eine Schlagader im linken Oberarm aufriss. Das Blut spritzte im Rhythmus des Herzens aus der Wunde, und wir beide reagierten zuerst einmal panisch. Aufgeregt suchten wir etwas zum Abbinden, konnten aber nichts Geeignetes finden. Erst da fiel mir plötzlich wieder ein, dass ich ja über heilerische Fähigkeiten verfügte, die ich auch in diesem Fall einsetzen könnte. Ich presste also mit dem Daumen der linken Hand die Ader ab, während ich mit dem Zeigefinger der rechten die Wunde abdeckte und mit dessen Hilfe – wie in Form eines Laserstrahles – Licht in den Schnitt leitete. Nach etwa einer Minute hob ich vorsichtig meinen Zeigefinger an. Noch ein Blutstropfen perlte zögernd heraus, dann war der Blutfluss gestillt. Nun löste ich langsam und behutsam meinen Griff oberhalb der Wunde: Der Schnitt blieb verschlossen, obwohl doch das Adernsystem unter Druck stand, was die Reparatur von Verletzungen in diesem Bereich so schwierig macht. Langsam ließ ich den »Laserstrahl« aus meinem Zeigefinger über die Wundränder hin und her wandern, und mein Freund und ich konnten deutlich sehen, wie sich binnen kurzem die Wunde weiter zusammen zog und der Schnitt sich dabei sichtlich verkleinerte. Die Zellen reagierten auf das einströmende Licht so schnell mit einem verstärkten Zusammenwachsen, dass wir nach weiteren fünf Minuten nur noch ein Pflaster aufkleben mussten, vorsichtshalber einen leichten Druckverband aus einem inzwischen gefundenen Tuch anlegten und dann für Stunden weiter arbeiten konnten. Als Ärzte aus unserem Schülerkreis das hörten, meinten sie kopfschüttelnd, dass bei einer solchen Verletzung das Unfallopfer normalerweise einen Tag bei hoch gelagertem Arm im Krankenhaus verbringen müsste. Nur eine kirschkerngroße Verdickung am Arm erinnert meinen Freund heute noch an das damalige Abenteuer.

Dass Körperzellen auch untereinander mittels Licht kommunizieren und sich dadurch gemeinsam z.B. auf einen »Feind« einstellen können, der in den Körper eingedrungen ist, bewies ein verblüffendes Experiment im Biophotoneninstitut von Dr. Popp: Zwei Gläser mit frischem, d.h. noch lebendem Schweineblut wurden nebeneinander gestellt. In das eine Glas träufelte man einen Erreger, und das Blut reagierte erwartungsgemäß mit der Bildung von Antikörpern. Soweit war also alles ganz normal. Doch dann konnte man im Labor beobachten, dass auch das Blut im zweiten Glas Antikörper produzierte, obwohl keine Erreger hinzugefügt worden waren. Wie war das möglich? Die Antwort war: Das Blut in den Gläsern hatte Informationen ausgetauscht. Der Informationsträger war das Licht! Der Beweis: Wenn man eine lichtundurchlässige Wand zwischen die Gläser stellte, wurde die Information, Antikörper zu bilden, nicht übertragen. Dr. Popp glaubt, dass Biophotonen – ähnlich Lasern in der Nachrichtenübermittlung – zur Steuerung biochemischer Prozesse dienen.

Vor dem Hintergrund dieses Experiments stellt sich nun die Frage, was geschieht dann in medizinischen Labors, wo z.B. in einem Reagenzständer nebeneinander mehrere Blutproben unterschiedlicher Patienten auf ihre Analyse warten? Werden auch dort Informationen zwischen den Proben ausgetauscht, sozusagen Krankheitsbilder übertragen? Doch dieses Blut ist inzwischen tot, die seelischen Energien weitgehend entschwunden. Aber im Fall von Herztransplantationen, also lebender Organe, mehren sich die klinischen Berichte, dass eine Reihe von Herzempfängern nach einiger Zeit Verhaltens- und Gefühlsmuster zeigten, die früher dem Organspender zu Eigen waren. Nun wird klar, warum sich manche religiöse Gruppen gegen Organspenden bzw. Blutübertragung wenden. Sie fürchten die gleichzeitige Mitübertragung seelischer Informationen. Wie soll man sich also in einem solchen Fall verhalten? Nun, ich denke, dass diese möglichen Beeinflussungen von sekundärer Bedeutung sind, wenn es um die Rettung von Leben geht. Tatsächlich ist es ja ein Akt der Liebe, wenn jemand Blut oder ein Organ spendet, um anderen Menschen in ihrer Not zu helfen. Und wo das Motiv Liebe ist, kann das Ergebnis letztendlich nicht negativ sein!

Ein anderer Fall bestätigte beeindruckend, wie sehr man die Wundheilung durch Licht aus Heilerhand beschleunigen kann: An einem Freitagabend klingelte bei mir zu Hause das Telefon. Am Apparat war eine mir nur weitläufig bekannte junge Frau, die für ihre kranke Mutter anrief. Maria S., die Mutter, war Mitte Sechzig und hatte seit über einem dreiviertel Jahr einen offenen Fuß. Eine langjährige Zuckererkrankung hatte dazu geführt, dass ein kleiner Pickel auf dem Fußrücken sich immer mehr entzündete und schließlich zu einer offenen Wunde wurde, die mittlerweile so groß wie eine Walnuss war. Das Gewebe der Wundränder starb mit der Zeit immer wieder ab und musste deshalb jedes Mal abgeschnitten werden, was für die Kranke immer eine Tortur war. Da die Ärzte die Wunde nicht mehr zum Schließen brachten, sollte, wegen der Gefahren des Wundbrandes für den Gesamtkörper, der Unterschenkel am kommenden Montag amputiert werden. Die Tochter fragte mich nun, ob man da überhaupt noch etwas machen könne, und als ich sagte, dass man es ja zumindest probieren könnte, vereinbarten wir ausnahmsweise für Samstagmorgen einen Termin in der Praxis.

Tochter und Schwiegersohn begleiteten die Kranke, die kaum noch auftreten konnte und von beiden gestützt werden musste. Wir legten Maria S. auf eine Behandlungsliege im Erdgeschoss, um ihr das qualvolle Treppensteigen zu ersparen, und ich begann den Verband abzuwickeln. Sofort entwich der Bandage ein so fauliger und ekelerregender Geruch, dass alle außer mir ein paar

Schritte zurückwichen. Dann lag der nackte Fuß mit der schwärenden Wunde offen vor mir. Man hatte inzwischen so viel totes Fleisch weggeschnitten, dass ich die weiße Sehne, die über dem Mittelfußknochen lag, deutlich sehen konnte. Die Wundränder waren wieder abgestorben und schwarz verfärbt. Aus dem umgebenden Wundfleisch stiegen beim genauen Hinsehen kleine Gasblasen auf und zerplatzten hörbar. Der Gestank war wirklich umwerfend. Ich stellte fest, dass das Steiß-Chakra, das auch die Beine mit Lebensenergie versorgt, blockiert war und sich im kranken Bein nur noch verbrauchte Energie staute, die zuerst entfernt werden musste, damit frische und unverbrauchte Kraft nachfließen konnte. Ich öffnete das blockierte Chakra und begann, von oben nach unten und in etwa 10 cm Höhe über ihrem Bein, die Aura langsam auszustreichen. Sofort begann die alte Frau jämmerlich zu stöhnen. Die neu einströmende Lichtenergie schmerzte sie so, wie wenn in ein beim unbequemen Sitzen eingeschlafenes Bein das Blut zurückkehrt. Anschließend behandelte ich mit meinem »Laserfinger« den eigentlichen Wundbereich. Erstaunt bemerkten alle, dass der schreckliche Gasgeruch bereits merklich nachgelassen hatte.

Nach einer halben Stunde war die Behandlung zu Ende, und wir verabredeten noch für Sonntag einen weiteren Termin. Am Montag, bei der Operationsvorbereitung, stutzte plötzlich der behandelnde Arzt, untersuchte noch einmal gründlich die Wunde und verschob dann die Operation wegen deutlicher Anzeichen von Besserung auf einen späteren Zeitpunkt. Ich behandelte die Patientin weiterhin zweimal pro Woche. Am Ende der vierten Woche war die Wunde wieder geschlossen und von Amputation keine Rede mehr. Tochter und Schwiegersohn waren von der »wunderbaren« Heilung so beeindruckt, dass sie unserem Schülerkreis beitraten und später selbst zu Heilern ausgebildet und initiiert wurden.

Die Tatsache, dass Heiler durch ihre Behandlung auf der atomaren und molekularen Ebene des Körpers Veränderungen herbeiführen, bestätigte mir eine verblüffende Geschichte, bei der es nicht um den menschlichen, sondern um den »Körper« eines Weines ging: Meine damalige Frau und ich hatten den Auftrag, Menschen als Schüler anzunehmen und sie an andere Dimensionen des Seins heranzuführen. Sie hatten schon erlebt, dass Handauflegen zu spürbaren Veränderungen in ihrem Körper führte, ohne zu verstehen, wie es zu den erlebten Phänomenen in Form von Wärme-, Licht- und Energieerfahrung kam. Die Neigung, diese Erfahrungen einseitig dem Bereich des Mystischen und Magischen zuzuordnen, war groß. Um ihnen zu beweisen, dass die heilerischen Energien auch auf normale Materie einwirken und sie verändern kann, machten wir bei unseren Abendeinladungen gern ein Experiment. Wir schenkten in zwei Gläser Rotwein aus der gleichen Flasche aus. Anschließend behandelten wir eines der beiden Gläser, indem wir es einige Minuten in die Hand nahmen oder beide Hände um das Glas legten, ohne es direkt zu berühren. Dann durften unsere Gäste aus beiden Gläsern probieren. Sie waren nicht wenig erstaunt, festzustellen, dass der Wein in dem behandelten Glas einen vollkommen veränderten Geschmack hatte. – Jahre später fand ich im Heft 6/97 des populärwissenschaftlichen Magazins PM folgenden Artikel:

»Zeitmaschine« – Wein künstlich gealtert. Der Elektronikfachmann Christian Kossak hat eine Zeitmaschine erfunden, die Wein und Schnaps in Minuten um Jahre altern lässt. Reifung bedeutet, dass die für den Geschmack verantwortlichen Moleküle sich miteinander verbinden. Das Wasser umschließt diese Stoffe wie ein Käfig. Erst nach Jahren können sie sich daraus befreien und das Aroma entfalten helfen. Kossak beschleunigt dies mit elektromagnetischen Wellen. Antennen in einem weinkühlerähnlichen Behälter schicken hochfrequente Impulse in die Flüssigkeit. Sie regen die Aromamoleküle zu Resonanz an und sprengen die »Wasser-Käfige«. Ein Test mit dem Gas-Chromatographen zeigte, dass ein junger Cognac nach dieser Behandlung Stoffe enthielt, die sonst erst nach jahrelanger Lagerung vorhanden sind.

10. Fernbehandlung – der lange Arm des Heilers

Der Mensch ist bekanntlich eine Trinität aus Körper, Seele und Geist. Dementsprechend verfügen wir auf jeder dieser Seinsebenen über Kräfte und Energien in Form von Licht. Im letzten Kapitel berichtete ich vom Licht der Materie in Gestalt des Sonnen- und des Elektronenlichts. Im Seelischen sprechen wir nun vom Astrallicht und im Geistigen vom Urlicht bzw. der geistigen Sonne. Die Naturwissenschaft erforscht seit langem das physische Licht, und so wissen wir inzwischen eine ganze Menge über die Gesetze und Eigenschaften dieses Bereichs des elektromagnetischen Wellenspektrums. Wir kennen seine Geschwindigkeit, seine Wechselwirkungen und haben auch entdeckt, dass unser Licht immer gradlinig strahlt. Und letzteres wirft nun im Bezug auf Fernheilung neue Fragen auf, denn wie ist es dann möglich, dass ich bei einer Fernbehandlung Menschen erreiche, die hunderte Kilometer entfernt, also unter dem Horizont, wohnen? Das Licht müsste der Erdkrümmung folgen und einen Bogen schlagen, was es bekanntermaßen nicht tut. Außerdem befinden sich zwischen mir und dem betreffenden Patienten Berge und Mauern. Und die schlucken bzw. reflektieren das Licht. Die logische Konsequenz ist, dass das Biophotonenlicht bei Fernheilung keine Rolle spielt und somit die beiden anderen Lichtformen, das Astral- und das Geistlicht, hier zum Zuge kommen. Beide unterliegen anderen Gesetzen als das dem physischen Naturgesetz folgende Sonnen- und Elektronenlicht.

Dass die Naturgesetze, die wir lange kosmosweit als allgemein gültig betrachtet haben, bereits im subatomaren Bereich, der Überganszone zum Ätherischen, beginnen, ihre Gültigkeit zu verlieren, ist leider zu wenig Menschen bekannt. So haben Physiker bereits vor vielen Jahren erkannt, dass z.B. das Gesetz der Kausalität, das sie als Grundlage jeglicher Schöpfung, Manifestation und Abläufe ansahen, im Elementarteilchenbereich teilweise keine Realität besitzt. Dort, unterhalb der Ebene der Atome, existieren Teilchen als Duale, sprich Zwillingsteilchen, die – gleichgültig wie weit sie voneinander entfernt sind – trotzdem aufs Engste miteinander verbunden bleiben. Das eine der Teilchen ist positiv geladen und rechts drehend, das andere negativ geladen und links drehend. Dreht man nun im Experiment das links drehende Dual nach rechts, so dreht sich das rechts drehende nach links. Und das gleichzeitig! Selbst wenn Lichtjahre zwischen ihnen liegen. Diese bereits vor Jahrzehnten entdeckte Synchronizität stellte die Physik auf den Kopf. Es war so, als wenn Ursache und Wirkung in einem Punkt zusammenfielen, als wenn die Zeit aufgehoben wäre. Die beiden Teilchen verhielten sich so, wie wenn bei der Operation des linken Auges des weiblichen Zwillings in Deutschland zeitgleich auch die Sehkraft des rechten Auges bei seinem männlichen Pendant in Amerika verbessert würde. Ein Unding nach menschlichem Ermessen, wo im Ablauf der Zeit eine Ursache immer vor der Wirkung liegen musste. Selbst wenn es nur Bruchteile von Sekunden wären. Aber eine Gleichzeitigkeit in dieser Form konnte es einfach nicht geben. Dachten wir! Des Weiteren erlebten Physiker im Experiment das Phänomen, dass bei bestimmten Abläufen die Zukunft scheinbar vor der Vergangenheit kam und entdeckten Teilchen, die so genannten Neutrinos, die mit Lichtgeschwindigkeit durch jede Materie rasen und durch nichts aufzuhalten sind.

Wenn ich also Fernheilung praktiziere, bewege ich mich in nichtphysischen Sphären, und es sind Energieerfahrungen möglich, die entweder dem Seelisch / Magischen oder dem Spirituellen angehören und von vielen Patienten sogar stärker empfunden und erlebt werden, als die im Rahmen einer normalen Kontaktbehandlung.

Darüber hinaus kann man Menschen mit dieser Methode sofort helfen, gleichgültig wie weit entfernt sie sind. Dies spielt insbesondere bei Krankheitsbildern, die anfallartig auftreten, eine große Rolle, wie mir ein Fall deutlich vor Augen führte.

Klaudia F., Jahrgang 1940, kam auf Empfehlung einer Schülerin zu mir. Sie wurde von ihrem Mann gebracht, da sie selbst nicht mehr in der Lage war, die mehr als 150 km zwischen ihrem Wohnort und meiner Praxis alleine zu bewältigen. Als ich sie das erste Mal sah, dachte ich, sie leide an einer schweren Spastik. Ihr Gesicht war verzerrt, sie konnte nur schwer sprechen und die Augen fielen immer wieder zu. Wenn sie sprach, zuckte ihr ganzer Körper und sie konnte ihre Arme und Hände keine Minute still halten. Alles hatte vor fünf Jahren angefangen und damit begonnen, dass es Klaudia immer schwerer fiel, die Augen zu öffnen bzw. geöffnet zu halten, bis es schließlich gar nicht mehr möglich war und sie sozusagen erblindete. Sie wanderte ohne Erfolg von der Augenklinik zur Uniklinik und von dort zur psychosomatischen Klinik. Jedesmal wechselte die Diagnose und die Behandlung. Klaudia wurde durch dieses Erleben zutiefst verunsichert und entwickelte daraufhin immer stärker werdende Angstzustände, so daß sie schließlich, kurz bevor ich sie kennen lernte, ein paar Monate in der Psychiatrie verbringen musste. Sie wurde massiv medikamentös behandelt, was allerdings nichts an ihrem Befinden änderte. Ihr Mann, die vielen Fehldiagnosen leid, machte sich im Internet an Hand der Krankheitssymptome auf die Suche und wurde tatsächlich fündig. Er entdeckte dort eine sehr seltene Erkrankung, den so genannten Lidkrampf, der auf den Körper übergreifen kann und dessen geschilderte Symptome weitgehend identisch mit denen seiner Frau waren. Jetzt fand sich auch ein Professor, der diese Diagnose bestätigte und aufdeckte, dass die zeitweise Cortisonbehandlung, die Klaudia erhalten hatte, ein absoluter Fehlgriff war und wahrscheinlich das Krankheitsbild verschlimmert hatte.

Die Bedauernswerte saß jetzt wie ein Häufchen Elend mit zuckender Mimik vor mir und wurde ständig von Weinkrämpfen geschüttelt. In den folgenden Wochen und Monaten gab ich ihr regelmäßig Chakra-Therapien und harmonisierte ihre Aura und begann, als sich ihr Befinden deutlich gebessert hatte, in Trance-Sitzungen die seelischen Ursachen zu erforschen. Angefangen mit den frühkindlichen und traumatischen Kriegs- und Nachkriegserfahrungen, einer Hirnhautentzündung im ersten Lebensjahr, weiter über die Tuberkulose bis hin zum sexuellen Missbrauch im Alter von 18 Jahren: Es fand sich vieles, was tiefe Spuren in ihrer Seele hinterlassen hatte. Trotzdem ging es ihr durch die Bewusstmachung dieser Ursachen immer besser, die körperlichen Symptome gingen zurück, und es blieben nur sporadisch auftretende Angstzustände und Panikattacken zurück, die sich aber auch immer seltener einstellten. Wenn sie aber auftraten, war sofortige Hilfe notwendig, da Klaudia dann von Panik geradezu überschwemmt wurde. Sie fürchtete das Alleinsein, da ihr Mann beruflich viel unterwegs war und nicht immer zur Stelle sein konnte, wenn sie wieder einmal einen Anfall bekam.

Also vereinbarte ich mit ihr, dass sie in solchen Fällen sofort bei mir anrufen sollte, damit ich sie zuerst telefonisch beruhigen und mit ihr danach eine möglichst rasch beginnende Ferntherapie verabreden konnte. Vereinbarungsgemäß musste Klaudia mich nach Ende der Behandlung anrufen und mir erzählen, was sie erlebt und gespürt hatte, und wie es ihr jetzt erging. Der Ablauf der Fernheilung war dabei meinerseits der gleiche wie bei einer Kontakttherapie. Der Patient ist zwar physisch nicht anwesend, dafür aber imaginativ. Da es auf der geistigen Ebene weder Raum noch Zeit gibt, existiert dort auch keine Trennung, und die von mir gesetzten Impulse werden zeitgleich empfangen. Klaudia erlebte deshalb meine Präsenz und die Wirkung der Heilsitzung genauso deutlich, als wenn sie real vor mir auf der Liege liegen würde.

Um etwas ganz anderes ging es bei Martha S. Ein halbes Jahr bevor sie mich aus Norddeutschland erstmals anrief und ihr Problem schilderte, war ihr Mann überraschend gestorben. Sie fand ihn morgens mit der noch brennenden Zigarette in der Hand tot auf dem Dachboden ihres Hauses, wo er wie jeden Tag die Tauben füttern wollte. Sie hatte gespürt, dass etwas nicht mit ihm stimmte und war nachsehen gegangen. Die Seelen so plötzlich und unvorbereitet Verstorbener haben es meistens sehr schwer, ihren Tod zu akzeptieren und die physische Sphäre zu verlassen. So bleiben sie oft als »Geister« in ihrem gewohnten Umfeld und versuchen, weiter am Spiel des Lebens teilzunehmen (mehr dazu im 10. Kapitel des zweiten Teils meines Buches »Die Flamme der Erkenntnis«). Marthas Problem war es nun, dass sie in den Monaten seit seinem Tod ständig die Anwesenheit ihres Mannes gespürt hatte, als esoterisch gebildeter Mensch dies als eine Fehlentwicklung ansah, aber auch nicht wusste, wie sie ihm helfen sollte, da seine Seele auf die an sie gerichteten Gedanken und Bitten, weiter ins Licht zu gehen, nicht reagierte. Es bedrückte sie sehr, da sie beide sich noch kurz vor seinem Tod versprochen hatten, dass nach einer solchen Trennung jeder seinen Weg unbeeinflusst weiter gehen durfte, gleichgültig wie und wo. Martha hatte daher auch nicht unmäßig getrauert, da sie wusste, dass diese leidvollen Gedanken Verstorbene an ihrem Aufstieg hindern konnten. Mit ihrem Latein am Ende und auch etwas von seinem sie nötigenden Festhalten enttäuscht, bat sie mich um Hilfe. Ich gab ihr eine Fernbehandlung, verstärkte die Lichtqualität ihrer Aura und redete dem Besatzer eindringlich ins Gewissen. Anschließend schickte ich die Seele ihres Mannes an der Hand seines Engels ins Licht. Von dieser Stunde an war für Martha die Anwesenheit ihres Mannes nicht mehr spürbar. Erleichtert und glücklich, dass es die Seele ihres Mann jetzt geschafft hatte, wollte sie mich nun auch persönlich kennen lernen. Ein halbes Jahr später nahm sie dann an einem meiner Seminare teil.

Im Sommer 2000 rief auf Empfehlung einer Reiki-Meisterin, die bei mir die Ausbildung zur Geistheilerin absolviert hatte, eine mir unbekannte Frau aus Süddeutschland an, deren Mann sich ein Jahr zuvor selbst getötet hatte. Kurz nach dem Suizid machten die Ehefrau, die sechzehnjährige Tochter und der achtjährige Sohn Erfahrungen mit dem Verstorbenen, die alle an den Rand des Nervenzusammenbruchs brachten. Während die Mutter von unerklärlichen Signalen elektrischer Geräte und dem deutlichen Empfinden der Präsenz des toten Gatten traktiert wurde, erlebten die Kinder ihren Vater sogar optisch und akustisch. Er erschien ihnen immer häufiger und wollte offenbar Kontakt mit ihnen haben, was die Kinder entsetzte und zutiefst verstörte. Am Ende ihrer Kraft bat mich die Frau um Hilfe. Ich behandelte alle Beteiligten – einschließlich dem Verstorbenen – mit einer Ferntherapie, verbesserte die Licht- und Energiesituation in ihrer Wohnung und sprach innerlich mit der Seele des Selbstmörders, um ihm seine Situation bewusst zu machen, seine Wirkung auf die Zurückgebliebenen zu verdeutlichen und ihm den Weg ins Licht zu weisen. Daraufhin blieben seine Besuche für Wochen aus. Noch einmal erschien er seinem Sohn vor dem Schlafengehen. Als der Verstorbene aber die negative Reaktion des Kindes wahrnahm, resignierte er und verschwand wieder, wie der Achtjährige unter Tränen berichtete. Ich wiederholte noch einmal im Rahmen einer Ferntherapie die Reinigungsprozedur, und seitdem gab es keine Kontaktversuche von seiner Seite mehr.

Ab und zu, wenn es die Situation erfordert, führe ich eine besondere Form der Fernheilung durch, bei der mir eine dritte Person als Medium dient. So kommt es vor, dass Schüler von mir in ihrer heilerischen Praxis mit Fällen konfrontiert werden, denen sie sich nicht gewachsen fühlen. Sie bitten mich dann telefonisch oder mittels inneren Rufens um Hilfe.

Miriam S., 63 Jahre alt, litt seit zwei Jahren zeitweise unter schmerzhaften Schwellungen der Augenlider und des linken Hals- und oberen Brustbereichs. Aus unerklärlichen Gründen staute sich dort die Lymphe, und auch intensive Behandlungen in einer Uniklinik brachten keine Besserung. Die Ärzte fanden keine körperlichen Ursachen und erklärten schließlich lakonisch, dass die Gründe der Erkrankung wohl seelischer Natur seien und sie der Patientin nicht helfen könnten. Cornelia, 36 Jahre, die Tochter von Miriam, die ein paar Monate zuvor von mir ausgebildet und initiiert worden war, behandelte ihre Mutter daraufhin durch Handauflegen. Nach der ersten Behandlung verstärkten sich allerdings Miriams Schmerzen zuerst einmal. Verunsichert wandte sich Cornelia deshalb telefonisch an mich. Ich beruhigte sie mit der Erklärung, dass es beim magischen wie beim Geistheilen – genauso wie bei der Homöopathie – gelegentlich zu Erstverschlimmerungen kommen kann, bevor der eigentlich Heilungsprozess beginnt. Anschließend kam ihre Mutter selbst an den Hörer, und ich verdeutlichte Miriam, dass das Lymphgeschehen in ihrem Körper auf eine unbewusste Aggressions- und Abwehrhaltung schließen lasse und fragte sie, was in ihrem Leben ihr Angst mache.

Die erste Reaktion Miriams war blankes Unverständnis. Alles in ihrem Leben, behauptete sie, liefe bestens, und sie hätte keine Erklärung für ihre Erkrankung, die nach längerer Zeit vor drei Tagen wieder ausgebrochen sei. Ich bohrte am Telefon weiter, und plötzlich wurde sich Miriam bewusst, dass sie seit diesem Zeitpunkt die baldige Rückkehr ihrer Vorgesetzten aus dem Urlaub fürchtete. Weiteres Nachfragen meinerseits brachte dann zum Vorschein, dass Miriam seit längerem unter den Attacken ihrer Chefin litt, und dass auch dem ersten Ausbruch ihrer Krankheit massive und ungerechtfertigte Angriffe dieser Vorgesetzten vorausgegangen waren. Plötzlich fiel es ihr wie Schuppen von den Augen, und sie erkannte den Zusammenhang zwischen ihrem Krankheitsbild – die Lymphe als Teil des Immunsystems unseres Körpers steht symbolisch für Aggression und Abwehr äußerer Feinde – und dem Mobbing im Büro. Um Miriam im Moment zu helfen, forderte ich Cornelia, ihre Tochter, auf, sofort eine Heilsitzung mit Handauflegen durchzuführen, bei der ich sie unterstützen wollte. Dabei projizierte ich einen Teil meiner Geistform in ihre Aura, und ein Hellsichtiger hätte wahrgenommen, dass nun eine schemenhafte, sie überragende Gestalt hinter Claudia stand, von der ein Kraftstrom in Claudia einströmte, den sie auch sehr deutlich spürte, wie sie mir hinterher bei einem erneuten Telefongespräch freudig berichtete. Auch ihre Mutter hatte den Unterschied in Form von wesentlich mehr Energie, die plötzlich durch ihrer Tochter Hände floss, stark gespürt, und es ging ihr schlagartig viel besser. Der Druck in ihrem Hals und in ihrer Brust war verschwunden, die Schwellung war allerdings noch vorhanden. Ich erklärte Miriam, dass zu deren Abbau noch mehrere Heilbehandlungen durch ihre Tochter nötig seien und es ihr außerdem auch nicht erspart bliebe, an ihrem seelischen Thema, das die Krankheit spiegelte, zu arbeiten.

Diese Form der »Besetzung« oder »Überlappung« durch eine andere Geistpersönlichkeit ist nur dann erlaubt, wenn alle Beteiligten damit einverstanden sind und dabei die göttlichen Gesetze gewahrt bleiben. Andernfalls wäre es ein gravierender Verstoß gegen das Freiheitsrecht des Betroffenen, wäre dem schwarz-magischen Bereich zuzuordnen und hätte schwer wiegende karmische Konsequenzen für den Täter zur Folge.

11. Kontrolle ist gut, Vertrauen ist besser

Als ich Gabi F., 25 Jahre alt, kennen lernte, hatte sie gerade eine unangenehme Nachkontrolle im Krankenhaus hinter sich, die zum Ergebnis hatte, dass man ihr dringend zu einer erneuten Operation riet, da sie ansonsten binnen eines halben Jahres sterben würde. Gabi litt seit Jahren an einem Rückenmarkkrebs und hatte bereits eine schwere Operation überstanden. Das Rückgrat spiegelt das Selbstbild und den Selbstwert eines Menschen, und wenn man jemandem »das Kreuz bricht« oder von jemandem sagt, dass er »kein Rückgrat habe«, dann kündigt man damit an, dem Betreffenden seine Selbstachtung zerstören zu wollen bzw. sagt, dass derjenige sich allem und jedem beuge und deshalb charakterlos sei. Ein aufrechter Gang wird unbewusst immer als ein Indiz für Selbstsicherheit, Würde und Charakterstärke gewertet. Ein gebrochener Mensch ist ein Mensch mit zerstörter Persönlichkeit; und vieles hatte bereits in jungen Jahren das Selbstvertrauen und die Lebensbejahung von Gabi zerbrechen lassen. Sexueller Missbrauch, ein liebloses Elternhaus, Drogen- und Sex-Exzesse mit der Tendenz zu Sadomasochismus waren die traurigen Ursachen und Signale einer sehr verwundeten Seele, die auf der Suche nach Erlösung war. Nun hatte man im Krankenhaus ein erneutes Wachstum des Krebses diagnostiziert und Gabi bezüglich einer baldigen weiteren Operation massiv unter Druck gesetzt. Aber die junge Frau wollte nicht mehr und suchte nach alternativen Methoden und Möglichkeiten. Und so kam sie zu mir.

Wir arbeiteten in den nächsten Monaten zusammen die unschönen Geschichten ihrer Kindheit und Jugend auf, und in jeder dieser Sitzungen flossen viele bittere Tränen. Sie spürte sehr viel von den Heilenergien, die ich auf sie übertrug, und wurde von Tag zu Tag zuversichtlicher. Dann kam ein schwerer Rückschlag, als man ihr seitens des Krankenhauses Röntgenbilder mitgab, die scheinbar das erneute Krebswachstum eindeutig belegten. Ich schaute mir diese Bilder auch genau an und tatsächlich, im Wirbelkanal, in Höhe des Nabels, zeigte sich ein bedrohlicher, fast schwarzer Pfropf, der nichts Gutes verhieß. Ich hörte in mich hinein, aber da war eine andere Information, die besagte, dass es sich dabei um Füllgewebe und nicht um Krebsgewebe handelte. Das sagte ich meiner Patientin auch, und sie entschloss sich, auf Geistiges Heilen zu setzen und eine zweite Operation weiter abzulehnen. Darüber hinaus überzeugte sie mein Argument, dass, wenn es sich dabei wirklich um Krebsgewebe handeln würde, sie schon längst vom Nabel abwärts gelähmt sein müsste, denn ein Tumor hätte sicherlich die in den Unterleib führende Information des zentralen Nervenkanals unterbrochen. Es ging ihr aber seit Aufnahme der Lichtbehandlungen so gut wie schon seit Jahren nicht mehr, und ihre vorher vorhandenen Schmerzen waren inzwischen verschwunden. Auf mein Anraten hin ließ Gabi sich ein paar Monate später noch einmal klinisch untersuchen. Nun war plötzlich von Krebs keine Rede mehr. Man sprach von natürlichem Gewebewachstum und der Möglichkeit, dass man sich damals getäuscht hätte. Ihr unerschütterliches Vertrauen in meine Behandlung hatte sich ausgezahlt, und so lebt Gabi heute in einer festen Beziehung, ohne weitere Gedanken an ihre alte Krankheit zu verschwenden.

Nun glaube niemand, dass ich als Heiler medizinische Behandlungen und Operationen für falsch oder überflüssig hielte. In meinem eigenen Fall erlebte ich, dass mir die Schulmedizin mehrfach das Leben rettete. Ein Nierenstein konnte nur durch

Ultraschall gesprengt, eine schwere Lungenentzündung mit gleichzeitiger Vereiterung der Bronchien nur durch massive Dosen von Antibiotika geheilt werden, und ein faustgroßer, bösartiger Tumor, der jeden Moment zu einem Darmverschluss hätte führen können, konnte nur durch eine sofortige Operation entfernt werden. Allerdings brach ich eine mehrmonatige intensive Chemotherapie gleich zu Beginn wieder ab, da ich sie als nicht hilfreich und eher problemverschärfend empfand und vertraute darauf, dass ich gesund sei, da ich mich nachträglich intensiv mit der Botschaft meiner Krankheiten auseinander gesetzt hatte. Ich begriff, dass meine Struktur diesen Weg der Erlösung gefordert hatte. Wer mich kennt, weiß, dass ich eine (willens)starke Persönlichkeit bin. Dadurch bin ich aber auch stark in meinem Schattenbereich und damit in meinen Widerständen. Und auf einen groben Klotz gehört bekanntlich ein grober Keil, d. h., ich »brauchte« geradezu die Erfahrung starker Schmerzen und großer Schwäche, um mich selbst zu erkennen und verändern zu können. Ich verzichtete aber nach der ersten auf weitere Kontrolluntersuchungen meines Darmes, da ich nicht an eine willkürliche oder von meinem Körper gesteuerte Wiedererkrankung glaube und der festen Überzeugung bin, die Ursache erkannt und behoben und damit das Signal, den Krebs, überflüssig gemacht zu haben.

Ende der 80er-Jahre brachte mir einer meiner Schüler seinen Bruder Volker, der an AIDS erkrankt war. Der hübsche junge Mann war homosexuell und in der Szene angesteckt worden. Die Krankheit befand sich zu diesem Zeitpunkt im Anfangsstadium, und abgesehen von schwachen Fieberschüben hatte der Kranke noch nicht viel zu leiden. Es war unser erster HIV-Infizierter, und die Aufregung und die Angst der Praxis-Mannschaft, sich anzustecken, war groß. Zumal man damals noch nicht so viel über die Rahmenbedingungen und Gefahren einer Ansteckung wusste wie heute. Einige unserer Mitarbeiter befürchteten, sich schon durch einfachen Hautkontakt beim Händeschütteln oder durch Tröpfcheninfektion beim Sprechen, Niesen oder Husten infizieren zu können. Heute wissen wir, dass sich der Erreger hauptsächlich durch den unmittelbaren Kontakt mit Körperflüssigkeit eines Erkrankten überträgt, und dass er nur über eine bestehende Verletzung in den Blutkreislauf und damit in den Organismus anderer eindringen kann. Bezeichnenderweise ist neben dem Blut die männliche Samenflüssigkeit einer der Hauptträger des Virus. AIDS-Infizierte erleben häufig, dass ihre Umgebung sie aus Angst ausgrenzt, und so wurden diese Kranken bald zu den modernen Aussätzigen unserer Gesellschaft. Volker lebte und arbeitete in Frankreich und wollte bald dorthin zurückkehren. Somit hatte ich nicht genügend Zeit, die dauerhafte Wirkung geistigen Heilens auf dieses Krankheitsbild zu beobachten. Die Chakra-Therapien taten ihm sehr gut, aber festzustellen, wie das Licht aus meinen Händen in einem solchen Fall auf Dauer wirken würde, blieb mir leider verwehrt.

Von Rosalyn Bruyère, der amerikanischen Heilerin aus Florida, weiß ich aber, dass sie über längere Zeit AIDS-Gruppen betreut und begleitet hat, und dass die Todesrate in diesen Gruppen signifikant zurückging und sich das Allgemeinbefinden des Einzelnen deutlich verbesserte. Auch hatte ich keine Angst vor »zufälliger« Ansteckung, und so war es für mich normal, den Kranken, der mir bald sehr vertraut und nah war und für den diese liebevolle Geste sehr wichtig war, beim Abschied zu umarmen und auf die Wange zu küssen. Die meisten unserer Mitarbeiter allerdings versuchten, trotz beruhigender Versicherungen durch mich und meine Frau, Begegnungen oder gar engerem Kontakt mit Volker tunlichst aus dem Weg zu gehen und waren, nachdem der Kranke die Praxis wieder verlassen hatte, sehr besorgt darum, die Liege, das WC und das Labor schnell zu desinfizieren. In solchen Fällen »tödlicher Bedrohung« ist esoterisches Wissen meistens schnell vergessen. Dann regiert häufig nur noch die Angst. Es ist eben im Zweifelsfall leicht zu sagen, aber schwer zu leben, dass man Vertrauen in sein Schicksal haben soll und einen nichts »zufällig«

treffen kann. So versuche ich wirklich, das, was mich trifft, auch anzunehmen als das, was ich (unbewusst) wollte und Vertrauen zu haben in den Plan meines Höheren Selbst.

An einem sonnigen Frühlingstag kam Carola, 20Jahre alt, in unsere Praxis. Sie ging am Stock, da sie zunehmend unter Gefühllosigkeit und an Lähmungserscheinungen in den Beinen litt. Insbesondere das rechte Bein war betroffen, so dass sie bereits das Streichen und Drücken der Fußsohle nicht mehr spürte. Die Ärzte in der saarländischen Uniklinik vermuteten Multiple Sklerose und wollten zum endgültigen Nachweis der Krankheit eine Rückenmarkspunktur machen. Aus Angst vor eventuellen Folgeschäden dieses nicht ungefährlichen Eingriffs hatte Carola das abgelehnt und suchte nun bei uns Rat und Hilfe.

Multiple Sklerose ist eine Krankheit des Zentralnervensystems. Sind dabei die Beine betroffen, so signalisieren diese Erkrankung und die betreffenden Symptome, dass man seelisch in Zwänge eingebunden ist, nicht mehr ein noch aus weiß, nicht mehr mithalten, aber auch nicht mehr davonkommen kann (vgl. R. Dahlke, Krankheit als Symptom). Unser Nervensystem dient der Kommunikation unseres Körpers, und so deuten die vielen Verhärtungen in den befallenen Nerven auch dadurch auf eine Kommunikationsblockade des Betreffenden in den genannten Bereichen hin. Tatsächlich waren auch Carolas Steiß- und ihr Solarplexus-Chakra blockiert, als ich sie erstmals untersuchte, was auf Probleme ihrer Selbstverwirklichung in der Materie hindeutete. Ich hatte im Laufe der Zeit einige Patienten mit diesem Krankheitsbild erlebt. Eines war ihnen allen gemeinsam: Ihre gegen sich selbst gerichtete Aggression, ihr Perfektionismus und ihre Angst vor Kontrollverlust. Carola machte da keine Ausnahme.

Als Therapeut rät man solchen Menschen, zu lernen, das Leben so zu nehmen, wie es kommt, »Ihm« zu vertrauen, »Seinen Willen geschehen zu lassen« und nicht Kontrolle über alles und jeden auszuüben. Interessanterweise entwickelte Carola als

Heranwachsende, wie sie mir im Verlauf der ersten Sitzungen berichtete, paranormale Fähigkeiten, die scheinbar im Widerspruch zu ihrer Psychostruktur standen. Sie hatte präkognitive Visionen und entdeckte ihre Begabung, mittels seelischer Kräfte Materie zu beeinflussen und ihre Form zu verändern. So sah sie als Jugendliche eines Tages im Fernsehen den Paranormalen Uri Geller Löffel verbiegen, sprach »Das kann ich auch« und war zur großen Verblüffung ihrer Umwelt von da an in der Lage, die Struktur der in diese Form gepressten harten Metalle so weich und biegsam zu machen, dass sie Gabel oder Löffel ohne jegliche Kraftanstrengung mehrmals um sich selbst biegen konnte.

Es war ihr also möglich, die Härte des Metalls zu verändern, aber nicht die Härte, Sturheit und Starrheit in der eigenen Persönlichkeit zu erlösen. Das, was sie innerlich hätte tun sollen, verlagerte und projizierte sie nach außen. Statt selbst weich und nachgiebig zu werden und seelisch loszulassen, zwang sie stellvertretend die Materie ihrer Demonstrationsobjekte dazu. Nach vielen Gesprächen, die allmählich ihre starren Positionen lockerten, und meiner eindringlichen Empfehlung, diese magischen Experimente künftig zu unterlassen, zeigten meine Energiebehandlungen immer größere Wirkung. Nach etwa einem halben Jahr waren die Lähmungserscheinungen und die Gefühllosigkeit in Carolas Beinen gänzlich verschwunden und sind seitdem nicht mehr aufgetreten.

12. Am Widerstand wachsen

Jede Schöpfung ist Ausdruck der Zweiheit von Schöpfer und Geschöpf und trägt deshalb dieses Prinzip der Dualität auch von Beginn an in sich. Im All halten sich Materie und Antimaterie die Waage. Dem positiven Atomkern steht die negative Elektronenhülle gegenüber. Mann und Frau, Licht und Dunkel, Gut und Böse: Die Liste der Gegensatzpaare, die das Feld unseres Erlebens ausmachen, ließe sich endlos verlängern. Bei allem, was wir tun, bewegen wir uns immer im Spannungsfeld der dualen Pole, müssen wir uns für rechts oder links, oben oder unten und ja oder nein entscheiden. Auch unsere Seele ist dual, und so trägt jeder von uns Christus und Satan gleichzeitig in sich. So wenig wie es Licht ohne Dunkel geben kann, so wenig kann es den einen ohne den anderen geben, wobei jeder von beiden ein archetypischer Repräsentant der die Schöpfung kennzeichnenden Pole ist. Doch die Verantwortung, welchem Pol wir zuneigen, welches Prinzip wir verwirklichen wollen, verbleibt immer bei uns. Christus repräsentiert den zu Gott und damit zurück in die Einheit strebenden Geist und Satan den verneinenden, wider- und wegstrebenden Aspekt. Nicht umsonst nennt die christliche Religion Satan den Widersacher. Doch auch er dient dem letzten Ziel, wie Goethe es in seinem Faust so treffend formuliert hat. Esoterisch ausgedrückt, lautet das entsprechende Gesetz: Eine Kraft braucht zu ihrer Offenbarung immer eine Gegenkraft in Form eines Widerstandes. Erst die Überwindung der Widerstände in unserem Leben lässt uns dann körperlich und seelisch wachsen. Und so dient uns der Widersacher auf unserem Weg zurück ins Licht.

So betrachtet, sind Krankheiten äußere Signale innerer Widerstände, und deshalb erleben wir bei Kindern und Erwachsenen häufig, dass sie nach Überwindung einer Krankheit verändert, d.h. reifer und bewusster geworden sind. Auf der Ebene der Natur begegnen wir dieser Dualität im Großen wie im Kleinen und sprechen beispielsweise von positiven, rechts drehenden und negativen, links drehenden Objekten, elektromagnetischen Feldern oder Orten der Kraft. Dazu zwei Beispiele.

Die Mutter einer meiner Patientinnen war gestorben und hatte ihrer Tochter unter anderem eine wertvolle Perlenkette hinterlassen. Die junge Frau hatte schon lange mit diesem Schmuckstück geliebäugelt und war sehr glücklich, es nun ihr Eigentum nennen zu können. Aber die Freude war nur von kurzer Dauer. Als sie die Kette anlässlich eines Opernbesuches erstmals anlegen wollte, konnte sie das Collier keine fünf Minuten um den Hals liegen haben. Es war so, als wenn ihr der Hals zugeschnürt würde, ein sehr unangenehmes Gefühl, das sofort verschwand, als sie die Perlenkette wieder ablegte. Ein erneuter Versuch, ein paar Tage später, führte zum gleichen Ergebnis. Der Frust meiner Patientin war groß. Nun besaß sie endlich das Objekt ihrer Begierde und konnte es unerklärlicher Weise nicht tragen. So brachte sie die Kette bei ihrem nächsten Besuch mit, damit ich einmal nach dem verflixten Ding schauen sollte.

Mit Hilfe des Pendels demonstrierte ich ihr, dass das Perlen-Collier stark links drehend war. Linksdrehung ist immer ein Indiz für das negative oder widerstrebende Prinzip; und das bestätigte sich auch in diesem Fall. Die Mutter meiner Patientin hatte in ihren letzten Lebensjahren unter starken Depressionen gelitten. Eine Depression ist gewissermaßen eine Verneinung der Freuden des Lebens, ein Widerstand gegen die Positivität und das Licht. Folgerichtig ziehen sich Depressionskranke oft in das Alleinsein ihres Bettes und die Dunkelheit ihres Schlafzimmers zurück. Da die Kranke bis zu ihrem Lebensende eine Vorliebe für dieses Schmuckstück hatte, übertrug sich die Energie ihrer depressiven Grundstimmung auf die Perlenkette, die daraufhin links drehte.

Das Kehl-Chakra ist nun rechts drehend; und so neutralisierten sich beide Drehrichtungen, das Chakra blockierte, was meine Patientin als Druck- und Würgegefühl wahrnahm. Ich veränderte durch das Licht aus meinen Händen die Drehrichtung der Kette und forderte die junge Frau auf, sie jetzt noch einmal anzulegen. Dann fuhr ich in meiner Behandlung ihrer Beschwerden fort. Erst bei der Verabschiedung wurde ihr plötzlich bewusst, dass sie die Perlen nun schon fast eine Stunde lang trug und keinerlei Beeinträchtigung mehr empfand.

Die Radiästhesie beschäftigt sich mit dem Aufspüren von Störfeldern, die sich, wie im Fall von Wasseradern, sehr negativ auf das Befinden und die Gesundheit derjenigen auswirken können, die längere Zeit ihrem Einfluss ausgesetzt sind. Normalerweise benutzt man zu ihrem Nachweis eine Wünschelrute. Ich nehme dazu meinen Pendel, der mir durch starke Linksdrehungen die Position und den Verlauf der Wasseradern verrät. Im 5. Kapitel berichte ich von Klara, die durch den Besuch eines französischen Magnetiseurs in einen für sie letztlich positiven Prozess gestürzt wurde. Auch in ihrem Fall spielte der Einfluss mehrerer Wasseradern unter dem Haus ihrer Eltern, wo sie zu der Zeit noch lebte, eine große Rolle. Ein erstes deutliches Anzeichen dafür war die Tatsache, dass die im letzten Termin geöffneten Chakras beim folgenden wieder blockiert waren, was sonst selten geschah und meistens auf externe Faktoren zurückzuführen war, die zwischen den Terminen ihren negativen Einfluss ausübten. Die Erfahrung hatte mich gelehrt, dass das häufig die Auswirkung von Wasseradern unter dem Schlafbereich der betreffenden Person war. Ein unruhiger und zu kurzer Schlaf, sich zerschlagen fühlen nach dem Aufstehen, Kopfschmerzen oder kalte Füße waren noch die harmlosesten Auswirkungen dieser Strahlenfelder. Schwere Krankheiten bis hin zum Krebs können die wesentlich schlimmere Konsequenz sein. Viele Paare, die auf Grund mangelhafter Tätigkeit der Geschlechtsdrüsen des Mannes, was sich an der unzureichenden Produktion überlebensfähiger Spermien zeigt, unter Kinderlosigkeit leiden, ahnen nicht, dass auch dafür der negative Einfluss von Wasseradern mitverantwortlich sein kann. Links drehende Störfelder blockieren die rechts drehenden und verstärken die links drehenden Chakras übermäßig. Die endokrinen Drüsen unseres Körpers sind nun gewissermaßen der verlängerte Arm der Chakras, und so kann das Drüsensystem und der Hormonhaushalt von Mensch und Tier durch diese Erdstrahlung gehörig durcheinander geraten, weshalb beispielsweise Pferde, Kühe und Hunde diese Felder meiden, Katzen sich aber von ihnen angezogen fühlen. Deshalb beobachteten Bauern früher ihre Tiere und wussten dadurch, wo sie ungefährdet ihr neues Haus oder einen Stall bauen konnten.

Was kann man nun gegen Wasseradern und ihren negativen Einfluss tun? Im Falle von Klara löste sich das Problem dadurch, dass ihre Eltern bald darauf das Haus verkauften und die Familie umzog, worauf es ihnen allen schlagartig besser ging. Das ist aber normalerweise nicht möglich; und so reicht es oft, die Betten umzustellen oder den Schlafraum zu wechseln. Wo das nicht geht, empfehle ich den Einsatz von faustgroßen Bergkristallen, die unter den Betten zu platzieren sind und links drehende Felder umdrehen oder zumindest neutralisieren können. Allerdings müssen die Kristalle regelmäßig unter fließendem Wasser – am besten wäre Quellwasser – gereinigt und in der Sonne aufgeladen werden.

13. Wenn Geistheiler mit den Füßen therapieren

Neben den sieben Haupt-Chakras hat der Mensch noch so genannte Neben-Chakras. Die wichtigsten sind in den Händen, den Knien und in den Füßen. Während die Haupt-Chakras in den Spektralfarben schwingen, werden die genannten Neben-Chakras vom weißen Licht regiert. Das weiße Licht umfasst alle Farben, und deshalb kann der Heiler beim Handauflegen alle Frequenzen abstrahlen. Und tatsächlich gibt es daher auch Heiler, die ihre Patienten mit den Füßen therapieren.

In den Händen und Füßen spiegelt sich der ganze Mensch, was man sich u.a. auch bei der Fußreflexzonen-Massage zu Nutze macht. Ich nutze diesen Umstand, um bei meinen Patienten den Fluss der Energie im Körper und in den Chakras zu kontrollieren. Die Fußspitzen sind energetisch mit dem Kopfbereich verbunden, und wenn ich nun »Strom« durch die Füße meines Patienten nach oben schicke, muss in seinem Kopf spürbar »das Licht angehen«. Es sei denn, eines der Haupt-Chakras ist blockiert, was durch ein Staugefühl im darunter liegenden Körperbereich signalisiert wird. Im 5. Kapitel schildere ich die psychologische Spiegelung der Haupt-Chakras. Aber auch die Neben-Chakras sagen etwas über die Seelenlage des Betreffenden aus. So stehen beispielsweise die Knie-Chakras für das Prinzip der Demut bzw. des Hochmuts. Wenn wir aus freien Stücken vor etwas oder jemandem knien, so drücken wir damit unsere Anerkennung und freiwillige Unterwerfung gegenüber einem höheren Wesen oder Prinzip aus. Wird jemand in die Knie gezwungen, so soll der Betreffende klein gemacht und einer größeren Macht unterworfen werden. Wenn unser Karma uns ein schweres Schicksal bereitet, dann hadern wir und fühlen uns vom Leben in die Knie gezwungen. So spiegeln Knieerkrankungen ebenso wie die blockierten Chakras unsere falsche Einstellung zur Demut bzw. unser Unvermögen, uns zu unterwerfen und drücken damit den Widerstand unseres Egos gegen eine Forderung des Lebens aus. Dazu ein erläuterndes Beispiel.

Hannelore B., 59 Jahre alt, kam zu mir, weil sie von meinen Seminaren gehört hatte und die Heiler-Initiation anstrebte. Bevor ich nun jemanden initiiere, prüfe ich in einem längeren Vorgespräch die Motivation und die seelische und körperliche Gesundheit des Kandidaten. Hannelore erzählte mir, dass sie seit Wochen Schmerzen im Lendenwirbelbereich hatte, ohne dass ärztlicherseits ein Befund möglich war. Man vermutete einen leichten Bandscheibenschaden, ohne ihn eindeutig nachweisen zu können. Als ich sie zu Beginn der Therapie auspendelte, stellte ich fest, dass das Knie- und das Sexual-Chakra, das für die Lebensfreude steht, blockiert waren.

Hannelore war eine stolze Frau, erlebte aber immer wieder, dass ihr Schicksal sie in Lebenssituationen führte, die von ihr Zugeständnisse forderten, die sie nur sehr widerwillig akzeptierte. In den letzten Monaten musste sie nun häufig in der Familie ihrer Tochter einspringen, die gerade ihr viertes Kind zur Welt gebracht hatte. Innerlich warf Hannelore ihrer Tochter vor, sich auf Kosten der Umwelt und insbesondere ihrer Mutter den Traum von einer Großfamilie zu erfüllen. Aber meine neue Schülerin konnte ihre Gefühle und ihre Sicht der Dinge nicht zum Ausdruck bringen, da sie fürchtete, dann in ihrer Familie als lieblos und egoistisch zu gelten und ausgegrenzt zu werden. Nun war sie im Zwiespalt und signalisierte ihre Überforderung durch die Kreuzschmerzen, denn sie wollte sich ja nicht beugen. Ich erklärte ihr die Zusammenhänge, öffnete die blockierten

Energiezentren und gab ihr dann eine Chakra-Therapie. Als ich ihr die Knie behandelte, kam es in ihr – wie sie mir anschließend berichtete – zu einem plötzlichen Sinneswandel, und sie erkannte, was für eine Bereicherung ihres Lebens doch ihre Enkel im Grunde genommen für sie waren. Daraufhin verstärkte sich nach ihrem eigenen Empfinden der Energiefluss aus meinen Händen. Das Licht strömte von den Knien aufwärts in Hannelores Rückgrat, das sich daraufhin – wie sie es empfand – dehnte und streckte und ihre Schmerzen schlagartig verschwinden ließ. Demut, das Prinzip, das durch die Knie symbolisiert wird, wird gern als »Mut zum Dienen« übersetzt. Als sie sich nun fügte und sich statt ihrem Stolz ihrer tätigen Nächstenliebe zuwandte, war der Konflikt in ihr gelöst, und das Symptom konnte verschwinden.

Die Heiler, von denen ich gehört habe, dass sie immer mit den Füßen heilen, leben und arbeiten alle in Asien. Vom Patienten fordert diese Behandlungsposition – er liegt auf einer Matte auf dem Boden, der Heiler sitzt über ihm – viel Selbstüberwindung, Respekt und Demut. Wesenseigenschaften, die vielleicht den Asiaten leichter fallen als uns. Auf jeden Fall könnte ich es mir bei uns in Europa nicht vorstellen. Aber das Heilen mit den Füßen funktioniert genauso gut wie mit den Händen, wie ich es einmal versuchsweise ausprobiert habe.

Hände und Füße sind Körperteile, die in unmittelbarem Kontakt mit unserer irdischen Welt stehen. Mittels der Füße stehen wir auf Mutter Erde und bewegen uns auf ihr fort. Mit den Händen handhaben wir alles Irdische, »machen wir uns die Erde untertan«. Zusammen mit der Haut, die als Organ am stärksten mit der Außenwelt und damit allem Irdischen in Berührung kommt, spiegeln Hände und Füße die Probleme, die wir im Erleben und Durchsetzen auf unserem Mutterplaneten und mit allem Physischen haben. Dazu ein erläuterndes Patientenbeispiel:

Rainer S., 36 Jahre alt, war Beamter in untergeordneter Stellung. Tagtäglich musste er sich mit Akten herumschlagen und Vorgänge bearbeiten, die ihn nicht interessierten. Er erlebte sich in seinem Berufsleben absolut unterfordert und fehl am Platze und wäre viel lieber Kunstmaler geworden, was allerdings seine Eltern verhindert hatten. Er fühlte sich so unwohl in seiner Haut, dass er als Reaktion eine extreme Neurodermitis entwickelte, die insbesondere Hände und Füße befiel und so schlimm war, dass er mehrere Monate krankgeschrieben wurde. Nun musste Rainer nicht mehr zur ungeliebten Arbeit gehen, und die verhassten Akten musste er auch nicht mehr in die Hand nehmen. Die besonders stark befallenen Körperteile spiegelten also in ihrer Funktion die Natur seiner inneren Widerstände. Darüber hinaus signalisierte die Hauterkrankung Neurodermitis, dass Rainer eine Grenzproblematik hatte, ist doch die Haut die Grenze unseres Körpers nach außen. Er hatte sich seine Grenzen von seinen Eltern und später von allen, die etwas von ihm erwarteten, zu eng stecken lassen, fühlte sich eingesperrt und wollte sprichwörtlich »am liebsten aus der Haut fahren«.

Als ich ihn behandelte, stellte ich fest, dass sein Steiß- und beide Knie-Chakras blockiert waren. Auch auf dieser Ebene demonstrierte er seine Widerstände gegen seine materielle Betätigung und sein Unvermögen, sich zu fügen oder etwas Entscheidendes in seinem Leben zu verändern. Obwohl er auf die Chakra-Therapie und meine Gespräche mit ihm sehr positiv reagierte, trat eine entscheidende Besserung im Krankheitsbild erst dann ein, als er auf meine Empfehlung hin seinem Hobby, der Malerei, einen größeren Stellenwert in seinem Leben einräumte.

14. Wenn Liebe krank macht

»Liebet mich über alles und euren Nächsten wie euch selbst« ist die Antwort Gottes auf die Frage, wie wir wieder zurück in die Einheit mit ihm kommen können. All-Liebe, als Ausdruck höchster Bewusstheit, ist also der Schlüssel zur Himmelspforte, die schon deshalb so vielen verschlossen bleibt, weil es ihnen bereits an der notwendigen Selbstliebe mangelt, die nicht mit egoistischer und narzisstischer Selbstvergötzung verwechselt werden darf. Wahre Selbstliebe schließt das Wissen um die göttliche Herkunft unseres Höheren Selbst mit ein. In unserem Wesenskern sind wir eins mit allem, was ist und fühlen uns als untrennbarer Bestandteil der allumfassenden Liebe, die jedweder Schöpfung zugrunde liegt. Fehlt uns dieses Bewusstsein oder wird es von scheinbar gegenteiligen Lebenserfahrungen überlagert, so haben wir Angst. Angst vor Liebesverlust oder Angst, in unserer Menschlichkeit nicht genügend liebenswert zu sein. Es folgt meist eine zwanghafte Suche nach menschlicher Zuwendung und Akzeptanz, um das eigene Defizit und diese unerträgliche Leere auszufüllen. Daraus entsteht dann häufig ein Teufelskreis von Selbstverleugnung, Abhängigkeit und Ausbeutung, da wir ja nach irdischen Maßstäben gelernt haben, dass alles seinen Preis hat!

Ich lernte Beate Q., eine Fotolaborantin, ganz am Anfang meiner Tätigkeit als Geistheiler kennen. Sie war damals gerade dreißig geworden und die attraktive neue Frau eines guten Freundes, den ich allerdings ein paar Jahre aus den Augen verloren hatte. Arno, ihr Gatte, war ein gut aussehender und charmanter Mann, Anfang vierzig, und ein erfolgreicher Psychotherapeut und Yoga-Lehrer, dem die Herzen der Frauen leicht zuflogen. Und genau das war das große Problem von Beate, seiner Frau.

Als Kind war Beate der erklärte Liebling ihrer Mutter gewesen. Als die aber unerwartet noch einmal schwanger wurde und endlich den lang ersehnten Stammhalter gebar, wurde Beate gnadenlos vom Thron der mütterlichen Gunst gestoßen und dafür der Sohn darauf gesetzt, der von nun an über alle Maßen verwöhnt wurde. In dem jungen und sensiblen Mädchen brach eine Welt zusammen. Von einem Tag zum anderen verlor Beate ihrem Gefühl und Erleben nach die Liebe und die Beachtung ihrer Mutter und entwickelte daraufhin ein starkes Minderwertigkeitsgefühl, das sie aber im Laufe der Zeit mit betont selbstsicherem Auftreten zu kaschieren lernte. Doch das Fundament ihrer Persönlichkeit hatte einen ersten empfindlichen Riss bekommen. In Beziehungen blieb sie entweder kühl distanziert und machte ihren Partnern durch ihre extreme und meistens unbegründete Eifersucht das Leben zur Hölle. Wenn sie sich wirklich verliebte, trat dieses Trauma aus ihrer Kindheit und seine Folgen deutlich zu Tage. Wie sie mir selbst erzählte, hatte sie für sich selbst keinerlei Gefühl und keine Wertvorstellung, und so musste immer der jeweilige Partner dafür herhalten, diese schmerzhafte Lücke in ihrem Selbstwert zu schließen. Das Dumme dabei war nur, dass sich diese Wunde in ihrer Seele nicht schließen wollte und ihre Partner ihren unstillbaren und andauernden Hunger nach Liebesbeweisen bald leid wurden.

Als sie Arno heiratete, war das die große Liebe ihres Lebens, und die ersten Monate ihrer Ehe schwebte Beate auch wie auf Wolken. Ihr Mann war ein guter und einfühlsamer Liebhaber und schenkte ihr seine ungeteilte Aufmerksamkeit. Aber irgendwann kehrt in jede Beziehung der Alltag ein, und bald wurde die junge Frau Zeuge, wie die Patientinnen ihres Mannes diesen umschwärmten. Gleichzeitig glaubte Beate im Verhalten Arnos ein Abklingen seiner Leidenschaft und seines Interesses an ihr festzustellen. Sie begann ihren Mann, zuerst versteckt, dann aber immer offener, zu kontrollieren und zu überwachen. Arno entging dieses Nachspionieren natürlich nicht, und so stellte er seine Frau zornig zur Rede. Der Konflikt eskalierte. Beate verschlang aus Liebeskummer Unmengen von Schokolade und Pralinen und nahm deshalb bald darauf entsprechend an Gewicht zu. Der Spiegel zeigte ihr dann gnadenlos, dass sie an Attraktivität verlor und ihre Angst, ihren Mann auch deshalb zu verlieren, wurde bodenlos. Dann kam der zu erwartende Zusammenbruch, und Beate fiel zum ersten Mal ins Zuckerkoma. In der Klinik musste sie dann erfahren, dass von jetzt an die Insulinspritze ihre lebenslange Begleiterin sein würde. An diesem Punkt lernte ich sie kennen. Ihr Mann brachte sie zu mir, in der Hoffnung, dass ich ihre immer stärker werdende Depression heilen könnte, denn er war mit seinem Latein am Ende. Es ist ja auch unmöglich, in der eigenen Partnerschaft und als Konfliktpartei gleichzeitig als Therapeut des kranken Partners aufzutreten.

Zuckererkrankung ist also häufig ein Konflikt in der Selbstliebe und im Selbstwert. Die Bauspeicheldrüse und ihre Inselzellen, die das körpereigene Insulin produzieren, versagen ihren Dienst. Das diese Drüse steuernde Energiezentrum ist das Solarplexus-Chakra, das unser Selbstbild und insbesondere unsere Ich-Ängste spiegelt. Dem Blutzuckerkranken fehlt Liebe, besonders die Liebe zu sich selbst, und deshalb besorgt er sich das Ersehnte unbewusst über die Krankheit. Seit ein paar Jahren weiß die Wissenschaft, dass Zuckergenuss im Gehirn einen Stoff ähnlich einer Droge auslöst, der eine beruhigende und besänftigende Wirkung auf die Psyche hat. Deshalb essen junge Damen, die von Liebeskummer geplagt sind, seit Generationen Berge von Süßigkeiten, ohne zu ahnen oder gar zu wissen, warum sie das tun und wieso ihnen das in ihrem Schmerz hilft. Vielleicht erklärt das auch, warum seit Beginn des 20. Jahrhunderts der Alterszucker stetig zunahm. Seit dieser Zeit beobachten wir das Zerbrechen der Großfamilien, wo alle Generationen unter einem Dach lebten. Heute schieben wir unsere Alten in Heime ab und die fühlen sich dann wertlos und ungeliebt und signalisieren das durch die entsprechende Zuckererkrankung.

Beate hatte sich jetzt endgültig in der Schlinge ihrer unerlösten Struktur gefangen. Mehrmals am Tage musste sie nun einen Blutstropfen opfern, den ihr eigener kleiner Computer-Analysator sofort auswertete und der ihr in ungeschminkten Zahlen kund tat, wie hoch ihre Blutzuckerwerte waren, also auch ihr Liebesbedürfnis, und wie viel Insulin sie sich spritzen musste, um das ausufernde Bedürfnis wieder unter Kontrolle zu bekommen. Ihre Bauchspeicheldrüse konnte ich nicht retten, und so wollte ich wenigstens versuchen, ihr bei den seelischen Ursachen zu helfen. Auf die Chakra-Therapien sprach sie gut an, und zu meinem Erstaunen ließ sich das sogar mit Hilfe ihres Blutzucker-Messgerätes nachweisen. Vor und nach jeder Behandlung machten wir eine Messung und erlebten, dass der Zuckerspiegel im Blut nach einer halben Stunde häufig um über 30 % gefallen war. Es spielten dabei zwei Faktoren eine Rolle. Einerseits wirkte meine liebevolle Zuwendung, die sie sichtlich genoss, auf Beates Seele. Andererseits half ihr die Heilenergie, den überschüssigen Zucker rascher abzubauen. Sie lernte, dass ihre ungezügelten Emotionen und ihr zwanghaftes Bedürfnis nach Zuwendung sie ebenso in Gefahr bringen konnten wie ein sich selbst Vergessen und eine persönliche Unterversorgung im Seelischen wie im Körperlichen. Es galt für sie, die Mitte zu finden und frei zu werden von der Versklavung durch ihre Ängste und Bedürfnisse. Sie musste endlich lernen, selbstgenügsam zu sein und sich selbst zu lieben.

Leider wurde dieser Prozess durch die Scheidung unterbrochen, die von Arno, der zwischenzeitlich eine neue Partnerin gefunden hatte, betrieben wurde. Beate zog daraufhin in eine andere Stadt, die zu weit entfernt war, auf dass wir unsere Sitzungen hätten fortführen können. Ich hoffe, sie hat sich inzwischen selbst gefunden und von ihren Zwängen befreit.

15. Wenn wir uns selbst Steine in den Weg legen

Steinleiden, wie Nieren- oder Gallensteine, sind in unserer Gesellschaft häufig anzutreffen und für den, der unter entsprechenden Koliken zu leiden hat, alles andere als ein Vergnügen, wovon ich selbst ein Lied singen kann. Psychologisch stehen »Steine« für die Verhärtung in einer Position und treten meiner Erfahrung nach nur dann auf, wenn sich jemand in eine Haltung oder Ansicht verrannt hat oder sich blockiert fühlt und unbewusst keinen anderen Ausweg mehr sieht, als diese Sackgasse in seinem Fühlen und Denken durch ihre »Versteinerung« zu signalisieren. Die Nieren beispielsweise symbolisieren als Doppelorgan im Körper die Dualität. Unter anderem sorgen sie dafür, dass die sauren und basischen Stoffe im Blut im Ausgleich sind. Das Saure steht nun für das männliche und das Basische für das weibliche Prinzip, die in einem harmonischen System gleich stark sind. Da aber in den meisten Menschen das Männliche dominiert, leiden wir häufig auch an einer Übersäuerung des Blutes, was auf Dauer zur Steinbildung in der Niere beiträgt. Wir signalisieren also durch den Nierenstein, dass in uns etwas statisch, festgefahren und damit unveränderlich geworden ist, das dringend in Bewegung gebracht und verändert werden muss. Am eigenen Leib durfte ich diese Erkenntnis recht schmerzhaft erleben.

Seitdem ich ein Mann bin, liebe ich schöne Frauen. Welcher Mann tut das nicht, werden sie fragen, aber bei mir hatte diese optische Fixierung einen Grad erreicht, der mich damals an wichtigen Schritten in meiner Entwicklung hinderte. Ich hatte 1984 auf Grund innerer Botschaften von der Lichtebene meine neue spirituelle Partnerin kennen gelernt, die auch meine Lebenspartnerin werden sollte. Das Dumme war nur, dass sie in ihrem Äußeren überhaupt nicht meinem Frauenbild entsprach. Ich liebte schlanke Frauen. Meine neue Partnerin war – zumindest zu Beginn unserer Beziehung, später änderte sich das – recht korpulent und erinnerte mich unter anderem auch deshalb an meine Mutter. Ich konnte mir anfänglich überhaupt nicht vorstellen, auch eine körperliche Beziehung mit ihr zu führen und wäre am liebsten geflüchtet. Aber da waren meine Botschaften, die das nicht zuließen. Und da war auch meine innere Stimme, die mich auf die Oberflächlichkeit in meiner Haltung hinwies. Schließlich ging es ja auch und insbesondere um innere Werte, und zudem hat jeder Mensch den Partner, der ihm spiegelt, was er noch zu lernen hat. Also biss ich die Zähne zusammen und bemühte mich, meinen deutlich fühlbaren Widerstand zu überwinden. Aber so leicht geben gravierende und über viele Leben gepflegte Strukturen und Geschmacksmuster nicht auf. Während ich also im Tagesbewusstsein bemüht war, eine möglichst harmonische Beziehung aufzubauen und zu leben, empfand ich unbewusst nach wie vor ein großes Defizit in Bezug auf meine sexuellen Träume und Vorstellungen. Mein Ego stellte sich quer, wollte einfach nicht von seinem «Frauenbild« lassen; und so drückte sich meine innere Blockade bald darauf durch einen großen Stein in meiner rechten (= männlichen!) Niere aus, der wie ein Korken in der Flasche im Harnleiter festsaß, so daß es zu einem immer stärkeren Rückstau des Urins kam. So wie ich in meinem Denken und Fühlen durch das Festhalten an einem überholten Frauenbild in meiner Evolution gehindert war, so blockierte der Stein den Fluss dieses besonderen Saftes und damit die Entwässerung meines Körpers. Nicht umsonst sagt man, dass Wasserlassen etwas mit Loslassen zu tun hat! Die Schmerzen wurden immer stärker, mein Widerstand auch! Mit meiner ganzen Kunst versuchte ich, mich selbst zu heilen und den Stein zu zerstören bzw. aufzulösen. Fast eine

Woche hielt ich die ständig schlimmer werdenden Koliken aus, bis ich eines Nachts von den stärksten bisher erlebten Schmerzen geweckt wurde, mich noch in die Küche schleppte und dort erlebte, wie ich meinen Widerstand und meine Kontrolle total verlor. Jeder Muskel meines Körpers zitterte wie Espenlaub. Es war wie ein mächtiges Erdbeben in meinem Körper, das aber trotz meiner intensiven Selbstsuggestionen einfach nicht zur Ruhe kommen wollte. Als ich mich schließlich nach über einer Stunde Kampf geschlagen gab und mich innerlich bereit erklärte, am nächsten Tag zum Urologen zu gehen, verschwanden die Schmerzen von einer Minute zur anderen. Als der Arzt das Röntgenbild auswertete, den Stein und den massiven Harnrückstau erblickte, schlug er fast die Hände über dem Kopf zusammen und fragte mich, wie ich das überhaupt ausgehalten hätte und warum ich nicht schon vor Tagen gekommen sei. Ich überging diese Frage geflissentlich. Schließlich gingen ihn meine Dummheiten nichts an. Die wollte ich nur mit mir alleine ausmachen.

In der Uniklinik wurde mein Nierenstein mit einem hochmodernen Ultraschallgerät zerstört. Zwei junge spezialisierte Ärzte steuerten gefühlvoll diesen fast zwei Millionen Mark teuren Apparat, wie mir einer der beiden stolz erzählte. Ich musste mit der Hüfte bis zum Rippenansatz ganz ruhig und unbeweglich in einem den Schall leitenden Wasserbecken liegen, denn bei der Justierung der Wellen, die sich exakt im Zentrum des Steins treffen sollten, ging es um Bruchteile von Millimetern. Es war ein sehr seltsames Gefühl, als die Schallwellen in mir begannen, den Stein zu zertrümmern. Tief in mir drin begann es plötzlich zu hämmern und zu bohren, und ich hatte währenddessen die bildhafte Vorstellung von Heinzelmännchen, die in meinem Körper dabei waren, mit Hammer und Meißel einen riesigen Fels zu zerschlagen. Bei der Kontrolluntersuchung am folgenden Tag erlebten mein Urologe und ich dann aber eine unangenehme Überraschung. Das neue Röntgenbild zeigte zwar, dass der Stein im Harnleiter verschwunden war, dafür entdeckte er plötzlich zwei Finger breit daneben im Nierenbecken einen weiteren, gleich großen, der ebenfalls den Abfluss zu blockieren drohte. Ich war wie vor den Kopf geschlagen und sehr wütend auf den Arzt. Hätte er diesen zweiten Stein nicht schon vorher entdecken können, so daß man ihn in der Klinik gleich hätte mit zertrümmern können? Der verunsicherte Urologe zeigte mir noch einmal die alten Röntgenbilder und tatsächlich, da war kein zweiter Stein! Verblüfft nahm ich mir vor, dieses Rätsel mit Hilfe meiner jenseitigen Freunde zu lösen. Da ich in dieser Angelegenheit zu emotional war und mir selber nicht traute, führte ich kein inneres Gespräch, sondern ging zu einem meiner Schüler, der ein sehr gutes Medium war. Dort musste ich von meinem Geistführer hören, dass alles seine Richtigkeit habe. Ich hätte ja inzwischen erkannt, was mir mein Unterbewusstsein mit Hilfe meines Körpers sagen wollte, so daß das Signal jetzt überflüssig sei und sich der noch vorhandene Stein nun von selbst auflösen würde. Bei der letzten Nachuntersuchung, zehn Tage später, wurde auf meinen Wunsch hin ein letztes Röntgenbild angefertigt. Überrascht stellte der Arzt fest, dass der Stein im Nierenbecken verschwunden war. Ich konnte nur den Kopf schütteln, als er mich fragte, ob ich seit der letzten Untersuchung beim Wasserlassen etwas gespürt hätte. Denn normalerweise ist auch der Abgang von Gries oder zertrümmerten Steinteilchen sehr schmerzhaft, weil die scharfen Kanten die empfindliche Haut im Harnleiter aufreißen, der dann oft blutet. Der zweite Stein blieb spurlos verschwunden, und seitdem hatte ich nie wieder Nierenprobleme. Als ich mich Jahre später aus anderen Gründen von meiner Frau trennte, war sie es, die meinte, dass wir zumindest beim Sex keine Probleme gehabt hätten. Dem konnte ich inzwischen nur noch zustimmen. Doch ich erinnere mich noch heute sehr gut daran, dass ich fast fünf Jahre brauchte, um diesen Schritt machen und meine Programme ändern zu können.

Heinz F., 49 Jahre alt und Fliesenleger von Beruf, kam wegen massiver Gallenbeschwerden zu mir. Er wusste, dass er Gallensteine hatte, wollte sich aber nicht operieren lassen. Ich erklärte ihm, dass die Galle viel mit unserer Aggression zu tun hat, dass wir, wenn uns »die Galle überläuft«, zornig und laut werden und somit dieses Gefühl nicht unterdrücken, sondern es nach außen bringen müssen, damit es sich nicht gegen uns selbst richten und uns dadurch schaden kann. Ich hatte diese Formulierung durchaus mit Bedacht gewählt, war er doch die perfekte Darstellung des unterdrückten Mitarbeiters und geschlagenen Ehemannes. Klein und zierlich von Statur und mit grauen und eingefallenen Wangen, saß er wie ein Häufchen Elend vor mir. Im Betrieb war er für alle der Fußabtreter und am Abend zu Hause wartete eine Walküre von Ehefrau auf ihn, um den Rest von Selbstachtung zu zerstören, der dem armen Mann tagsüber noch geblieben war. Ich konnte es kaum glauben, aber er berichtete mir mit Tränen in den Augen, dass ihn seine Frau schon häufiger verprügelt habe, er sie aber zu sehr liebe, um sie zu verlassen. Er war einfach zu schwach, um sich gegen die Bosheiten seiner Umwelt zur Wehr zu setzen. Aber tief in seinem Innersten musste es Widerstand gegen diese Vergewaltigung seiner Person und eine gehörige Portion Wut geben, die nur nicht nach außen kanalisiert, sondern die tief in seinem Innern abgekapselt wurde, da seine Angst noch größer war als sein Zorn, und die nun als Signal der unterdrückten Gefühle seine Gallensteine geschaffen hatte. Mit Hilfe von Chakra-Therapien gab ich ihm den Mut und das Selbstvertrauen, tiefer in sein Unterbewusstsein zu steigen und sich auf die Suche nach seiner Wut zu machen. Dort begegnete er einem flammenspeienden Ungeheuer, das er selbst war, und das alles verbrannte, was sich ihm in den Weg stellte. Er fühlte sich bei diesem Trance-Erlebnis außerordentlich wohl, und als ich ihn noch aufforderte, nun seine Gefühle auch einmal lautstark zu äußern und wie das mächtige und starke Ungeheuer in ihm zu brüllen, tat er dies so extrem und nachhaltig, dass zwei Stockwerke tiefer wartende Patienten das Wartezimmer fluchtartig verließen und nur mühsam beruhigt werden konnten. Ich ließ Heinz in den kommenden

Wochen noch häufiger die Kraft seiner inneren Wut erleben, und er gewann immer mehr Selbstvertrauen und Mut. Als er seinem Chef zum ersten Mal in seinem Leben wegen unbezahlter Überstunden die Meinung sagte, wusste ich, dass er auf dem Weg der Heilung war; und als er dann eines Tages vor Freude strahlend zu mir kam und mir berichtete, dass er »seine Alte« am gestrigen Abend übers Knie gelegt und der total Überraschten so das nackte Hinterteil versohlt habe, dass sie heute Morgen nicht sitzen könne, fing ich schon an, mir Gedanken zu machen, ob ich hier nicht des Guten zu viel getan hatte. Aber als er meinen Gesichtsausdruck sah, klopfte er mir beruhigend auf die Schulter und meinte, dass das anschließende Frühstück so harmonisch wie schon seit Jahren nicht mehr verlaufen sei; und dass er heute Abend mit ihr ganz groß ausgehen wolle, um seinen Sieg über die Angst zu feiern. Die Schmerzen in seiner Galle seien übrigens so gut wie weg und er danke mir auch recht schön, dass ich ihm ein neues Leben geschenkt habe. Heinz kam noch einige Male, aber die Schmerzen waren verschwunden. Neulich sah ich ihn und seine Frau zufällig auf der gegenüberliegenden Straßenseite und hatte den Eindruck, als wenn er gewachsen wäre. Auf jeden Fall erinnerte nichts mehr an das eingeschüchterte Häufchen Elend, das einmal vor mir gesessen hatte.

16. Phantomschmerzen – Signale aus dem Nichts

Dank der Visionen von Mystikern, durch die Berichte von klinisch Toten, die reanimiert wurden, und nicht zuletzt aus den Erzählungen der Religionen wissen wir, dass wir im Jenseits ebenfalls über einen Körper verfügen. Die Schilderungen über die Natur dieser Körper sind sehr unterschiedlich und reichen von Beschreibungen solcher, die unserem irdischen sehr ähnlich sind, über transparente und feinstoffliche bis hin zu reinen Lichtkörpern. Bei genauerer Betrachtung scheint es offensichtlich einen Zusammenhang zu geben zwischen unserem Bewusstseinsgrad und der Qualität dieses jeweiligen jenseitigen Körpers. Je niedriger das Bewusstsein, umso dichter und gröber der Körper, da er immer aus den »Bausteinen« der betreffenden Ebene der Existenz besteht, der wir bewusstseinsmäßig angehören.

Die Esoterik spricht von sieben Existenzebenen, von denen die uns bekannte physische als niedrigste und gröbste gilt, und von jeweils sieben Unterebenen, so dass sich insgesamt 49 Seinsbereiche ergeben. Neben dem irdischen Körper haben wir einen Gefühls- oder Astralkörper, einen Gedanken- oder Mentalkörper, einen Ideen- oder Kausalkörper und schließlich drei Lichtkörper von steigender Leuchtkraft. Der Ätherbereich, von dem in diesem Kapitel die Rede ist, umfasst drei Unterebenen der materiellen Stufe, zu der noch das Mineral-, das Pflanzen-, das Tier- und das Menschenreich gehören. Der dem Irdischen folgende Bereich ist die Astralsphäre, die von den finstersten Tiefen höllischer Sphären bis in paradiesische Höhen einer idealisierten Erde reicht.

Neben dem Ätherbereich ist die Astralebene dem physisch zentrierten und in der Materie gefangenen Bewusstsein am nächsten; und so stammen auch die meisten Erfahrungen in Form von Astralreisen, medialen oder spiritistischen Begegnungen und Jenseitskontakten aus dieser Sphäre.

Bis in die zwanziger Jahre des 20. Jahrhunderts waren spiritistische Sitzungen in Amerika und Europa sehr beliebt und weit verbreitet. Dabei kam es zu bemerkenswerten Erscheinungen und Phänomenen, die teilweise gut dokumentiert sind. Ich erinnere mich, in Fachbüchern von Geistererscheinungen gelesen zu haben, wo kurzfristig verkörperte Geistwesen es erlaubten, dass sie von Ärzten untersucht wurden und dabei u.a. Herzschlag, Darm- und Lungengeräusche attestiert wurden. Ein anderer Fall ist mir ebenfalls gut im Gedächtnis geblieben: Einem Medium gelang es, seinen Äther- und seinen Astralleib – und damit sein Fühlen – so zu verlagern bzw. auszudehnen, dass Nadelstiche schon 10 – 20 cm vor der Haut schmerzhaft von ihm registriert wurden.

Viele Amputierte der letzten Jahrhunderte haben zu ihrer Überraschung erlebt, dass plötzlich das verlorene Körperglied schmerzte oder der Betreffende z.B. einen Juckreiz an der Sohle verspürte, obwohl der dazugehörige Fuß gar nicht mehr vorhanden war. Aus esoterischer Sicht existieren ja die Energiekörper auch nach einer Amputation immer noch und natürlich auch der Teil von ihnen, der dem physischen Körper durch die Operation verloren ging. Bei entsprechender Sensibilität spürt der Amputierte nun Energieimpulse an der betreffenden Stelle nur mittels seines Äther- und Astralkörpers. Diese Information wird über den Ätherkörper an das Nervensystem und das physische Gehirn weitergegeben und dort wie ein gewöhnlicher Nervenimpuls ausgewertet und identifiziert. Der Astralkörper kann aber auch über den Ätherkörper alte Gefühlserinnerungen vergangener Existenzen so an das physische Nervensystem weitergeben, dass bei dem Betreffenden noch existierende Körperteile neu zu schmerzen beginnen, ohne dass es in diesem Leben überhaupt zu einer Berührung oder gar Verletzung kam. Dazu eine eindrucksvolle Geschichte, die mir selbst widerfuhr.

1984 machte ich im Institut von Thorwald Dethlefsen in München eine vierwöchige Reinkarnationstherapie. Eine Sitzung ist mir wegen des einmaligen und außergewöhnlichen Erlebens nachdrücklich in Erinnerung geblieben. In der Rückschau der Trance erlebte ich mich im Jahr 1870 als französischer Soldat im Krieg zwischen dem Frankreich Napoléons III. und dem deutschen Staatenbund unter Führung Preußens. Ich war ein junger Offizier aus der Lorraine, voller Tatendrang und Patriotismus. An der blutigen Schlacht um die Spicherer Höhen bei Saarbrücken war auch meine Kompanie beteiligt. Mein Kompanieführer war schon früh gefallen, und so sollte ich jetzt die Einheit zur Erstürmung eines strategisch wichtigen Hügels anführen, auf dem immer noch der Feind saß. Ich war damals sehr stolz über das ehrenvolle Kommando und mir meiner frisch übertragenen Verantwortung voll bewusst und wollte diesen militärischen Auftrag unter allen Umständen erfolgreich beenden.

Bereits am Fuß des Hügels, als wir gerade aus der Deckung der Bäume traten, traf mich plötzlich eine Gewehrkugel am linken Unterarm, fuhr am Knochen entlang nach oben und trat am Bizeps des Oberarms wieder aus. Der Wundschock und mein fanatischer Kampfeswillen führten allerdings dazu, dass ich die Verletzung ignorieren und mit dem Säbel in der Rechten und an der Spitze meiner Männer weiter hügelaufwärts stürmen konnte. Auf der Hügelkuppe wurde ich von einem preußischen Leutnant, der in einem Schützengraben lauerte, den ich gerade übersprang, mit seinem Bajonett in den Unterleib gestochen. Eine sehr schwere Verletzung, an der ich kurz darauf in den Armen meiner nachrückenden Soldaten starb. Den Schmerz dieser tödlichen Verwundung hatte ich durch den inzwischen hohen Blutverlust der

Armverletzung und die dadurch bedingte Bewusstseinstrübung gar nicht mehr richtig wahrnehmen können.

Als nun, 114 Jahre später und zur gleichen Jahreszeit, in München wieder die Erinnerung an dieses letzte Leben geweckt wurde, begann in der Therapie mein linker Arm so gewaltig zu schmerzen, dass ich hätte laut schreien können. Zwei Stunden lang durfte niemand diesen Arm auch nur mit der Fingerkuppe berühren. Selbst das Gewicht der leichten Sommerjacke, die ich beim Verlassen der Praxis wieder anziehen wollte, konnte ich nicht ertragen. Es fühlte sich so an, als wäre mein heutiger Arm gerade eben durchschossen worden. Nach Rücksprache mit meinem ärztlichen Therapeuten begriff ich, dass ich den damaligen Schmerz verdrängen musste, um weiter meinen militärischen Auftrag erfüllen zu können, an dem mir so viel lag. Die Schmerzinformation wurde damals abgekapselt und hatte sozusagen als nicht integrierte und unerlöste Sinnes- und Gefühlsinformation im Astralen überlebt. Nun war im Rahmen der Therapie die Kapsel aufgebrochen und die Erinnerung in Form der Schmerzen erstmalig in mein Bewusstsein getreten. Als die Energie dieser Gedanken- und Gefühlsbilder durch das bewusste Erinnern und erneute Durchleben im Rahmen der Reinkarnationstherapie aufgebraucht und neutralisiert war, verschwanden die Schmerzen wieder und sind auch dann nicht wieder aufgetaucht, als ich mich später in meditativem Zustand willentlich daran erinnern wollte, um zu überprüfen, ob sie dadurch wieder reaktiviert werden könnten.

Dieses beeindruckende Wiedererleben in meiner Münchner Therapie erklärte mir dann auch, warum es mich in den Jahren zuvor immer wieder magisch auf die Spicherer Höhen, ihre Gräberfelder und zu ihren monumentalen Grabsteinen getrieben hatte, und warum dieser traurige Ort eine so unerklärliche Anziehungskraft auf mich ausübte. Mein damaliger Körper liegt in einem der vielen Gräber rund um den Hügel, der heute eine internationale Gedenkstätte ist und Deutsche und Franzosen an einen der leidvollsten Augenblicke ihrer gemeinsamen Geschichte und eine der blutigsten Schlachten des Krieges 1870/71 erinnert.

17. Depressionen – oder wenn es Nacht wird in der Seele

Körper und Seele sind während unseres irdischen Lebens untrennbar miteinander verbunden und stehen in ständiger Wechselwirkung. Seelische Probleme führen zu Erkrankungen des Körpers, und alles, was dem Körper geschieht, hat Rückwirkungen auf die Seele. Macht also unser Körper positive Sinneserfahrungen, z.B. wenn wir satt sind oder gerade intensiv gestreichelt werden, dann geht es auch unserer Seele gut. Seelische wie körperliche Probleme können deshalb beide Auslöser von Depressionen sein. Die Depression selbst ist ein negativer Gemütszustand, der aus Sicht eines Heilers unter anderem viel mit dem Lichthaushalt von Körper und Seele zu tun hat. Der Kranke fühlt sich niedergeschlagen und matt, hat häufig Angst, zieht sich innerlich wie äußerlich zurück und sucht oft den Trost und die Geborgenheit seines Bettes und die Dunkelheit seines Schlafzimmers. Untersuche ich die Aura und das Chakra-System des Kranken, so finde ich eine Reihe von Signalen, die diesen Seelenzustand kennzeichnen.

Da die unterschiedlichsten Problemfelder eine Depression auslösen können, kann auch grundsätzlich jedes Chakra davon betroffen sein. Doch zwei Chakras spiegeln besonders häufig durch ihre Blockade das grundlegende Problem bei diesem Krankheitsbild. Das erste ist das Sakral- oder Sexual-Chakra im Unterbauch und das zweite das Scheitel-Chakra. Das Sexual-Chakra beflügelt die Erotik und die Freude am Leben. Wir verspüren dieses Energiezentrum an einem leichten Kribbeln, und deshalb sprechen

Verliebte häufig von »Schmetterlingen im Bauch«. Dieses Chakra ist hauptsächlich mit den Drüsen des Nebennierenmarks verbunden. Das Nebennierenmark ist für den Adrenalin-Haushalt verantwortlich und reguliert darüber hinaus z.B. den Blutdruck und den Blutzucker. Damit spiegelt dieses Zentrum federführend unsere seelische Lebensfreude und unsere körperliche Vitalität und Dynamik. Das Scheitel-Chakra verbindet uns mit der obersten Geistebene. Es ist mit der Hypophyse und den Vorderlappen der Hirnanhangdrüse verbunden und steuert über sie u.a. die körperliche und intellektuelle Entwicklung. Ist dieses Chakra blockiert, so fühlt sich der Betreffende vom Leben abgeschnitten und von Gott verlassen. Ein blockiertes Sexual-Chakra dagegen signalisiert fehlende Sinnes- und Lebensfreude und damit das Hauptübel bei einer Depression.

Weitere Depressionssignale im Lichthaushalt von Seele und Körper sind eine energieschwache Aura und partielle Verschattungen, die auf entsprechende negative Gedanken- und Gefühlsformen hinweisen. So wie wir in der Physik den Lichtdruck messen, so kann ein Sensitiver den Energiedruck der Aura spüren. In der Esoterik sprechen wir seit altersher von einem kausalen Zusammenhang zwischen dem Bewusstseinszustand des betreffenden Menschen und der Energiefülle in seinem aurischen System. Auch große und harmonisch ausgeglichene Haupt-Chakras sagen viel über den Menschen aus, und deshalb gibt es im Yoga Techniken, die versuchen, über einen verstärkten Fluss der Kundalini möglichst große und starke Energiewirbel entlang der Wirbelsäule zu erzeugen, da dies ein Kennzeichen von hoher Entwicklung und Bewusstheit ist.

Durch die Rückkopplung von Körper und Seele sind deshalb im Falle einer Depression nicht nur psychotherapeutische oder gar psychiatrische Behandlungsformen angesagt, sondern neben der Medikamentierung mit Psychopharmaka insbesondere auch energetische Hilfen in Form von Lichttherapien. Das beginnt beim klassischen Sonnenbad, führt über Lichtakkupunktur mittels Farblampen bis hin zum magischen und geistigen Heilen mit dem Licht der jeweiligen Ebene. Die Bedeutung des Sonnenlichts für die seelische Gesundheit kann man daran ersehen, dass in sonnenarmen Ländern, wie z.B. in Skandinavien, die Zahl der Depressionskranken im Vergleich zu südländischen Ländern mit viel Sonne signifikant höher ist, was u.a. auch einen verstärkten Alkoholismus in der Bevölkerung begünstigt. Wie viele von uns möchten gerne in den Süden flüchten, wenn uns graue Herbst- und Wintertage aufs Gemüt schlagen. Unbewusst spüren und wissen wir: Das Sonnenlicht ist für unser Wohlbefinden von zentraler Bedeutung.

Aber nicht nur mangelndes Sonnenlicht kann uns krank machen. Auch »falsches« Licht hat ähnliche Wirkung. Seit Anbeginn ist unser Körper auf das Licht unserer Sonne abgestimmt. Natürliches Sonnenlicht – zumeist definiert als elektromagnetische Wellen mit einer Länge zwischen 280 Nanometern (ultraviolett) und 1500 nm (infrarote Wärmestrahlung) – hat einen großen Einfluss auf unsere Körperprozesse. Es stimuliert z.B. die Abwehrkräfte, aktiviert das Hormonsystem, steuert den Schlaf- und den Wachrhythmus, reguliert den Blutdruck, regt die Entgiftung des Körpers an und trägt zur Normalisierung des ganzen Stoffwechsels bei. »Falsches«, weißes Licht, und dazu zählt das meiste Kunstlicht um uns herum, erscheint zwar optisch wie das Sonnenlicht weiß, kann aber in Wahrheit sehr verschieden sein – mit fatalen Folgen für die Gesundheit. Wissenschaftler stellten fest, dass künstliches Licht krank machen kann – umso mehr, je stärker es vom natürlichen Spektrum der Sonne abweicht. »Lichtverschmutzung« nennen Experten diese Variante des Elektrosmogs. Durch Kunstlicht wird das normale System des menschlichen Organismus um so mehr gestört, je stärker sich das Spektrum der Lichtquelle also vom Sonnenspektrum unterscheidet. Da man in der Industrie festgestellt hatte, dass Arbeiter, die nachts Jahre lang während des Schichtdienstes unter billigen Leuchtstoffröhren arbeiten mussten, überdurchschnittlich oft erkrankten, tauschte man diese negativen Lichtquellen gegen so genannte Vollspektrumslampen aus, und die Krankenquote ging deutlich zurück.

Anna M., 49 Jahre alt, Hausfrau von Beruf, seit zwei Jahren verwitwet, war eine meiner ersten Depressionspatientinnen. Als, ihrem Empfinden nach, die Psychopharmaka im Rahmen einer psychiatrischen Behandlung ihre Probleme eher verstärkten als linderten, brach sie die Therapie ab und kam bald darauf zu mir. Anfänglich besuchte sie mich zweimal die Woche. Neben dem Sexual- und dem Scheitel-Chakra war auch ihr Kehl-Chakra blockiert, das u.a. für das Los- und Zulassen steht. Bald war klar, dass sie ihren Mann, einen erfolgreichen Unternehmer, der mit 55 Jahren an einem Herzinfakt gestorben war, nicht vergessen und ihm nicht verzeihen konnte, dass er sie so plötzlich und unvorbereitet verlassen hatte. Sie war auch nicht in der Lage, mit befreundeten Dritten über ihre Not zu sprechen, was ebenfalls auf das Kehl-Zentrum, das ja auch die Kommunikation steuert, hindeutete. Sie machte auf Grund der Chakra-Therapien gute Fortschritte und ihre Depression schwächte sich ab. Aber bald wurde mir bewusst, dass ihre Trauerarbeit noch nicht beendet war und sie den überraschenden Tod ihres Ehegatten einfach nicht akzeptieren wollte. So machte ich ihr den Vorschlag, dass sie in Trance in Kontakt mit dem Geist ihres verstorbenen Mannes treten sollte, um noch einmal mit ihm zu reden und sich nachträglich von ihm zu verabschieden. Anna war wie vor den Kopf geschlagen und bekam zuerst einmal Angst. Sie hatte zwar schon gehört, dass es so etwas gäbe, es aber für sich selbst nie ernstlich in Erwägung gezogen. Doch nach einem Vorgespräch und einer längeren Überlegungszeit erklärte sie sich schließlich damit einverstanden.

Voller Zweifel und sehr aufgeregt kam sie an diesem Tag zu mir. Ich ließ sie sich auf die Liege legen und begann die Sitzung mit

Suggestionen zur Tiefenentspannung. Nach einer Weile suggerierte ich ihr eine lichte Ebene mitten im All. Alles dort war aus Kristall. Auf meine Anweisung hin setzte sich Anna in der Trance auf den kristallenen Boden, der überraschend weich und warm war. Dann sollte sie ihren Blick auf den Horizont richten. Am nachtschwarzen Himmel leuchteten und blinkten unzählige Sterne. Ich forderte sie auf, genau hinzusehen und den Stern herauszufinden, der besonders stark aufleuchtete und sich dann auf diesen zu konzentrieren. Anschließend erlebte sie, wie dieser bewusste Stern immer größer wurde und näher kam. In seinem Licht wurden die Umrisse einer Gestalt sichtbar; und als das Licht noch näher kam, erkannte sie in ihm ihren Mann, allerdings auf seltsame Art verändert, nämlich merkwürdig strahlend und verjüngt. Sie erhob sich überglücklich, um ihm entgegen zu eilen und sich in seine Arme zu werfen. Aber dann ließ sie seine Ausstrahlung plötzlich stocken. Dieses Wesen vor ihr war von einer solchen Klarheit und Reinheit, dass ihr ihre überschäumenden menschlichen Gefühle mit einem Mal fehl am Platze vorkamen und sie eine Form von ehrfürchtiger Ergriffenheit überkam. Es entfaltete sich ein Dialog zwischen den beiden, der so ganz anders verlief, als sich das die Frau in ihrer Emotionalität vorher ausgemalt hatte. Da blieb einfach kein Raum mehr für menschliche Trauer und egoistische Verlustgefühle, und dem Geist ihres Mannes jetzt noch Vorwürfe zu machen für seinen plötzlichen Tod als Mensch, kam ihr nun kindisch und absolut unpassend vor. Als sie sich von dem Geistwesen verabschiedete, das einmal ihr Ehemann gewesen war, und er zurück ins Licht ging, war Anna eine andere geworden. Ihre Depression löste sich binnen weniger Tage ganz auf. Bald darauf verlegte sie, da sie es sich leisten konnte, ihren Wohnsitz auf eine der Ballearen-Inseln. Das Letzte, was ich von ihr hörte, war eine Postkarte mit einem fantastischen Sonnenaufgang über dem Meer, worin sie von dem wunderbaren Licht in ihrer neuen Heimat schwärmte und mir berichtete, dass sie dort inzwischen auch einen neuen Lebenspartner gefunden hatte.

18. Krebs – der unüberhörbare Hilfeschrei unseres Körpers

Im Kapitel »Heilung, ein Bewusstseinsprozess« meines Buches »Die Flamme der Erkenntnis« berichte ich von zwei Frauen, die beide Brust- und Lungenkrebs im gleichen Stadium hatten, als sie zu mir fanden. Der einen konnte ich helfen, der anderen nicht. Die eine verstand die Botschaft dieser Krankheit und änderte sich, die andere konnte den notwendigen Strukturwandel in ihrer Seele nicht bewerkstelligen und starb deshalb. Was uns umbringt, ist nicht der Krebs, sondern unser Unvermögen, etwas an den der Krankheit zugrunde liegenden Gedanken und Gefühlen zu ändern. Bezeichnenderweise und dem Zeitgeist gemäß, bauen wir mit Hilfe der Medien ein falsches Feindbild auf und bekämpfen, was wir als letzten Versuch unserer Seele, doch noch auf diesem Weg Erlösung zu finden, eigentlich begrüßen müssten. Nein, ich bin nicht verrückt geworden, sondern habe am eigenen Leib erlebt, wie hilfreich eine solche Erfahrung sein kann, wenn man bereit ist, den Krebs als hilfreichen Freund zu sehen und ihn nicht als Bedrohung empfindet und als Feind verteufeln muss. Als 1995 mein eigener Dickdarmkrebs festgestellt wurde, war ich weder panisch noch hoffnungslos, wie viele meiner Patienten, sondern es fiel mir wie Schuppen von den Augen, denn ich erkannte erst mit seiner Hilfe, was ich in die unterste Schublade meines Bewusstseins verdrängt hatte. Die esoterische Psychologie und Medizin nennt als Ursache für eine Krebserkrankung einen subjektiv unlösbaren Konflikt. Der Kranke hat sich seelisch in eine Position manövriert, wo er – nach eigener Überzeugung – weder vor noch zurück kann und keinen Ausweg mehr sieht. Das betreffende Organ, wie das es steuernde Chakra, spiegeln nur den betreffenden Konflikt und geben Hinweise auf die Natur des Problems. Fachleute und Autoren, wie Thorwald Dethlefsen und Rüdiger Dahlke, haben das in ihren Büchern vielfach aufgezeigt.

Claudia M., 42 Jahre alt, Mitinhaberin eines Reisebüros, kam damals zu mir, als sie die erste Operation ihres Hirntumors bereits hinter sich hatte. Äußerer Anlass waren verbliebene Schmerzen und eine zeitweise Einengung des optischen Gesichtsfeldes. Sie sprach auf das Licht aus meinen Händen gut an und war auch bereit, mit mir an den Ursachen ihrer Erkrankung zu arbeiten. Bald fanden wir heraus, dass sie auf Schicksalsschläge immer gleich reagierte. Sie gab sich in vielem die Schuld und zerbrach sich Tag und Nacht den Kopf, warum sie die Dinge so erfahren musste, wie sie sie erlebte. Ihr Denken kreiste ununterbrochen um die gleichen Fragen und Inhalte, ohne zu einer akzeptablen Antwort zu gelangen. Sie nervte damit ihre ganze Umgebung, konnte dieses zwanghafte Muster aber einfach nicht abstellen; und irgendwann versagten ihre armen Gehirnzellen ihren Dienst, machten sich selbstständig, durchbrachen durch ihr wildes Wachstum stellvertretend die zu eng gesetzten Grenzen der innewohnenden Persönlichkeit. Ihr subjektiv unlösbarer Konflikt bestand darin, sehr viel Angst zu haben und gleichzeitig vom Leben immer wieder in Situationen geführt zu werden, die Mut und Vertrauen gefordert hatten.

Bei einer Nachuntersuchung attestierte man ihr ein erneutes Wachstum ihres Tumors und forderte sie auf, sich kurzfristig zu einer weiteren Operation bereit zu erklären. Ich machte sie auf die deutliche Verbesserung in ihrem Befinden aufmerksam und sagte ihr, dass ich weniger ein Krebswachstum feststellen könnte, sondern nur ein Füllgewebe, das sich im Operationsfeld breit machte. Doch Cornelia gab aus Angst dem Druck der Ärzte nach und ließ sich an einem Montag erneut operieren. Als sie aus der Narkose erwachte, stand der Oberarzt vor ihrem Bett und meinte bedauernd, dass man den Krebsherd wohl verfehlt hätte und deshalb in drei Tagen erneut operieren wollte. Cornelia fühlte sich zwar genötigt, sah aber in dieser Situation überhaupt keine Möglichkeit, zu widersprechen und sich zu wehren und gab resignierend ihr Einverständnis. Aus der Narkose der dritten(!) Operation erwachend, sah sie wieder den Oberarzt neben ihrem Bett stehen. Diesmal machte er ein recht zerknirschtes Gesicht und sagte dann, das OP-Team müsste sich bei ihr entschuldigen. Die Operation sei zwar gelungen, aber es habe im OP ein Malheur gegeben. Körperflüssigkeit hätte für einen Kurzschluss zwischen den Elektroden an ihrem Körper und dem Metalltisch, auf dem sie lag, gesorgt, so daß sie nun Verbrennungen zweiten und dritten Grades auf dem Rücken habe. Cornelia war sprachlos. Nach Hause zurückgekehrt, drängte sie ihre Hausärztin, die Uniklinik auf Schmerzensgeld und Schadensersatz zu verklagen. Doch auch dafür war sie zu ängstlich, fürchtete eine endlose Auseinandersetzung. Die pathologische Untersuchung der entnommenen Gewebeteile ergab dann mehrheitlich gutartiges Füllgewebe und nur sehr wenige Krebszellen, die in diesem Stadium niemals eine Operation gerechtfertigt hätten.

Der Körper spiegelt die Seele und so sagt das vom Krebs befallene Organ alles über den bestehenden Konflikt aus. Interessanterweise gilt dies auch für Tiere. Der Hoden beispielsweise repräsentiert beim Mann wie beim männlichen Tier den Anspruch auf Fortpflanzung und damit einen zentralen Aspekt der männlichen Selbstverwirklichung. Evolutionsbedingt setzt das einen geschützten bzw. zu verteidigenden Raum voraus, in dem dies stattfinden kann, und den man beim Tier »Revier« nennt. Das Revier ist der Bereich, in dem nur sein Inhaber das oft schwer erkämpfte Recht und die Möglichkeit hat, sein Weiterleben in Gestalt seiner Nachkommen zu realisieren. Der Hirsch, der Löwe oder der Hengst, der altersbedingt seinem Rivalen im Kampf um dieses Recht unterliegt und damit sein Revier verliert, gerät deshalb – wenn er den Kampf überlebt – häufig in einen für ihn unlösbaren Konflikt und erkrankt folgerichtig an Hodenkrebs. Der Hodenkrebs steht also für den Revierkonflikt. Unlösbar ist dieser Konflikt deshalb, weil der starke seelische Antrieb zur Fortpflanzung nach wie vor besteht, nun aber nicht mehr verwirklicht werden kann. In der Folge blockieren auch beim Tier in diesem Fall das Steiß- und das Sexual-Chakra, die beide diesen seelischen Bereich spiegeln und die Fortpflanzungsorgane steuern.

Ein Mann, dessen geliebte Frau von einem Nebenbuhler geschwängert wird, ein Arzt, der aus seinem ureigensten Bereich, dem Krankenhaus, verwiesen wird, in dem sein sterbender Sohn liegt und gegen dessen falsche Behandlung er erfolglos opponierte, ein Unternehmensgründer, der durch die hinterlistigen Machenschaften einer Finanzgruppe aus seiner eigenen Firma gedrängt wird: Sie alle haben einen Revierkonflikt, und können sie ihn nicht lösen, erkranken sie an Hodenkrebs. D. h. also, dass ein traumatisches Erleben nicht zwingend unlösbar sein muss. Zwei Menschen erleiden das gleiche Schicksal. Dem einen bricht es das Herz, der andere steht auf, kämpft weiter und gewinnt doch noch oder kann sich mit seiner Niederlage abfinden. Ob also ein Konflikt subjektiv unlösbar ist, liegt in der seelischen Struktur des Erkrankten begründet. Kann er ihn mit Hilfe eines Dritten dann doch noch nachträglich lösen, kommt das Krebswachstum zum Stillstand bzw. bildet sich zurück, denn der Körper folgt immer den »Anweisungen« der Seele.

Armin S., 48 Jahre alt, war Missionar in Asien. Während eines mehrmonatigen Heimaturlaubs spürte er unter dem rechten Rippenbogen starke Schmerzen, ließ sich gründlich untersuchen und erhielt die niederschmetternde Diagnose, dass er einen großen Tumor in der Leber habe. Die Leber hat neben der Entgiftung auf der Körperebene unter anderem die Funktion, das vom Darm ins Blut übergegangene Nahrungseiweiß für uns verwertbar zu machen. Sie zerlegt das fremde Eiweiß in seine Grundbausteine und baut daraus unser ganz spezielles Eiweiß auf. Sie verbindet uns also mit den Bausteinen der Nahrung und damit dem Urgrund der Materie. Psychologisch gesehen, bedeutet das, dass die Leber unsere Anbindung an die Schöpfung und damit Gott repräsentiert, der unser seelischer Urgrund ist. Armins Erfahrungen in einem von Korruption und Bürgerkrieg geschüttelten Land und seine ständig empfundene Ohnmacht, den ihm Anbefohlenen nicht oder nur wenig helfen zu können, hatten erste Zweifel an seinem Glauben in ihm geweckt. In die Heimat zurückgekehrt und dort mit dem Leben seiner Priesterkollegen und dem kirchlichen Alltag in Deutschland konfrontiert, wuchsen seine Zweifel. Er spielte bald mit dem Gedanken, sein Amt als Seelsorger aufzugeben, krankte er doch selbst, wie er glaubte, immer mehr an seiner eigenen Seele. Aber gleichzeitig fühlte er sich als guter Hirte zutiefst seinen Schäfchen in Asien verpflichtet. Der Konflikt in ihm eskalierte, wurde aus seiner Sicht unlösbar und führte in der fatalen Konsequenz zu dem Lebertumor, der sein Dilemma beschrieb: Seine Zweifel an Gott, der für den Priester das Fundament und der Urgrund seines Glaubens und damit seines Lebens war und ohne den Armins Existenz sinnlos und unhaltbar wurde. Der Krebs war inoperabel, es kam nur eine Lebertransplantation in Frage.

Armin hatte über ein Familienmitglied von mir gehört, wollte aber weniger Heilung als vielmehr Gespräche mit einem anderen spirituellen Menschen, der nicht seiner Kirche angehörte und ihm deshalb vielleicht eher eine neue Perspektive aufzeigen könnte, die ihm seine Entscheidung erleichtern würde. Ich hatte es schon mehrfach mit Glaubenszweifeln von Priestern zu tun gehabt. So hatte mir beispielsweise einer meiner südamerikanischen Schüler, ein katholischer Ortsgeistlicher, erzählt, dass er seine Abschlussarbeit im Priesterkolleg über den Gestaltwandel der Engel im Katholizismus gemacht hatte. Als seine Mitschüler das hörten, lachten sie ihn aus und fragten ihn höhnisch, ob er denn tatsächlich noch an Engel glaube. In den folgenden Wochen vermittelte ich dem interessiert und unbefangen zuhörenden Missionar das esoterische Weltbild, das für ihn in großen Teilen neu war, ihm aber im Verlauf unserer Gespräche immer mehr einleuchtete. Inzwischen ließ er sich auch von mir behandeln, und, oh Wunder, die Schmerzen verschwanden. Bevor er nach Asien zurückkehrte, ließ Armin sich noch einmal untersuchen. Der Tumor war deutlich kleiner geworden und schien sich abgekapselt zu haben. Die Diagnose der Medizin über den weiteren Verlauf war vorsichtig optimistisch. Wir beide aber wussten, dass er seinen Konflikt gelöst hatte, da er eine neue, ihn viel befriedigendere Weltsicht gefunden hatte. Und deshalb war er, was diese Krankheit betraf, geheilt.

19. Aus Angst vor dem Leben in die Krankheit flüchten

Oftmals ist die Krankheit das kleinere Übel. Dann nämlich, wenn das Leben sehr bedrohliche oder äußerst unangenehme Forderungen stellt, denen man als Gesunder kaum ausweichen kann, und man nur als Kranker eine allseits akzeptierte Ausrede für seine Verweigerung hat. Therapeuten, Ärzte und Heiler können ein Lied davon singen, dass Patienten zwar mit der Bitte um Hilfe in ihre Praxen kommen, aber eigentlich die Krankheit gar nicht loswerden wollen. Der Grund: Eine Krankheit kann für den Betreffenden große Vorteile in seinem Alltagsleben mit sich bringen. Wer hat nicht schon von der »lieben Mutti« gehört, die mit ihren Herzattacken zur rechten Zeit eine ganze Großfamilie steuert und gefügig macht. Früher fielen die Damen bei passender Gelegenheit gern in Ohnmacht, um einer unangenehmen Situation aus dem Weg zu gehen. Oder denken wir an die »schrecklichen Hüftschmerzen« von Opa, wenn Oma ihn bittet, doch für sie einkaufen zu gehen. Natürlich gibt es auch viele ernst zu nehmende, ja geradezu tragische Gründe, seine Gesundheit zu opfern und sich in die Krankheit zu flüchten. Einen solchen Fall erlebte ich auf einer peruanischen Hazienda im Urubamba-Tal, dem heiligen Tal der Inkas.

Meine damalige Frau und ich waren von Cuzco hierher gereist, um im Ort Urubamba das Kinderdorf Samana Wasi zu besuchen, das unsere Freunde und wir seit längerer Zeit ideell und finanziell unterstützten und wollten von dort aus weiter zum Machu Picchu reisen. Wir beide waren in der genannten Hazienda, der ein Hotel angegliedert war, untergebracht und saßen gerade beim

Abendessen, als der Haziendero an unseren Tisch trat. Er hatte von uns gehört und bat uns auf Englisch um Hilfe für seine kranke Ehefrau. Ich versprach seufzend, noch nach Tisch vorbei zu kommen, und er wollte einen Diener schicken, der mich führen sollte. Der ältere Großgrundbesitzer machte auf mich den Eindruck des typischen spanischen und sehr selbstbewussten Granden, der gewohnt war, dass ihm kein Wunsch abgeschlagen wurde. Er war mir schon auf den ersten Blick sehr unsympathisch. Sein feudales und sehr großes Wohnhaus war der krasse Gegensatz zu den vielen armseligen Hütten der Indios, die wir den ganzen Tag vor Augen hatten, und wo Mensch und Tier häufig in einem Raum zusammen leben mussten. Ich ließ mich durch den kolonialen Prunk nicht beeindrucken und folgte dem Hausherrn in das Schlafzimmer seiner Frau. In meiner Begleitung war auch eine unserer peruanischen Schülerinnen, die Leiterin des Kinderdorfs, und als Dolmetscher einer unserer deutschen Gruppenmitglieder. In dem Krankenzimmer angekommen, fanden wir eine erstaunlich hübsche junge Frau im Bett liegend vor. Mit leiser Stimme erzählte sie mir ihre Leidensgeschichte, während ihr Mann uns die ganze Zeit aus dem Hintergrund des Zimmers heraus keine Sekunde aus den Augen ließ. Ich spürte schnell, dass seine Anwesenheit die junge Ehefrau einschüchterte und hemmte. Aber es gab leider keinen triftigen Grund, ihn aus dem Zimmer zu schicken. Stockend berichtete sie mir weiter, dass sie seit ihrer zweiten Niederkunft hüftabwärts fast gelähmt sei und kaum stehen und noch weniger gehen könne. Sie war zur Entbindung nach New York geflogen, weil sie und ihr Mann der Überzeugung gewesen seien, dass dort die medizinische Versorgung viel besser sei als in Cuzco. Auf ihren Wunsch hin bekam sie eine Spinalanästhesie, eine Spritze ins Rückenmark, die ihr die Schmerzen nehmen sollte. Einige Tage nach der Geburt ihrer Tochter begannen die Probleme mit ihren Beinen, die sich mit der Zeit so verschlimmerten, dass sie jetzt immer bettlägerig war. Die nächstliegende Erklärung ihrer heimischen Ärzte war, dass etwas bei der Spritze schief gelaufen sein müsste.

Nun bin ich überzeugt, dass es keinen Zufall gibt, und auch solche Erfahrungen selbst herbeigeführt sind. Was aber konnte die junge Frau, die doch im Gegensatz zu 95 % ihrer Landsleute in Wohlstand und Reichtum lebte, zu dieser Wahl veranlasst haben? Während ich noch darüber nachgrübelte, bemerkte ich plötzlich einen zutiefst verängstigten Blick, den die junge Frau ihrem Mann im Halbdunkel heimlich zuwarf. Schlagartig lief vor meinem inneren Auge ein Film ab, und ich sah in die Seele der Kranken. Ihre Eltern hatten Rosaria, so hieß die junge Hausherrin, die aus einer bescheidenen, aber ehrenvollen und angesehenen Familie kam, mehr oder weniger gezwungen, den älteren Mann zu heiraten, der in diesem armen Land, finanziell betrachtet, für jede Familie eine Goldgrube und ein wahrer Glücksfall war. Er allerdings hatte nur eine passable Mutter für seine sehnlichst erwünschten Kinder gesucht, behandelte seine Frau deshalb wie eine wertvolle Zuchtstute und ansonsten wie ein unmündiges Kind. In den zurückliegenden Jahren hatte Rosaria den Jähzorn ihres Mannes fürchten gelernt und hatte deshalb viel zu viel Angst, sich gegen seine lieblose Behandlung aufzulehnen und sich ihm als Sexualpartnerin zu verweigern. Die Intimität des Ehebettes wurde für sie zu einer ständigen Quelle des Schreckens und der Erniedrigung. Und so suchte ihre Seele nach einem Ausweg aus ihrem Martyrium und fand ihn in Gestalt der Krankheit. Nun musste sie nicht mehr mit ihrem Mann schlafen. Die Krankheit gab ihr die Chance, sich zu verweigern, ohne dass Rosarias Mann sie dafür zur Verantwortung ziehen konnte. – Sie tat mir Leid, aber was konnte ich in dieser Situation tun? Morgen würde ich abreisen, an eine weitere Behandlung war schon deshalb nicht zu denken. Darüber hinaus signalisierte Rosaria durch die Art, wie sie mit ihrem Problem umging, dass das, was ihr Karma offensichtlich von ihr forderte, nämlich die Selbstbehauptung zu lernen und die Durchsetzung zu wagen, für sie scheinbar zu schwierig war. Nur eine längere therapeutische und heilerische Begleitung konnte da vielleicht für Abhilfe sorgen.

Nachdem wir die Kranke, der es nach meiner Behandlung etwas besser ging, verlassen hatten, bestätigte mir meine peruanische Begleiterin, die diese Familie näher kannte, auf meine Rückfrage hin, die Richtigkeit meiner intuitiv empfangenen und geschauten Bilder. Sie versprach, als initiierte Heilerin unserer Gemeinschaft, die Kranke zukünftig zu therapieren und zu versuchen, mit ihr von Frau zu Frau zu sprechen und ihr dadurch etwas zu helfen. Später hörte ich, dass die Kranke, deren Lähmung etwas zurückgegangen war, zur weiteren Behandlung in die USA reiste. Danach brach die Verbindung ab.

Der freiwillige, doch unbewusste Weg durch die Krankheit, wie vorher geschildert, oder auch andere schlimme Schicksalsfügungen können aber auch ganz andere, nicht karmische Gründe haben. So kann sich eine Seele für eine chronische Erkrankung oder eine schwere Behinderung entscheiden, weil dadurch beispielsweise die Eltern des Kindes lernen können, die Liebe und Fürsorge in sich zu entwickeln, die ihnen noch fehlt. Das Opfer des Kindes ist also in einem solchen Fall in erster Linie ein Akt der erbarmenden Liebe und nicht karmisch bedingt. Diese Fälle sind aber die Ausnahme und nicht die Regel. Die meisten von uns nutzen die »Krankheit als Weg«, wie ein empfehlenswertes esoterisches Grundlagenwerk von Thorwald Dethlefsen und Rüdiger Dahlke betitelt ist.

Eines Tages klingelte abends das Telefon. Eine Frau aus Süddeutschland rief auf Empfehlung eines Freundes an. Es ging um ihre jetzt 6-jährige Tochter, bei der vor zwei Jahren ein schwerwiegender Hörschaden festgestellt worden war, so dass das Kind von da an beidseitig ein Hörgerät tragen musste. Wir vereinbarten einen kurzfristigen Termin, wobei Sonja K., die allein erziehende Mutter, bereits am Telefon durchblicken ließ, dass sie mich auch wegen eigener Probleme konsultieren wollte.

Das betreffende Organ signalisiert durch seine Funktion wie durch seine Erkrankung immer die dahinter steckende seelische Problemstellung. Und so stellte sich mir schon während des Telefongesprächs die Frage, was wollte oder konnte das Kind nicht mehr hören? War der Umstand, dass die Mutter allein erziehend war, bereits ein erster Hinweis auf die Natur des Konflikts? Es fiel mir eine frappierende Begebenheit ein, die sich nach Ende des Vietnam-Krieges in diesem geschundenen Land ereignet hatte. Dort trat bei einer Vielzahl junger Mädchen und Frauen plötzlich eine unerklärliche Erblindung auf. Anfänglich vermutete man eine Folgewirkung des von amerikanischen Flugzeugen versprühten Entlaubungsgiftes. Dadurch wollten die Amerikaner ihren Gegnern die Deckung des dichten Urwaldes nehmen, um sie wirkungsvoller bekämpfen zu können. Aber alle medizinischen Untersuchungen blieben ohne Erfolg. Es ließen sich keine physischen Gründe für das Erblinden der Patientinnen finden. Organisch waren die Betreffenden gesund. Erst durch Zufall entdeckten Psychologen den gemeinsamen Nenner, der all diesen Fällen zugrunde lag. Sie stellten fest, dass die betreffenden Mädchen und Frauen während des Krieges Augenzeugen von schrecklichen Massakern gewesen waren; und so versuchte sie ihr Unterbewusstsein durch die Erblindung vor weiteren Erfahrungen dieser Art zu schützen. Fälle dieser Art sind gar nicht so selten. Es stecken hinter unerklärlichen Lähmungen, dem plötzlichen Ausfall von Sinneswahrnehmungen oder Ohnmachtsanfällen häufig traumatisierte Erfahrungen der Betreffenden, die nur verdrängt, aber nicht verarbeitet werden konnten.

Als ich dann die 30-jährige Sonja und ihre Tochter Beate kennen lernte, wurde mir sehr schnell klar, dass nicht nur die Tochter, sondern insbesondere die Mutter behandlungswürdig war. Sonja berichtete mir von ihrer schlimmen Kindheit mit vielen Ängsten, einem Leben ohne Vater und dem Hin- und Hergerissensein zwischen einer lieblosen Mutter und einer herrschsüchtigen und manipulativen und kalten Großmutter. Sie hatte schließlich früh geheiratet, nur um in der kurzen Ehe ein Martyrium durch einen brutalen und alkoholabhängigen Ehemann zu erleben. Sie berichtete mir von schweren körperlichen Misshandlungen, die in Tritten in den Bauch der Schwangeren gipfelten und davon, dass Beate das Ergebnis einer ehelichen Vergewaltigung sei. Sonja spielte deshalb anfänglich mit dem Gedanken, das unerwünschte Kind abzutreiben; und auch nach der Geburt hatte sie lange Zeit große Schwierigkeiten, ihre Tochter liebevoll zu akzeptieren und anzunehmen. Das Kind bekam schon im Mutterleib die lautstarke Auseinandersetzung seiner Eltern mit und musste nach der Geburt die Flüche und Drohungen ihres Vaters, der beiden mehrfach ankündigte, sie tot zu schlagen, mit anhören. Wer sich mit dem Einfluss von Vater und Mutter auf die kindliche Psyche auseinander setzt, weiß, wie verheerend sich ein solches Erleben auf die frühkindliche Seele auswirkt. Die Angst solcher Kinder ist unbeschreiblich! Es war deshalb nicht verwunderlich, dass die nun Sechsjährige periodisch sehr schwierig war, unerklärliche Aggressionsschübe und Wutanfälle bekam, denen sich die Mutter hilflos und ohnmächtig ausgeliefert sah, hatte sie doch ihre eigene Angst nie wirklich bearbeitet und überwunden.

Vordergründig war laut Diagnose der behandelnden Ärzte ein Virusbefall des Gehirns, der das Hörzentrum irreparabel schädigte, in Beates ersten Lebensjahren für die Erkrankung ursächlich verantwortlich. Als spiritueller Heiler weiß ich aber, dass auch ein solches Geschehen seelisch begründet ist, was ich am Beispiel des simplen Schnupfens einmal erklären will: »Ich habe die Nase gestrichen voll« sagt man, wenn man etwas überdrüssig ist, bzw. sich seelisch überfordert fühlt. Unser Inneres weigert sich, sich weiter mit dem betreffenden Thema auseinander zu setzen und macht zu. Nach dem Gesetz des Ausgleichs muss nun, wenn ich mich seelisch verschließe, auf der Körperebene das entsprechende Organ die verweigerte seelische Auseinandersetzung durch seine Erkrankung spiegeln und erlösen. Und so folgt auf das innere

Zu-gehen das äußere Auf-gehen. Die Nasenschleimhaut öffnet sich, Bakterien und Viren, die immer auf ihr leben, können jetzt eindringen und sorgen für eine Entzündung und ein Anschwellen der Schleimhaut.

Unser Immunsystem reagiert – wie man heute weiß – sehr stark auf unsere Gefühlslage. So ist es sehr wahrscheinlich, dass die Angst über das, was das Kind bereits als Fötus und später als Baby hören musste, sich sehr negativ auf sein Immunsystem ausgewirkt hatte, so dass die Viren eindringen und den Teil des Gehirns zerstören konnten, der sozusagen nur durch sein Vorhandensein für das schreckliche und Angst machende Erleben »verantwortlich« war – nämlich das Hörzentrum!

Wie ich in vielen Fällen erlebte, ist die Bindung zwischen allein erziehender Mutter und Kind außerordentlich stark. Viele Mütter glauben, nun auch noch den Vater ersetzen zu müssen und sind oft restlos überfordert. Das Baby bzw. Kleinkind reagiert seismographisch auf jede Gefühlslage der Mutter. Ihre Angst wird zu seiner Angst. Fixiert auf die wichtigste Bezugsperson und ohne ausgleichende Wirkung des fehlenden väterlichen Elements, spiegelt das Kind extrem das mütterliche Befinden. Leidet die Mutter, erkrankt das Kind, übernimmt oft stellvertretend den Konflikt und macht der Mutter die häufig nicht eingestandenen Probleme erst bewusst. Auch Sonja berichtete mir von ihren Ängsten, ihrem Frust und den starken Aggressionen, die sie als selbstständige Unternehmerin im Geschäft oft unterdrücken musste und deshalb mit nach Hause nahm, wo sie dann von Beate, ihrer Tochter, stellvertretend ausagiert wurden.

Dass sich die Spiegelung zwischen Mutter und Tochter auch in anderen Bereichen drastisch offenbarte, zeigte die erste Behandlung. Beide hatten gleichermaßen das Steiß-, das Solarplexus- und das Kehl-Chakra blockiert. In der Schlussbesprechung machte ich Sonja klar, dass eine weitere Behandlung ihrer Tochter erst dann Erfolg versprechend und sinnvoll sei, wenn zuerst sie, die Mutter, sich einer Therapie unterziehen würde, um dadurch erst Beate die Heilung ihrer Gefühle und vielleicht auch ihrer körperlichen Erkrankung zu ermöglichen.

20. Das Wunder unseres Körpers begreifen

In seinem Buch »Aufbruch zur Stille« gibt der Autor Dr. Ulrich Bauhofer eine knappe Zusammenfassung dessen, was sich ständig in unserem Körper abspielt. Dort heißt es: »Der menschliche Organismus – ein Universum von Zellen, Molekülen und Atomen. 100 000 Milliarden Zellen arbeiten im menschlichen Körper. 15 000 Mal so viel wie Menschen auf der Erde leben. Allein die Armee unseres Immunsystems verfügt über 1000 Milliarden Lymphozyten sowie 100 Trillionen spezielle Moleküle, so genannte Antikörper, die bei einer Invasion von Fremdorganismen wie Abwehrraketen gegen sie abgeschossen werden. Ohne Rast verändert sich diese unüberschaubare biologische Gesellschaft: Etwa sieben Millionen Zellen produziert der Körper jede einzelne Sekunde neu. 600 Milliarden Mitglieder scheiden täglich aus dem Konzern Körper aus; ebenso viele Zellen werden jeden Tag neu gebildet und reibungslos in das physiologische Geschehen einbezogen. Die 10^{28} Atome, die den Körper bilden, sind flüchtig wie die Zeit. Sie kommen und gehen und schaffen unser Fleisch und Blut immer wieder neu: fast alle 24 Stunden eine neue Bauchspeicheldrüse, alle drei Tage eine neue Magen-Darm-Schleimhaut, alle sechs Wochen eine neue Leber, jeden Monat eine neue Haut, alle paar Monate ein vollständig neues Skelettsystem. Lautlos und ohne Anstrengung vollzieht sich dieser biologische Tanz, der uns 25 000 Mal am Tag atmen und unser Herz 100 000 Mal am Tag schlagen lässt.«

Es stellt sich die Frage, wer steuert diesen gigantischen, jede Vorstellung sprengenden permanenten Schöpfungsprozess und regiert dieses Universum? Die Antwort: Unsere Geist/Seele-Persönlichkeit. Verlässt sie unseren Körper, tritt die Regierung zurück, dann bricht das scheinbare Chaos aus, und das Gemeinwesen zerfällt, was dem Tod und der Verwesung unseres Körpers entspricht. Der Körper zerlegt sich wieder in seine Grundbausteine, die sich ja auch nur durch den Willen und unter Anleitung der Seele zusammen gefunden haben.

Die Physik lehrt uns, dass nur der Atomkern Masse und damit Gewicht hat. Die Elektronen, die ihn umkreisen, sind masse- und damit auch gewichtslos. Das bedeutet, dass bei der bekannten Größe der 10^{28} Atome unseres Körpers alle Atomkerne zusammengenommen Platz in einem Stecknadelkopf hätten, der dann das gleiche Gewicht wie unser ganzer Körper hätte. Das Volumen unseres physischen Körpers erklärt sich erst aus den Größenverhältnissen im Gesamtatom. Multiplizierten wir beispielsweise zur Veranschaulichung den Durchmesser eines Atoms und die Entfernung des Kerns zu den ihn umkreisenden Elektronen mit dem gleichen Faktor, so daß der Atomkern einen Durchmesser von nur 1 cm hätte, so würden die Elektronen in 2,5 km Entfernung ihre Bahn ziehen. Der nächste Atomkern wäre dann 5 km entfernt. Und dazwischen fänden wir nur Energieströme, die den Zusammenhalt des Atoms gewährleisteten. Man kann also mit Fug und Recht behaupten, dass unser Körper, bezogen auf sein Volumen, zu 99,9 % nur aus Energie besteht, was die Esoterik bereits seit Jahrtausenden behauptet.

Panta rhei, alles fließt, ist eine bekannte These des griechischen Philosophen Heraklit in seiner Lehre vom Wandel allen Seins, der damit schon 500 v. Chr. etwas behauptete, was die Physik erst etwa 2400 Jahre später entdecken und nachweisen konnte. Wie sich unser Körper ständig verwandelt, haben wir nun erfahren. Dass die Radio-, Fernseh- und Lichtwellen, ebenso wie die anderen Frequenzen des elektromagnetischen Wellenspektrums, fließen – schwingen wäre da nur ein anderes Wort – haben wir bereits gehört, und das leitet sich ja auch schon von der Bezeichnung »Welle« ab. Aber die wenigsten wissen, dass z.B. Protonen und Neutronen, die Teilchen, die zusammen den Atomkern bilden, sich rasend schnell links oder rechts herum um ihre eigene Achse drehen. Sie erreichen dabei eine Drehgeschwindigkeit von einem halben Spin, was, übertragen auf die Geschwindigkeit eines Fahrzeugs, 150 000 km pro Sekunde, also halbe Lichtgeschwindigkeit, bedeutet. Nun hören wir in den letzten Jahren in esoterischen Kreisen häufiger, dass die Schwingung dieser Erde und ihrer Bewohner demnächst angehoben wird. Nur kann keiner sagen, was das heißen und wie das vor sich gehen soll. Vielleicht ist ja damit eine Erhöhung der Rotationsgeschwindigkeit im Atomkern gemeint. Die uns bekannte Materie würde sich voraussichtlich total verändern. Nur wie, weiß – Gott sei Dank – noch keiner.

Die Biophotonenphysik spricht davon, dass das Licht der Kommunikation der Zellen unseres Körpers dient. Das Licht kommt ursprünglich aus der Sonne, wird in der DNS-Spirale der Zellen gespeichert und je nach Bedarf in einer bestimmten Frequenz wieder abgegeben. Dass dabei keine Pannen passieren dürfen, zeigt folgendes Beispiel: Die Wissenschaft weiß, dass die überlebenswichtige Zellreparatur nur unter dem Einfluss des blauvioletten Lichts erfolgt. Man spricht von der so genannten Photoreparatur, die Schäden der Chromosomen innerhalb weniger Stunden fast vollständig behebt, sobald man die kranken Zellen mit schwachem Licht – sei es Kunstlicht oder das aus Heilerhand – der genannten Wellenlänge beleuchtet. Weiterhin fand man heraus, dass z.B. Krebs auslösende Stoffe diese Reparatur dadurch verhindern, dass sie die gesetzmäßigen Lichtprozesse stören. Während beispielsweise das harmlose Benzo(e)pyren für blauviolettes Licht durchlässig ist, absorbiert Benzo(a)pyren das blauviolette Leuchten, verfälscht seine Farben und leitet es teilweise als Infrarotstrahlung weiter. Benzo(a)pyren kommt im Tabakrauch, in Autoabgasen und im Fabrikrauch vor.

Nun bekommt niemand Krebs, der nicht eine seelische Disposition dafür hat. Am 30.11.99 war in der TV-Talkshow »Boulevard Bio« Christian Wolff, der Förster der Nation aus der TV-Serie »Forsthaus Falkenau«, zu Gast. Unter anderem erzählte er, dass er jahrzehntelang intensiv geraucht habe, an vielen Tagen bis zu 60 Zigaretten. Aber nach wie vor erfreut er sich guter Gesundheit. Andere haben nie geraucht, lebten ausgesprochen gesund und sind trotzdem an Lungenkrebs gestorben. Die Wissenschaft entdeckt zwar ständig neue materielle Auslöser für Krebs, bleibt aber blind für die Tatsache, dass jede Krebserkrankung massive seelische Ursachen hat und nur deren Vorhandensein äußeren Faktoren erlaubt, Zellen zu unkontrolliertem Massenwachstum anzuregen. Und weil dem so ist, bricht der Krebs häufig nach einiger Zeit wieder aus, da man den Betreffenden zwar operiert, bestrahlt und mit Chemotherapie traktiert hat, aber nichts gegen den ursächlichen seelischen Konflikt getan wurde. Das sollte mir im Falle meiner eigenen Krebserkrankung nicht passieren, und so setzte ich mich nachträglich mit der Botschaft meiner Krankheit auseinander und zog, ohne lange zu zögern, die schmerzhaften, aber von mir als zwingend notwendig erkannten Konsequenzen.

Meine Schmerzen begannen bereits ein dreiviertel Jahr bevor man meinen Dickdarmtumor durch Röntgen feststellte. Mal wurden sie für Signale eines eingeklemmten Nervs gehalten, mal für die einer Blinddarmreizung. Als der Tumor schließlich entdeckt wurde, stand ich kurz vor einem Darmverschluss. Da ich mich ja für die seelischen Ursachen blind gemacht hatte, entgingen mir natürlich auch die körperlichen Signale, bzw. ich deutete sie genau so falsch wie mein behandelnder Arzt. Infolge des Tumors wurde mir ein Teil des Dünndarms und der aufsteigende Ast des Dickdarms entfernt. Ich erholte mich rasch und verließ nach sieben Tagen wieder die Klinik. Bereits drei Tage nach der Operation hatte ich mich in der Zurückgezogenheit meines Krankenzimmers zu einer totalen Veränderung meines Lebens entschlossen. Ich kündigte meiner damaligen Frau an, mich bald scheiden zu lassen, entschloss mich, meine Führungsrolle als Gründungsmitglied unserer Heilergemeinschaft sofort aufzugeben und mich so schnell wie möglich von meinem geliebten großen Wohnhaus zu trennen, in dessen Mauern die wichtigsten Entscheidungen meines bisherigen Lebensweges gefallen waren, und das damit leider aber auch zu einem Symbol für das Vergangene und Überholte geworden war. So wie ich mich von einem Teil meines Körpers trennen musste, wollte ich alles zurücklassen, was nicht mehr meiner Vision von der Zukunft entsprach. Da ich meinen Krebspatienten aus psychologischen Gründen immer empfohlen hatte, alles zu tun, was ihnen die Medizin in ihrem Fall riet, entschloss ich mich, die mir angetragene Chemotherapie auch durchführen zu lassen. Als ich aber nach mehreren Infusionen ihre äußerst negative und destruktive Wirkung auf meinen Körper und mein Gemüt spürte, kündigte ich ganz schnell schriftlich ihre Fortführung. Der mich behandelnde Professor und Leiter der entsprechenden Klinik schrieb zu meinem nicht geringen Erstaunen zurück, dass er meinen Schritt verstehen und akzeptieren würde, und dass er mir für meine weitere Genesung gute Chancen einräume. Das größte Wunder aber war für mich, wie gut mein Körper diesen schweren Eingriff überwand und den Verlust großer Darmteile einfach so wegsteckte, dass ich von dieser Veränderung in meiner Bauchhöhle bis heute nichts spüre. Das hat mir – der ich nie sonderlich körperbewusst lebte – zu einem neuen Respekt vor diesem treuen Freund und Wegbegleiter verholfen.

21. Intuition – die Kommunikation mit dem Höheren Selbst

Die Menschen sind oft verblüfft oder gar erschreckt, wenn ich ihnen bereits nach einigen Minuten unserer ersten Begegnung Dinge über sie sage, die ich eigentlich nicht wissen kann. Verantwortlich dafür ist nicht meine Rollenpersönlichkeit oder mein Ego, sondern mein Höheres Selbst, der Geist im Menschen. Tatsächlich hat jeder Mensch schon einmal die Erfahrung dieser inneren Stimme gemacht, ohne ihr in der Mehrzahl der Fälle große Bedeutung beizumessen. Wie oft hatten Sie, lieber Leser, bei der Suche nach Problemlösungen oder Antworten auf wichtige Fragen einen spontanen ersten Impuls und haben ihn dann wieder verworfen? Meistens meldet sich sofort unser Tagesbewusstsein und der Verstand, um uns wortreich davon zu überzeugen, dass dieser Impuls und die Lösung bzw. der Weg, den er uns aufzeigt, durch keine bisher gemachte Erfahrung gedeckt ist und somit nichts anderes als ein Hirngespinst sein kann. Bald darauf zeigt uns der Fortgang der Ereignisse, dass es doch besser gewesen wäre, auf diese unerwartete Stimme aus unserem Innersten zu hören.

Als Kinder unserer Zeit sind wir auch Sklaven unseres Kommunikationsstils. Wir sind gewohnt, das Laute und Grelle eher wahrzunehmen und ihm höheren Wert zuzuschreiben als dem Subtilen und Feinen. Die Medien überschütten uns tagtäglich mit einer Flut sinnenbetäubender akustischer und optischer Reize, und auch in unserem Alltag erleben wir, dass sich das Grobe und Kraftvolle meistens gegenüber dem Empfindsamen und

Ätherischen durchsetzt. Wie ich es auf den ersten Seiten meines Buches »Die Flamme der Erkenntnis« beschrieb, begann meine innere Kommunikation mit einer lauten Stimme, die so klang, wie bei einem verkörperten Menschen, nur dass der Sprecher zu meinem großen Erstaunen aus meinem Inneren heraus zu mir sprach. Doch bald verstummte er wieder, und seine Botschaften traten von da an so in mein Bewusstsein, wie eine E-mail auf dem Bildschirm erscheint. Diese Veränderung war begleitet von einer merkwürdigen Erfahrung, die ich Anfang 1980 nach intensiven Meditationen erstmalig machte und die mich bis heute nicht mehr verlassen hat. Ich begann in meinem Kopf ein seltsames Singen zu hören, das mich anfänglich sehr irritierte und an ein krankhaftes Ohrgeräusch denken ließ. Allerdings war es nicht störend und ließ sich willentlich in mein Bewusstsein heben oder wieder daraus verbannen. Ende der 90er-Jahre entdeckte ich zu meiner Überraschung die Beschreibung dieses Tones in einem Artikel über Formen des Yoga. Dort wurde ein vedischer Gesang zitiert, der diesen Klang als besonderes Zeichen eines entwickelten Chakra-Systems und insbesondere des Scheitel-Chakras pries.

Im Laufe der Jahre habe ich großen Nutzen aus diesem inneren Gespräch gezogen. Voraussetzung war allerdings, dass ich den mir auf diesem Weg zufließenden Informationen größeren Glauben schenkte als den auf Logik und Erfahrung fußenden Argumenten meines Verstandes. Alles Wesentliche, was sich in meinem Leben seit zwanzig Jahren ereignet hat, wurde durch diese Art der Kommunikation angekündigt und vorbereitet. Dafür war aber meinerseits auch Disziplin und Gehorsam nötig. Und vor allem musste ich dem Gehörten Glauben schenken: Sei es die Ankündigung einer neuen spirituellen Partnerin, obwohl ich in einer glücklichen Beziehung lebte, sei es das Loslassen aller materieller Sicherheiten, die ich als selbstständiger Unternehmer und ein in diese Gesellschaft gut integrierter Erfolgsmensch besaß. Immer wieder war diese innere Stimme auch eine große Prüfung des Vertrauens. Als ich nach meiner Krebsoperation noch im Krankenhaus lag, hörte ich, dass meine damalige Schülerin und jetzige Frau Sylvia meine zukünftige Partnerin sei, und dass ich bereit sein müsse, zwei weiteren Seelen, die auf ihre Inkarnation warteten, als meine leiblichen Kinder anzunehmen und ihnen den Weg zu bahnen. Nun ging ich zu diesem Zeitpunkt schon stark auf die 50 zu, hatte bereits zwei erwachsene Kinder und zwei liebe Enkeltöchter und war eigentlich froh, dieses verantwortungsvolle Kapitel in meinem Leben glücklich hinter mich gebracht zu haben. Als ich mit Sylvia darüber sprach, erzählte sie mir, dass sie, gerade junge Witwe geworden, eines Tages in ihrem neuen Haus, das sie und ihr erster Mann noch gemeinsam planten, in einer Meditation eine seltsame Vision hatte. Sylvia sah sich zu ihrer großen Überraschung und ohne äußeren Anlass plötzlich an einen Strand am Meer versetzt. In ihrer Umgebung spielten zwei fast gleichaltrige Kinder, ein Junge und ein etwas jüngeres Mädchen, im Sand. Sie wusste sofort, dass das ihre Kinder waren, obwohl sie erst ein halbes Jahr vorher ihren Mann beerdigt hatte und noch um ihn trauerte. Daher hatte sie alles andere im Sinn, und deshalb konnte von einem neuen Partner, mit dem ein solcher Traum nur Realität werden könnte, zu diesem Zeitpunkt noch gar keine Rede sein. Sie vergaß dieses sie stark berührende Bild wieder und wurde erst durch mich erneut daran erinnert. Inzwischen haben sich unser beider Visionen und Botschaften konkretisiert und materialisiert: Aaron und Irina kamen kurz hintereinander zur Welt und scheinen diese beiden Kinder zu sein, die uns angekündigt wurden.

Zur äußeren Manifestation meines inneren Wissens benutze ich in manchen Bereichen gern einen Pendel. Am verblüffendsten fand ich immer die Richtigkeit seiner Botschaft bestätigt, wenn ich in der Praxis meiner damaligen Frau für mir unbekannte Patienten verdeckt Bach-Blüten auspendelte. Die im Begleitbuch zu dieser Therapieform gemachten psychologischen

Symptombeschreibungen passten immer haargenau zu dem Persönlichkeitsbild des Betreffenden.

Aber auch im Schlaf bzw. Traum spricht unser Höheres Selbst öfter zu uns und zwar, meiner Erfahrung nach, immer dann, wenn die Botschaft sehr komplex ist und der bildlichen Untermauerung bedarf. Am Sonntag, den 31.10.99, demReformationstag, war ich im nordrheinwestfälischen Werne zu Besuch. Ich hielt mich dort zu einem Treffen mit meinen Schülern aus dieser Gegend auf und wegen einer Autorenlesung, die am nächsten Tag stattfinden sollte. Ich war bei Freunden untergebracht, die mir freundlicherweise ihre Räume für meine Zwecke zur Verfügung stellten. Kurz vor sechs erwachte ich bereits, fiel danach aber noch einmal in eine Art Wachschlaf. Plötzlich wurde ich auf der inneren Ebene Zeuge eines dramatischen Geschehens. Ich befand mich in einer grünen und hügeligen Landschaft, als sich mir von links ein sehr großes Flugzeug in niedriger Höhe näherte. Der Pilot stoppte sein Flugzeug, das ruhig in der Luft stehen blieb, öffnete sein Fenster in der Kanzel und fragte mich nach dem Weg zum nächstgelegenen Flugplatz. Ich zeigte ihm mit ausgestrecktem Arm die Richtung, in der der nahe Flugplatz auf einem Hochplateau lag, das ringsum von hohen Bäumen umsäumt war. Er bedankte sich und flog weiter. Dann bemerkte ich, dass die Flughöhe der Maschine viel zu niedrig war, um das hoch gelegene Plateau zu erreichen. Im gleichen Moment hörte ich, wie die Motoren aufheulten und sah, wie der Pilot die Maschine steil nach oben zog. Dabei stieß das Flugzeug etwas wie eine Wasserwolke aus. Später dachte ich, dass das Kerosin gewesen sein musste, das zur Gewichtsreduzierung abgelassen worden war. Doch es war zu spät. Das riesige Flugzeug streifte die Baumkronen, drehte sich wie in Zeitlupe auf den Rücken und krachte aus niedriger Höhe zu Boden.

Im Traum wechselte ich plötzlich meinen Standort. Unvermittelt befand ich mich mitten auf dem Flugplatz. Um mich herum, im satten Grün einer großen Rasenfläche, standen, saßen und lagen viele Menschen in ganz weißer Kleidung. Ich hatte den Eindruck einer Party bzw. eines Picknicks im großen Stil. Es war nur merkwürdig, dass sich die Leute entweder gar nicht oder nur ganz langsam bewegten, so als würden sie schlafwandeln. Dann sah ich plötzlich ein kleines Mädchen mit langen Locken und weißem Kleidchen und Hütchen, das suchend durch die Menge auf mich zugelaufen kam. In diesem Moment hörte ich seit vielen Jahren wieder die vertraute und doch fast vergessene Stimme, die mir sagte: »Kümmere dich um das Kind!« Ich öffnete die Arme und das Kind warf sich hinein, und ich dachte noch, komisch, die Haut der Kleinen ist ja dunkelfarbig. Dann erwachte ich und war wie erschlagen von der Eindrücklichkeit des Erlebten. In meinem bisherigen Leben hatte ich höchstens ein halbes Dutzend Wachträume dieser Qualität erlebt, und jedes Mal blieben sie mir durch ihre besondere Lebendigkeit und Realitätsnähe lange im Gedächtnis. Und immer waren sie auch Signale für wichtige Ereignisse. Noch ganz unter dem Eindruck des visionären Traumes, berichtete ich meinen Gastgebern beim Frühstück ausführlich davon und erzählte den Traum auch meiner Frau, die ich noch anschließend anrief. Dann ging ich zu meiner Tagesarbeit über und vergaß in den vielen Gesprächen mein morgendliches Erlebnis.

Abends saßen wir in einem Restaurant, und ich rief noch einmal schnell meine Frau an, um zu hören, wie ihr Tag verlaufen war und um kurz zu erzählen, was ich so erlebt hatte. Das Erste, was sie nach der Begrüßung sagte, war: »Weißt du schon, dass das Flugzeug aus deinem Traum vor ein paar Stunden tatsächlich abgestürzt ist?!« So erfuhr ich von dem tragischen Absturz der ägyptischen Maschine, die vor der amerikanischen Küste mit mehr als 217 Menschen an Bord ins Meer gestürzt war. Bei dieser Nachricht lief es mir kalt den Rücken hinunter. Es war nicht die Tatsache, dass ich den Absturz vorher gesehen hatte, die mich so stark berührte. Nein, ich hatte schon häufiger präkognitive

Träume und Visionen, die der Zeit voraus eilten. Es war vielmehr, dass mich das Bild des kleinen Mädchens – sobald ich wieder daran erinnert wurde – stark berührte und mir keine Ruhe ließ. Auch der Umstand, dass ich einen Absturz zu Land gesehen hatte, der doch tatsächlich über dem Meer stattfand, irritierte mich nicht. Hatte ich doch schon mehrfach erlebt, dass ich bei solchen Anlässen meistens die astrale Entsprechung des Geschehens wahrnehme; und das astrale Geschehen kann aus verschiedenen Gründen anders ablaufen als sein Gegenstück auf Erden. Jetzt wurde mir auch klar, warum die Menschen auf dem Flugfeld in meinem visionären Traum alle weiß gekleidet waren! Sie waren bereits in ihrem Astralkörper, und ich hatte nach ihrem physischen Tod gerade ihr Eintreffen auf dieser Sphäre beobachtet. Deshalb diese langsamen und schlafwandlerischen Bewegungen! Die Betreffenden waren noch mitten in der Umstellung und dem Prozess des Wiedererwachens auf dieser Seelenebene. In gewisser Weise beobachtete ich ihren Geburtsprozess in ihrer neuen Heimat, der anders abläuft, als bei uns hier auf Erden. Nun wurde mir auch klar, dass der Auftrag, »Kümmere dich um das Kind«, sozusagen meiner astralen Persönlichkeit und nicht mir, der irdischen Verkörperung meiner alle Ebenen umfassenden Gesamtpersönlichkeit gegeben wurde. Trotzdem grübele ich noch heute manchmal darüber nach, warum ich offensichtlich das Ganze auch in meinem menschlichen Tagesbewusstsein miterleben sollte. Bis jetzt habe ich darauf noch keine Antwort gefunden. Aber die Kleine geht mir nicht aus dem Kopf und ich frage mich oft, was drüben aus ihr geworden ist. Es kommt mir so vor, als bestünde zwischen uns eine sehr innige Verbindung. Vielleicht ist das ja die Antwort!

22. Worin unterscheidet sich magisches von geistigem Heilen?

Die große Unwissenheit, die oft in esoterischen Kreisen herrscht, führt dazu, dass häufig alle nicht-physischen Energien und Heilmethoden generell als »spirituell«, also geistig, bezeichnet werden. Unterschiedslos wird Seelisch / Magisches und Geistiges in einen Topf geworfen; und das kann im Zweifelsfall geradezu gefährlich werden.

Vergleichen wir einen Menschen mit einem Ei, so entspricht die Schale unserem physischen Körper, das Eiweiß der Seele und das Eigelb dem Geist; und nur in letzterem entwickelt sich das neue Leben des Kükens, werden wir geistig wiedergeboren. Eiweiß und Schale, wie Seele und Körper, dienen lediglich der Offenbarung unseres eigentlichen Lebens, das rein geistiger Natur ist. Das bedeutet aber auch, dass unser Geist ein Ausdruck der göttlichen Einheit ist, die Seele dagegen ein Kind der Schöpfung. Alle Schöpfung ist dual und damit auch polar; und deshalb reden wir auch von positiven und negativen Seelenkräften und weißer und schwarzer Magie.

Eines Nachts wurde mir eine Botschaft übermittelt, die mir helfen sollte, meinen Schülern und Patienten das Wesen des Menschen mit Hilfe eines modernen Gleichnisses verständlich zu machen. In der eindrucksvollen Vision wurde mir ein modernes Verzehrkino vor Augen geführt, in dem auch geraucht wurde, und wo viele Zuschauer wie gebannt auf die Leinwand starrten. Hinter ihnen und hoch oben befand sich der Vorführraum mit dem

Projektor. Intuitiv verstand ich, dass seine starke Lichtquelle dem Geist im Menschen entsprach. Vor diesem Licht liefen die einzelnen Bilder des Films ab, die durch das Feld des Seelischen, den Zuschauerraum, auf die Leinwand der Materie, unser irdisches Leben, projiziert wurden. Der Film und seine Einzelbilder repräsentierten die Fülle der Absichten des Geistes und symbolisierten damit die Kausalebene, die ursächlich unser Leben gestaltet. Der aufsteigende neblige Zigarettenrauch entsprach durch seine Flüchtigkeit dem Denken und Fühlen der Zuschauer. Die Rauchschwaden brachen zwar teilweise das Licht des Projektorstrahls und verfälschten somit leicht die Filmwiedergabe, konnten aber die Bildprojektion nicht wirklich verhindern, was besagt, dass unser falsches Denken und unsere ungezügelten Emotionen die Impulse unseres Geistes erschweren, aber nicht endgültig zum Schweigen bringen können. Die Zuschauer waren die tagesbewussten Egos der Menschen, die, so gefangen von dem, was sich scheinbar real auf der Leinwand vor ihnen abspielte, ganz vergessen hatten, wo die wahre Quelle allen Geschehens lag.

So groß wie der Unterschied zwischen dem Vorführ- und dem Zuschauerraum in dem Gleichnis ist, so groß ist er auch zwischen Geist und Seele. Daraus folgt, dass die Energien, die beim magischen Heilen zum Tragen kommen, von ganz anderer Natur und Qualität sind als die des geistigen Heilens. Auch in ihrer Vermittlung und Übertragung gibt es große und grundsätzliche Unterschiede. Magie ist gleichnishaftes Handeln, das analoge Wirkungen und Ergebnisse auf nicht-physischer Ebene erzielen will. Dazu bedient sich die weiße wie die schwarze Magie verschiedener »Werkzeuge«: Anrufungen, das Singen bestimmter Klangfolgen, das Tragen spezieller Kleidung, ausgewählte Bewegungen und Tanzrhythmen, das Zeichnen magischer Symbole und Beschwörungsformeln, die Nutzung von Mantras und Sutras und der Einsatz von materiellen Gegenständen, wie Edel- und Halbedelsteinen, Kerzen, Weihrauch, Amuletten und Fetischen und die Imagination von Naturgeistern sind beispielsweise solche Hilfsmittel, die seelische Energien freisetzen sollen. Das Geistige Heilen dagegen kommt ohne all das aus!

Diese magischen Techniken und ihre Hilfsmittel kann jeder lernen. Es ist keine Initiation im Sinne einer persönlichen Einweihung und Unterweisung durch einen wirklichen Meister von Nöten. Weil das so ist, gibt es zum Beispiel die Reiki-Einweihung und ihre Techniken heute schon auf Videokassette, und deshalb machte der Zauberlehrling aus Goethes gleichnamiger Ballade so schlechte Erfahrungen, als er heimlich in seines Meisters Buch las, das Gelesene einfach nachahmte und dann die Geister, die er rief, nicht mehr los wurde. In den letzten Jahren habe ich mehrere Siddhis-Ausübende (Siddhis = magische Kräfte des Yoga, wie Levitation, Wandern über dem Wasser usw.) der Transzendentalen Meditation und so genannte Reiki-Meister initiiert. Alle waren sehr erstaunt, eine neue Lichtqualität zu erfahren, die sie bisher nicht kannten und die sie vorher auch mit dem Brustton der Überzeugung in Abrede gestellt hätten. So lernten sie den Unterschied zwischen magischem und geistigem Licht kennen. Die Gefahr bei der Ausübung magischer Heiltechniken besteht darin, dass die polare Natur dieser Energien es zulässt, dass die Befindlichkeit des Ausübenden sich ungewollt negativ auf den Empfänger auswirken kann. Kurz gesagt: Auch Stimmungen und astrale und mentale Energieformen, so genannte Elementale, können sich fallweise vom Geber auf den Nehmer übertragen. Insbesondere dann, wenn sich der magische Heiler seines seelischen Schattens nicht bewusst ist und ihn deshalb auch nicht in Rechnung stellt. So behauptete dann ein Reiki-Meister, die bei seinem Patienten festgestellten Schatten in der Aura seien Besetzungen durch fremde Geister, die ein Clearing erforderlich machten, und war sehr betroffen, als ich ihm bewies, dass er zuvor seinen Kunden infiziert hatte. Beim geistigen Heilen dagegen lassen wir aus der Kausalebene das Einheitslicht des Geistes aus unseren Händen strömen, das keine Polarität kennt und sich jenseits von Gut und Böse befindet. Deshalb kann es auch nie schaden!

Wir sind dann Kanal für die Kräfte und das Licht unseres Höheren Selbst, dem Projektor aus dem Kino-Gleichnis.

In den vergangenen Jahren war ich mehrfach letzte Anlaufstelle für Menschen, die durch die Ausübung magischer Techniken Schaden erlitten hatten. Aber noch nie hörte ich Gleiches von meinen oder meiner Schüler Patienten oder denen anderer Geistheiler. Doch auch Initiierte können Opfer magischer Praktiken werden, wenn ihr Karma es verlangt: Armin, einer unserer deutschen Schüler, lebte und arbeitete seinerzeit als Heilpraktiker in Cuzco. Durch sein selbstsicheres und zuweilen arrogantes Auftreten schaffte er sich in der dortigen Gesellschaft viele Feinde. Eines Tages bemerkte er, dass die Zahl seiner Patienten immer mehr zurückging, obwohl er in der Behandlung insbesondere seines indianischen Klientels viel Erfolg aufzuweisen hatte. Er hatte sich gerade von seiner indianischen Ehefrau, mit der er ein gemeinsames Kind hatte, im Streit getrennt und bat meine damalige Frau und mich, anlässlich unseres Besuches, in diesem Konflikt zu vermitteln. Im Rahmen unserer intensiven Gespräche kam auch bezüglich des Versorgungsausgleichs bald die Rede auf seine angespannte finanzielle Situation und den unerklärlichen Rückgang seiner Patientenzahl. Unsere Intuition sagte uns, dass da alte indianische Magie im Spiel war, und tatsächlich fand er nach unserer Abreise mit Hilfe eines befreundeten Inka-Schamanen heraus, dass Unbekannte nachts in seinem Garten einen schwarzmagischen Fetisch vergraben hatten, der für sein Unglück verantwortlich war. Als er das betreffende Objekt im Rahmen eines Rituals durch den Schamanen wieder entfernen ließ, ging es mit seiner Praxis bald darauf wieder aufwärts.

Wie schon oft in diesem Buch gesagt, widerfährt uns nichts zufällig oder willkürlich. Alles, was uns begegnet, steht in Bezug zu uns, spiegelt uns. So kam auch die unerlöste Machtstruktur Armins im Rahmen von Reinkarnationstherapien zum Vorschein, die er bei mir anlässlich eines Heimaturlaubs machte. Er selbst war in einem vergangenen Leben ein großer Magier gewesen und hatte seine seelischen Kräfte zu seinem materiellen Vorteil missbraucht. Als er von mir aus wieder zurück in sein Elternhaus fuhr, rief er mich einige Tage später sehr erregt und betroffen an. Ich hörte schon bei seinen ersten Worten am Telefon im Hintergrund ein merkwürdig dumpfes Schlagen und laute Schreie. Es war seine Schwägerin, die man in der Toilette eingesperrt hatte, und die lautstark ihre Freilassung forderte. Armin erklärte mir, dass er deswegen anrief, weil er und seine Familie sich keinen anderen Rat mehr wüssten. Seine junge Schwägerin hatte nach magischen Ritualen und Anrufungen, die sie zusammen mit ihrem Mann in einer Gruppe zelebrierte, erschreckende Veränderungen in ihrem Verhalten gezeigt. Sie war abwechselnd einmal wie abwesend und dann wieder äußerst aggressiv und hatte vor kurzem begonnen, ihren entsetzten Mann ohne Vorwarnung körperlich anzugreifen. Sein Bruder wollte Armin nichts weiter über diese Rituale und die Gruppe, die sie durchführte, sagen, nur so viel, dass die Techniken altgermanischen Ursprungs seien und die Götterwelt unserer Vorfahren dabei eine große Rolle spielen würde. Ich befragte mein Höheres Selbst und hörte, dass das Bewusstsein der jungen Frau durch die Rituale in einer astralen Zwischenebene gefangen sei. Ich sollte ihr Licht senden, könnte aber aus karmischen Gründen im Augenblick nichts weiter tun. Ich sagte das Armin und empfahl ihm, die Patientin zu ihrem eigenen Schutz und zum Besten der Familie für einige Tage in die Psychiatrie einweisen zu lassen. Tage später erfuhr ich, dass sich nach meiner Ferntherapie das Verhalten seiner Schwägerin langsam wieder normalisiert und man deshalb auf eine Einweisung verzichtet hatte. Allerdings ließ sie nichts auf die Dinge kommen, die sie praktizierte und auch weiter ausüben wollte, und gab allein ihrem Mann die Schuld, der angeblich einen Fehler bei der Durchführung des Rituals gemacht hätte. Ihr Mann wiederum sah in ihr die Schuldige und wies alle Verantwortung weit von sich. Da wusste ich, dass beide unbelehrbar waren und verzichtete auf weitere Behandlungen.

23. Elektrosmog – die unterschätzte Geißel unserer Zeit

Seit Erfindung der Elektrizität und bis in die späten Siebziger Jahre des vergangenen Jahrhunderts waren wir der Ansicht, dass dem Menschen das Frequenzgemisch, dem wir durch die Nutzung elektrischer Anlagen und Geräten ständig ausgesetzt sind, relativ wenig ausmacht. Wir hielten die technisch erzeugten elektromagnetischen Felder für viel zu schwach, um im Körper Schaden anzurichten. Ich selbst wurde erst 1985 auf dieses Phänomen aufmerksam, als ich bei den Mitgliedern einer Patientenfamilie mit der Tatsache ständig blockierter Haupt-Chakras und häufigem Unwohlsein konfrontiert wurde. Stutzig geworden, besuchte ich die Familie, um mit Hilfe meines Pendels festzustellen, ob vielleicht Erdstrahlen, wie ich anfänglich vermutete, dafür verantwortlich wären. Aber ich konnte im Haus nichts finden. Beim Gang um das Anwesen herum entdeckte ich nebenan ein Transformatorenhäuschen des örtlichen Elektrizitätswerks, von dem ein kraftvolles linksdrehendes Feld ausging, das die Bewohner des betreffenden Hauses offensichtlich unterschiedlich stark beeinflusste.

Ich machte mich daraufhin auf die Suche und fand in Berichten einschlägiger Literatur erste Hinweise auf eine amerikanische Studie, die ein erhöhtes Leukämie-Risiko für Kinder feststellte, die in der Umgebung von Hochspannungsleitungen lebten. Bald darauf hörte ich zum ersten Mal von einem erhöhten Fehlgeburten-Risiko bei Bildschirmarbeitern. Dass uns diese künstlich erzeugten elektromagnetischen Felder beeinflussen, ist eigentlich nicht erstaunlich. Haben doch alle Lebensvorgänge in unserem Körper mit dem Verschieben von Ladungen und dem Fließen von Strömen zu tun. So hat unser Körper mit dem Nervensystem sogar ein eigenes Leitungsnetz zur Übertragung elektrischer Impulse geschaffen. Unser Gehirn sendet seine Wellen in Frequenzen von 1 bis 50 Hz aus. Die technische Netzspannung und damit natürlich auch die Elektroinstallationen in unseren Häusern beträgt ebenfalls 50 Hz und liegt damit beispielsweise gefährlich nahe an den natürlichen Schwingungsfrequenzen unserer Gehirnzellen.

Neulich kam auf Empfehlung ein Ehepaar zu mir, weil Alexandra W., 35, die junge Ehefrau, zunehmend unter Angstzuständen litt. Auch bei ihr stellte ich bei jedem Behandlungstermin fest, dass mehrere Haupt-Chakras und die Knie-Chakras immer wieder aufs Neue blockiert waren. Ich besuchte die beiden in ihrem Haus und fand tatsächlich Wasseradern unter ihrem Ehebett. Im anschließenden Gespräch kam nach und nach die ganze traurige Familiengeschichte zum Vorschein, und alarmiert erkannte ich die Brisanz, die diese Erdstrahlen bereits in der Vergangenheit für die Gesundheit aller Familienangehörigen gehabt hatten. Die Eltern des Mannes hatten das Haus gebaut, dessen Baugrube bereits gleich zu Beginn voll Wasser lief. Vor einigen Jahren waren Vater und Mutter nacheinander an Krebs erkrankt und auch daran gestorben. Die beiden Söhne litten an unterschiedlichen Krankheitsbildern, der Ehemann von Alexandra unter anderem an einer mangelhaften Produktion der Geschlechtsdrüsen und war deshalb, da beide sich sehnlichst Kinder wünschten, schon länger bei einem Facharzt in Behandlung. Alexandra selbst musste, ein Jahr nach der Hochzeit und ihrem Einzug in das Haus ihres Mannes, die Schilddrüse entfernt werden. Beide schliefen schlecht und litten morgens oft unter Mattigkeit und Unlust. Ich fragte sie, ob sie eine Katze hätten. Sie verneinten das, sagten aber, dass sich die Katze der Nachbarin ständig bei ihnen aufhielt und kaum zu vertreiben sei, was – wie wir schon gehört haben – ebenfalls ein sicheres Indiz für das Vorhandensein linksdrehender Felder ist. Im Rahmen meiner Untersuchung vor Ort demonstrierte ich ihnen mit dem Pendel, der entsprechend starke Linksdrehungen aufzeigte, wie gefährlich es war, in unmittelbarer Bettnähe ein Fernsehgerät und einen Radiowecker stehen zu haben und erklärte ihnen, dass Erdstrahlen und die Abstrahlung der elektrischen Geräte gemeinsam eine Atmosphäre schufen, die für ihre Gesundheit sehr gefährlich war und ja bereits schlimme Wirkung gezeigt hatte, wie ihre und der Eltern Krankengeschichte bewies.

Wieso können uns Erdstrahlen und besonders technische Magnetfelder so stark negativ beeinflussen? Die Antwort lautet: Weil sie eine Abweichung vom natürlichen Erdmagnetfeld sind, an das sich alle Organismen seit Urzeiten gewöhnt haben. Wir können diese Felder normalerweise nicht fühlen, weil uns dafür ein entsprechender Sinn fehlt. Aber trotzdem gibt es ein unerklärliches Wahrnehmen dieser Frequenzen durch unseren Körper. Möglicherweise sind dafür Magnetit-Kristalle, die man in den menschlichen Gehirnzellen gefunden hat, verantwortlich. Sie richten sich wie Kompassnadeln am Erdmagnetfeld aus und ähneln damit verblüffend den Eisenoxid-Kristallen am Ende des Trigeminusnervs der Zugvögel, die den Tieren die Orientierung im Erdmagnetfeld ermöglichen. Vielleicht erklärt die Existenz der Magnetit-Kristalle auch die atmosphärisch verursachten Kopfschmerzen vieler Menschen, die sich selbst zeitlebens als sehr wetterfühlig erlebt haben. Mir machte ihre Entdeckung klar, warum ich Patienten, die häufig unter Kopfschmerzen litten, immer so gut helfen konnte. Arbeitete ich als Heiler doch selbst mit elektromagnetischen Wellen und Feldern natürlicher Art.

Seit langem besitze ich, wie viele andere, ein Handy, benutze es aber nur als Autotelefon, da mir seine Gefährlichkeit für meine Gesundheit wohl bewusst ist. Handys strahlen im Hochfrequenzbereich, die Pulsfrequenz des digitalen Mobilfunks liegt bei

217 Hz. Bei der Hochfrequenzstrahlung (HF) unterscheiden wir ab 3 Gigaherz zwischen ihrer thermischen und ihrer nichtthermischen Wirkung. Über den thermischen Effekt herrscht in der Wissenschaft Einvernehmen. Niemand bestreitet seine Existenz. Dieser Effekt führt zu einer Erwärmung des Gesamtkörpers oder einzelner Organe. Nun muss bereits ab einer Temperaturerhöhung von 1°C mit gesundheitlichen Störungen gerechnet werden. Bei äußeren Wärmequellen können wir ausweichen oder uns vor ihnen schützen. Auch der Körper hat seinen Schutzmechanismus. Die Hautrezeptoren erkennen die Aufwärmung und reagieren mit verstärkter Durchblutung, um die Wärme im ganzen Körper zu verteilen oder uns mit Hilfe der Schweißsekretion abzukühlen. Das Dumme ist nur, dass dieser Schutzmechanismus unseres Körpers bei HF-Strahlen nicht funktioniert. Der größte Teil ihrer Energie wird von tieferen Gewebeschichten aufgenommen, da vor allem wasserhaltiges Gewebe diese Strahlung absorbiert und die Haut relativ wasserarm ist. Die Wärmesensoren auf der Hautoberfläche werden deshalb kaum angesprochen und die nötige Temperaturregulierung bleibt aus. Die Gefahr besteht also darin, dass wir innere Überhitzung nicht spüren können; und wenn sie uns nicht bewusst wird, könnten wir auch nicht darauf reagieren, weder automatisch auf der Körperebene noch durch äußeres Ausweichen oder Vermeiden. Daher sind Organe mit schlechter Wärmeleitfähigkeit und schlechter Durchblutung, wie z. B. die Hoden, der Glaskörper und die Linsenregion des Auges, durch HF-Strahlung besonders gefährdet.

Weiterhin hat die Wissenschaft beispielsweise entdeckt, dass Elektrosmog das Krebswachstum fördert, indem selbst schwache magnetische Wechselfelder die Zellteilungsrate beschleunigen. Enzyme, Hormone und Botenstoffe werden durch Elektrosmog beeinflusst. Vor allem das Hormon Melatonin und seine Vorstufe Serotonin sind davon betroffen. Melatonin wird von der Zirbeldrüse produziert, die Hormone herstellt, die für die Aufrechterhaltung des Immunsystems wichtig sind. Nun fragt es sich: Wieso wirken dann die heilerischen Magnetfelder gesundheitsfördernd? Nun, als Heiler sende ich keine Wechselfelder, die durch Wechselstrom erzeugt werden, aus, sondern gleichförmig strömende Felder, wie sie auch der elektrische Gleichstrom aufweist. Beim Wechselstrom wechselt Plus und Minus ständig von links nach rechts und wieder zurück. Aus den Händen eines Geistheilers strömt immer aus der rechten Hand die positive Yang- und aus der linken die negative Yin-Energie.

24. Einweihung – die Begegnung mit dem Gott in uns

»Mensch, erkenne dich selbst …« soll über dem äußeren Tor des Orakels von Delphi gestanden haben. Der Eintretende habe dann auf dem inneren Torbogen die Inschrift lesen können: »Und erkenne, dass du Gott bist.« Es gibt viele Arten der Einweihung, viele Wege, um zu unserem Höheren Selbst, dem göttlichen Geist in uns, zu gelangen. Es muss keineswegs immer im Rahmen eines Rituals oder einer Zeremonie geschehen, und nicht immer ist ein Dritter, ein Hohepriester, Meister oder Guru, von Nöten. Einweihung muss auch nicht zwingend in Pyramiden, Tempeln oder in den heiligen Räumen anderer sakraler Bauten stattfinden.

Meine eigene Einweihung fand ganz unspektakulär an einer Bushaltestelle statt. Eines Tages, Anfang der achtziger Jahre, war ich mit meinem Auto unterwegs zu einem Geschäftstermin. Ich fuhr frühmorgens über eine Höhenstraße, die über einen Bergrücken in der Nähe meines damaligen Wohnortes führte. Der Himmel war stark bewölkt, und es sah danach aus, als wenn es gleich zu regnen anfangen würde. Doch plötzlich riss die Wolkendecke zu meiner Linken auf, und der aufsteigende, rot glühende Ball der Sonne wurde schlagartig sichtbar. Überrascht schaut ich im Fahren hin und spürte sofort, dass irgendetwas sehr Seltsames geschah. Ich folgte einem inneren Impuls und lenkte meinen Wagen in die Einbuchtung einer Bushaltestelle, die ich etwa hundert Meter vor mir entdeckte. Dort brachte ich das Auto zum Stehen und schaute wieder gebannt zur Sonne. Sie war inzwischen höher gestiegen und sah durch die atmosphärischen Bedingungen – so erklärte es mir zumindest mein Verstand – wie ein riesengroßer Lampion aus. Ihr Leuchten nahm zu, wurde gleißend und doch konnte ich kein Auge von ihr lassen. Ich fühlte eine nie gekannte Ergriffenheit und ein überwältigendes innerliches Angerührtsein, so dass mir Tränen die Wangen hinab flossen. Ich hatte im Laufe meines Lebens schon viele faszinierende Sonnenauf- und Sonnenuntergänge gesehen. Im Norden und im Süden, im Winter und im Hochsommer. Aber keiner von ihnen war auch nur annähernd wie dieser. Und das auch noch ganz unverhofft! Ich verließ meinen Wagen, lehnte mich gegen die Fahrertür und beobachtete weiter ununterbrochen das persönliche Sonnenwunder, das mir da geschah. Innerlich gab man mir zu verstehen, dass dieses Geschehen nur eine Offenbarung für mich sei und es niemand anderes jetzt so erleben würde. Ich hatte das Gefühl, dass diese Stimme Gott war! Meine Seele und mein ganzer Körper wurden von diesem Licht ergriffen. Ich fühlte mich unendlich glücklich und bereichert. Gleichzeitig erlebte ich mich so angehoben, leicht und schwerelos, dass es mich überhaupt nicht gewundert hätte, wenn ich dort auf der Stelle angefangen hätte zu schweben. – Es geschah nichts weiter. Die Sonne zog wie immer ihre Bahn und wurde bald darauf wieder von Wolken verdeckt. Doch in mir war ein Wunder geschehen. Ich war, als ich wieder in den Wagen stieg, so voller Liebe, dass ich glatt platzen oder doch zumindest die ganze Welt hätte umarmen können. Es war ein unglaubliches und letztlich auch unbeschreibbares Geschehen und Gefühl gewesen. Niemals zuvor und niemals danach erlebte ich auch nur Ähnliches. Denn ich war mir, damals wie heute, ganz sicher, meinem Gott persönlich begegnet zu sein. Innerlich jubilierend und laut singend fuhr ich zu meinem Geschäftstermin. Mein Problem in den folgenden Tagen war, dass mein Herz zum Überlaufen voll war und sich allen mitteilen wollte. Doch etwas verschloss meinen Mund und hieß mich schweigen. Bevor ich es hier zu Papier brachte, denn nun soll ich nicht mehr schweigen, gab es nur zwei Personen, denen ich seitdem davon erzählt hatte. Jahre später schenkte mir Hans Bopp, ein befreundeter Maler und Grafiker, ein Bild, das den Weg von meiner Frau Sylvia und mir beschreiben soll und das er, ebenso wie das Titelbild zu meinem ersten Sachbuch, intuitiv empfangen hatte. Es zeigt eine Taube und einen Adler, die, von unterschiedlichen Ebenen kommend, beide nach oben in Richtung Sonne fliegen. Genau so hatte ich mich damals gefühlt; und so hat dieses Gemälde jetzt einen Ehrenplatz in unserem Haus. Mit diesem Tag meiner Einweihung beschleunigte sich meine Entwicklung sehr, und bald darauf begann meine Arbeit als spiritueller Lehrer, Heiler und Initiator.

Seit 1984 initiiere ich Menschen, die Er mir zuführt. Ich erkläre meinen Schülern das Mysterium des Geistes im Menschen und mache ihnen meine Rolle dabei klar, damit es keine Missverständnis gibt bezüglich meines Auftrags. Wenn sie mich fragen, was ich eigentlich tue und was meine Berufung ist, so sage ich ihnen gern, dass ich eine Art Portier bin, der eine bestimmte Tür in ihnen öffnen soll. Diese Tür führt zum Allerheiligsten im Tempel des Herzens des Betreffenden. Dorthin, wo sein persönlicher Schatz ruht, den er nun aufgerufen ist, in Besitz zu nehmen. Dieser Schatz war schon immer da und wartet seit Anbeginn darauf, dass jeder von uns ihn hebt, damit er seinen wahren Besitzer schmücken und bereichern darf. Allerdings bin ich als Initiator nicht der Hochzeiter, der die Braut über die Schwelle trägt. Jeder muss diesen Raum allein betreten. Ich helfe nur, Hindernisse wegzuräumen und verwahre in Gestalt des Initiationsimpulses den Schlüssel, der diese Tür demjenigen öffnen kann, der sich danach sehnt. Deshalb lautet der Name dieser Initiation auch »Das Tor zum Höheren Selbst«. »Die Initiation zum Geistheiler« ist nur ein Untertitel, der dadurch verdeutlichen soll, dass diese Befähigung nur eins von vielen Geschenken ist, die auf der Kausalebene – denn um diesen inneren Raum dreht es sich – auf uns alle warten.

Nun liegt es in der Natur der Menschen, dass nicht jeder gleich schnell und auch seinem Herzfunken nicht gleich nah ist, und so braucht der eine nach der Einweihung noch viel Zeit und Mut, um die Schwelle zu überschreiten, der andere macht große Sätze und würde sie am liebsten gleich überspringen. Letztlich ist das gleich-gültig. Wichtig ist nur, dass der erste Schritt gemacht ist und der Betreffende nicht mehr zum Stillstand kommt. Denn auch hier gilt: Der Weg ist das Ziel! Wer sich so auf den Weg gemacht hat, erlebt direkt die Nähe seines Geistes und seiner Gaben in Form von Licht und Energien. D. h., die heilerischen Möglichkeiten sind unmittelbar nach dem von mir gegebenen Initiationsimpuls vorhanden und deshalb auch sofort abrufbar. Schwieriger ist es für viele, die neu initiiert wurden, ihrer Intuition und damit ihrer inneren Stimme Raum zu geben, denn dem stehen oft Unsicherheit, Ängste und Zweifel im Wege. Aber auch dieser Schritt ist meistens bald getan, und so erlebt der neue Heiler, wie hilfreich ein allwissender Freund sein kann, wenn man bereit ist, sich auf seine Ratschläge und seine Botschaften einzulassen. Mit fortschreitender Inbesitznahme des eigenen Allerheiligsten folgen dann andere Befähigungen, über deren Art und Wesen ich aber an dieser Stelle schweigen will, um nicht falsche Begehrlichkeiten zu wecken. Wer sich angerührt fühlt und Interesse an der Ausbildung und Initiation hat, kann der Einladung im Anhang folgen. Aber auch hier gelten die mahnenden Worte Gottes, die auch und in besonderem Maße Leitspruch eines künftigen Heilers sein müssen: »Liebet mich über alles und euren Nächsten wie euch selbst«.

Ausklang

An Hand vieler Beispiele habe ich in diesem Buch versucht, deutlich zu machen, welchen Stellenwert das Licht für uns und unsere seelische und körperliche Gesundheit hat. Sei es das Sonnen-, das Astral- oder das Geistlicht. Auf allen Ebenen ist es der Träger des Lebens, und sein Vorhandensein und seine Fülle in uns sagen alles über unsere Bewusstheit aus.

Auch wenn wir es normalerweise nicht mit unseren leiblichen Augen sehen können, existiert ein Licht, das im Zusammenhang mit unserer seelischen Verfassung steht und einer inneren Erfahrung entspricht. Bereits die Weisheit unserer Sprache deutet an, dass es diese Lichterfahrungen gibt, die an Erkenntnis und eine innere Einstellung von Offenheit gekoppelt sind. »Das leuchtet mir ein«, sagen wir, wenn wir etwas verstehen und annehmen können. Wenn wir »einen Sachverhalt durchleuchten«, »Licht ins Dunkel einer Angelegenheit« bringen, dann bemühen wir uns, die wahre Natur einer Sache in Erfahrung zu bringen. Wir benötigen also das innere seelische »Licht der Erkenntnis«, um richtig von falsch unterscheiden zu können.

Die Anwesenheit von seelischem Licht erleben wir immer positiv. Dann ist es hell in uns. Fehlt es uns, dann ist es finster in uns, und wir fühlen uns hilflos und allein gelassen. »Jemand hinters Licht zu führen« meint deshalb, den Betreffenden zu täuschen und zu betrügen, ihn im Dunkeln zu lassen. Und so hoffe ich, am Ende dieses kleinen sprachlichen Exkurses, dass Ihnen, lieber Leser, nun »ein Licht aufgegangen« ist und ihnen mein Buch dabei hilft, zukünftig »ihr Licht nicht mehr unter den Scheffel stellen« zu müssen.

Diese humorvollen Beispiele aus unserer Sprache beleuchten das seelische Erfahrungsfeld des Lichts. Die Bedeutung des inneren

Lichts geht aber viel weiter. Im christlichen Glauben bezeichnet das Licht auch die Heilssphäre, in der sich die an Christus Glaubenden befinden. Im Alten Testament wird es, von der Sonne unabhängig, als eigene Substanz aufgefasst. Deshalb beschreibt der biblische Segensspruch: »Der Herr lasse sein Angesicht leuchten über dir« auch das Wesen des Lichtreichs und die dort ständig erfahrbare Präsenz des Göttlichen in Gestalt des Lichts. Das Offenbarungsgeschehen in der Bibel wird als Kampf des Lichts mit der Finsternis beschrieben, und so will ich mit der frohen Botschaft am Ende der Johannes-Offenbarung schließen, die uns allen eine bessere Zukunft im Licht verspricht:

»Sie werden sein Angesicht schauen, und sein Name ist auf ihre Stirn geschrieben. Es wird keine Nacht mehr geben, und sie brauchen weder das Licht einer Lampe noch das Licht der Sonne. Denn der Herr, ihr Gott, wird über ihnen leuchten, und sie werden herrschen in alle Ewigkeit.« (Off. 22, 4-5)

Buch II:

Aus der täglichen Praxis eines Geistheilers

Die Anwendung
der geistigen Heilungsgesetze
im Alltag

Vorwort

Das vorliegende Buch ist in gewisser Weise die Fortsetzung meines Sachbuches »Aus dem Tagebuch eines Heilers«. In meinen Büchern bemühe ich mich, das Thema »Geistiges Heilen« mehr auf eine an der Praxis und der Sachlage orientierten Art und Weise anzugehen. In zwanzig Jahren als Geistheiler habe ich immer wieder erlebt, dass sich viele Menschen diesem Thema eher auf eine emotionale als auf eine nüchterne Weise nähern. Die allgemeine Unwissenheit ist groß, und die Neigung, diese Behandlungsform einseitig zu mystifizieren und zu glorifizieren, ist unverkennbar. Diesem Irrtum versuche ich nicht nur in meinen Sachbüchern, sondern auch in meinen Vorträgen und Workshops entgegenzutreten, die deshalb unter dem Motto stehen: »Geistiges Heilen zwischen Mythos und Wissenschaft«. Gerade die moderne Wissenschaft hat in den letzten Jahren Erkenntnisse gewonnen, die, aus einem anderen Blickwinkel betrachtet, zutiefst spirituell sind und sich mit uralten Lehren der Esoterik decken.

Bedauerlich ist, dass weite Kreise der Schulmedizin sich dieser Behandlungsform nach wie vor verweigern und versuchen, sie als okkult und unseriös abzustempeln. Obwohl beispielsweise in der Biophotonen-Forschung und durch klinische Tests seit Jahren wissenschaftliche Beweise erbracht wurden, dass das Heilen durch Handauflegen und im Rahmen von Ferntherapien wirkt und messbare Ergebnisse erzielt. Leider tragen auch die sogenannten Heiler häufig zu diesen Vorurteilen bei, da sie sich oft in einer Art und Weise präsentieren, die dieser Einstellung Vorschub leistet. Darüber hinaus herrscht selbst in Heilerkreisen eine große Unsicherheit über das eigene Tun und die Kräfte, die dabei wirken. Daher wird gern mit nebulösen Begriffen operiert, die den

Patienten beeindrucken sollen, aber wenig zur Versachlichung dieses Themas beitragen. Man flüchtet zur Erklärung und Rechtfertigung der eigenen Existenz gern in hohle Phrasen wie »Ich bin ein Kanal« oder »Durch mich fließen göttliche Energien«, ohne dem kritisch Nachfragenden das Ganze sachlich erklären zu können. Aus diesem Grund erscheint es mir wichtig, eine Brücke zu schlagen zwischen Heilern und Wissenschaftlern.

1. Warum werden wir krank?

Der Diabetiker, der Krebskranke, der Asthmatiker, alle von Krankheit Betroffenen fragen sich häufig: Warum ich? Weshalb habe ausgerechnet ich diese Krankheit? Die Medizin sucht und findet die Antwort im Körper, spricht von einem Versagen der Bauchspeicheldrüse, der Entartung von Zellen oder einem gestörten Immunsystem und empfiehlt Geeignetes aus ihrem reichhaltigen Repertoire schulmedizinischer Maßnahmen. So spritzt sich der Betroffene dann ein Leben lang Insulin, wird operiert und bestrahlt oder greift in seiner Atemnot zu einem Kortisonspray. Insbesondere die leidvolle Erfahrung von Patienten mit den Nebenwirkungen von Medikamenten sowie chemischen und radiologischen Behandlungsformen lassen immer wieder die Suche und das Interesse an alternativen Behandlungsformen aufflammen.

Die Naturheilkunde, die Homöopathie, die Akupunktur, chinesische und tibetische Medizin, also aus Sicht der westlichen Schulmedizin Außenseitermethoden der unterschiedlichsten Art, haben Konjunktur. Handauflegen, Reiki, Kinesiologie, Aura-Soma, schamanistische Heilmethoden und viele andere von der Schulmedizin nicht anerkannte Behandlungsformen finden immer mehr Zuspruch. Doch führen sie auch zu wirklicher Heilung? Um diese Frage beantworten zu können, müssen wir uns zuerst einmal fragen: Was ist Gesundheit und was ist Krankheit, und sind wir nach Wiederherstellung der körperlichen Gesundheit damit automatisch auch wieder ganz und heil? Was hat uns überhaupt krank gemacht? So kommen wir über die Auseinandersetzung mit diesen Fragen langsam zu der Erkenntnis, dass körperliche Gesundheit nicht zwingend auch Heil-Sein bedeutet.

Verbinden wir doch Heilung und Heilsein in erster Linie mit einer positiven Selbstwahrnehmung, einer Veränderung in unserer Einstellung und damit mit einem entsprechenden Seelenzustand. Wir beginnen zu erkennen, dass unsere körperliche Erkrankung im Zusammenhang mit bestimmten Gedanken und Gefühlen steht, dass unsere Seele eine gewichtige Rolle für unseren Körper spielt. Wir erleben, dass wir körperlich gesund und doch seelisch krank sein können. Wer oder was ist diese Seele?

Die Naturwissenschaft, die sich auf das Messbare beschränkt, leugnet weitgehend die Existenz der Seele, erklärt Gefühle und Gedanken, die beiden Ausdrucksformen unserer Seele, als reine Gehirnaktivitäten und reduziert den Menschen damit auf eine Art biologischen Roboter. Die Religion spricht davon, dass Menschen Wesen sind, die aus Körper, Seele und Geist bestehen, ohne gleichzeitig eine auch für den Verstand akzeptable Erklärung zu bieten, was wir uns unter »Seele« und »Geist« vorzustellen haben. Daher kommt es zu Missverständnissen und Fehlinterpretationen mit gravierenden Folgen. Es leuchtet deshalb ein, dass an dieser Stelle zuerst einmal die Begriffe »Seele« und »Geist« definiert werden müssen, bevor wir uns mit ihren Auswirkungen auf den Körper beschäftigen können.

Unter Geist versteht die Naturwissenschaft meist unser Denken, als Ergebnis der elektrischen, chemischen und neuronalen Abläufe in unserem Gehirn. Noch merkwürdiger wird die Sache, wenn die Medizin von »Geisteskrankheiten« spricht und dann zu ihrer Heilung Psychopharmaka und Psychologie, also Drogen, und eine Lehre, die die Seele betrifft, einsetzt. Es ist Aufgabe der Naturwissenschaften, sich mit den materiellen Erscheinungsformen und damit unserem physischen Körper auseinanderzusetzen und Erklärungsmodelle für sein Funktionieren und die Abläufe in und das Zusammenspiel zwischen den Organen zu finden bzw. zu erstellen. Die ursprüngliche Aufgabe der Religion dagegen war es, Gleiches in Bezug auf Seele und Geist zu tun. Allerdings kam es in der christlichen Religion schon Mitte des ersten Jahrtausends zu Entwicklungen, die das esoterische Wissen um unser inneres Wesen leugneten und die entsprechenden Texte aus der Bibel entfernten. Fortan wurde und wird bis heute zwar weiter mit den Begriffen »Seele« und »Geist« operiert, ohne aber dem Gläubigen eine fassliche Erklärung über Sinn und Wesen beider zu vermitteln, was es der Naturwissenschaft in Folge leicht machte, dies alles in Bausch und Bogen als »Un-Sinn« zu bezeichnen. Die Auswirkungen auf unsere Zivilisation und unsere Kultur waren fatal. Führten sie doch dazu, dass die meisten Menschen heute ihr »Seelenheil« in der Materie suchen, weil sie als Kinder einer wissenschaftsgläubigen äußeren Welt die inneren Welten für nicht existent und real ansehen und deshalb seelische Ursachen für körperliche Krankheiten für unzutreffend bzw. unsinnig halten und sie somit auch nicht in Erwägung ziehen.

Die Lücke, die die Religion mit ihrem Leugnen alles Esoterischen – dem inneren Wissen – im Bewusstsein der Menschen hinterließ, versuchte nun eine neue Disziplin, die Psychologie, zu schließen. Halbherzig, hin- und hergerissen zwischen wissenschaftlichem Denken und Anspruch und rational nicht erklärbaren Phänomenen, gelang ihr dies nur unzureichend. So greifen die meisten Psychiater und Schulpsychologen häufig zur Behebung seelischer Problemstellungen auf materielle Mittel, wie Psychopharmaka, zurück und leugnen mehrheitlich bis heute beispielsweise Nahtod-Erfahrungen, die Möglichkeit von Besetzungen durch fremde Geister und die durch Reinkarnationstherapien ins Bewusstsein gehobenen Erinnerungen an frühere Leben.

Aber zu allen Zeiten gab es Suchende, die sich nicht dem Glaubensdiktat von Religion und Wissenschaft beugten und nach der Wahrheit hinter den Dogmen und Meinungen der Herrschenden forschten. Aus der Alchemie und dem alten magischen und spirituellen Wissen der Völker entwickelte sich die moderne Esoterik, die nun mit anderen, sprich glaubwürdigeren, Erklärungsmodellen über die Natur jenseitiger Existenz und ihrer Gesetze aufwartete. Diese Modelle habe ich in meinen Sachbüchern »Die Flamme der Erkenntnis« und »Aus dem Tagebuch eines Heilers« ausführlich geschildert, sodass ich mich an dieser Stelle auf die themenrelevanten Erklärungen beschränken kann.

Vom Menschen sagen wir, dass er aus Körper, Seele und Geist besteht. Diese Trinität des Menschen versuche ich meinen Schülern am Gleichnis des Hühnereis zu erklären. Das Äußere, der Körper, entspricht der Eischale, das Innere ist getrennt in Eiweiß und Eigelb, Seele und Geist. Wie das Hühnchen aus dem Dotter erwächst, entstammen wir dem Geist, brauchen aber zur Inkarnation auf Erden Seele und Körper, so wie das heranwachsende Hühnchen Eiweiß und Schale. Die Esoterik spricht von sieben Ebenen der Existenz, unterteilt die drei Hauptebenen von Geist, Seele und Körper in Unterebenen. Dem Geistreich, repräsentiert durch Kopf und Hals und seine drei Energiezentren, Scheitel-, Stirn- und Kehl-Chakra, folgt die Seelenebene, repräsentiert durch Brust, Ober- und Unterbauch und das Herz-, Solarplexus- und Sexual-Chakra. Die Körperebene wird in dieser Betrachtung durch das Becken bis hinab zu den Füßen und durch das Wurzel-Chakra gespiegelt. Das Trinitätsmodell von Körper, Seele und Geist ist also eine Zusammenfassung und Vereinfachung des Modells der sieben Existenzebenen, repräsentiert durch die sieben Haupt-Chakras. Unser Seelenzustand zeigt sich im Energiebild von Aura und Chakras. Neben den Haupt-Chakras spiegeln insbesondere die Neben-Chakras in Füßen, Knien, Nieren und Hirnhemisphären, also in Gelenken und Organen, die doppelt vorhanden sind, einen zentralen seelischen Konflikt, den sogenannten Polkonflikt.

Religion und Esoterik lehren uns, dass wir Kinder des Geistes sind, aus dem Himmel, dem Geist- oder Lichtreich kommen und hinabgestiegen sind in die Materie dieser Welt. Im Geistreich lebten wir in der Einheit. Bei unserem Abstieg mussten wir nun leidvoll erfahren, dass mit Beginn der Seelenebene alle Dinge in zwei Hälften gespalten und somit dual sind. Oben und unten, rechts und links, arm und reich, gut und böse, Mann und Frau. Die Involution, der Eintritt des Geistes in den Stoff, bedeutete – aus eins wurden zwei, aus der Einheit wurde Dualität und damit Polarität. Wir können zeitgleich immer nur eine von zwei Möglichkeiten eines Prinzips wählen, z. B. bezüglich des Prinzips »Besitz«, ob wir reich oder arm, bezogen auf das Prinzip »Selbstbehauptung«, ob wir mächtig oder ohnmächtig sein wollen. Die genannten sowie die meisten anderen Prinzipien spielen aber nicht in jedem Leben eine wichtige Rolle. Ein Prinzip allerdings – das Geschlechtsprinzip – ist in jedem Leben von herausragender Bedeutung. Jedes Mal müssen wir uns mit diesem Thema auseinandersetzen, können ihm nicht ausweichen, müssen uns zwingend entscheiden, ob wir als Frau oder als Mann inkarnieren wollen. Als Reinkarnationstherapeut erlebe ich häufig, dass sich bei dieser Wahl zwischen zwei Möglichkeiten Einseitigkeiten in der Seele entwickeln, die zu gravierenden Konsequenzen in Folgeleben führen, die unser Karma beeinflussen und unter anderem zu schwerwiegenden Krankheitsbildern führen können, wie das folgende Beispiel anschaulich beweist.

An einem heißen Sommertag suchte mich ein Bankdirektor auf. Sein Arzt hatte ihn geschickt. Die Diagnose lautete Magenkrebs, und die Aussichten nach Operation und Chemotherapie waren nicht günstig. Der Magen wird energetisch gesteuert vom Solarplexus-Chakra. Dieses Energiezentrum spiegelt seelisch den Bereich des Ichs bzw. die Ichbild-Problematik. Das Solarplexus-Chakra steuert alle Verdauungsorgane mit Ausnahme des Dickdarms. Die jeweiligen Organe erzählen uns etwas über die Natur dieser Ich-Problematik. Der Magen steht dabei für die Ich-Ängste. »Es schlägt mir auf den Magen«, sagt eine Redensart. Doch was schlägt uns auf den Magen? Stress, Minderwertigkeitsgefühle oder Angriffe auf das Ich, also Ängste. Bezüglich der Schwere des Krankheitsbildes sprechen wir von einer Bedeutungshierarchie, was sich am Beispiel des Magens leicht verdeutlichen lässt. Ein wenig Stress, und ich bekomme Sodbrennen durch Übersäuerung; eine dauernde Stress-Situation führt zu Gastritis und wird chronisch. Später führt das – wenn sich seelisch und körperlich nichts an der Situation ändert – zum Durchbruch, wir bekommen Magengeschwüre. Krebs in dem betreffenden Organ bedeutet nun aus Sicht eines Geistheilers, dass sich der Kranke, bezogen auf die jeweilige Thematik, seelisch in einem subjektiv unlösbaren Konflikt befindet. Er hat sich in seiner Gefühls- und Gedankenwelt so in die Sackgasse manövriert, dass er in aller Regel von alleine nicht mehr oder nur schwer herausfindet.

Im Urgrund ist der Polaritätskonflikt für alle Krankheitsbilder verantwortlich; aber jeder »spielt« diesen Grundkonflikt auf der Bühne seines Lebens unterschiedlich. Heilung bedeutet nun, die tiefgründige Ursache und ihre Spiegelung auf den vordergründigen Persönlichkeitsschichten zu erkennen und einer Erlösung zuzuführen. Ich selbst verhalte mich im ersten Schritt der Behandlung wie mein ältester Sohn, der Kommissar bei der Polizei ist. Wenn er zu einem Tatort – dem Krankheitsbild des Patienten – kommt, ist der Täter meistens verschwunden. Das in unserer Seele Verantwortliche hält sich versteckt. Daher muss sich der die Untersuchung Führende ein Bild von den Umständen machen und Rückschlüsse auf den Täter ziehen, um letztlich den Verantwortlichen zu ergreifen. Übertragen auf meine Praxis bedeutet das, ich suche nach Spuren in den verschiedenen Wesensschichten des Kranken. Der Polkonflikt spiegelt sich auf drei Ebenen – auf der Körperebene durch das erkrankte Organ, auf der Energieebene durch den Zustand von Aura und Chakras sowie auf der Ebene des Sozialen. »Sage mir, mit wem du gehst, und ich sage dir, wer du bist«, meint unsere Sprache und erklärt damit, dass sich unsere Persönlichkeit und ihr Charakter in unserer Wahl spiegeln; und auch die Krankheit haben wir gewissermaßen »gewählt«.

Zurück zu dem erkrankten Bankdirektor. Die Diagnose war klar: Magenkrebs und damit eine massive, subjektiv unlösbare

Angstproblematik. Anschließend suchte ich auf der zweiten Ebene nach der Spiegelung im Sozialbereich, also im Umfeld des Betreffenden. Nun gibt es geschlechtsspezifische Ursachen und Spiegelungen, wonach Männer mehrheitlich außenorientiert sind, deshalb finden wir die Konfliktspiegelungen häufig im Bereich des Berufes, des Hobbys oder der Nachbarschaft. Frauen sind meistens innenorientiert, daher spiegeln sich ihre Konflikte meistens im Bereich der Partnerschaft und im Familiären bzw. im Nestbereich. Also fragte ich meinen Patienten zuerst nach seinem Berufsleben und wurde nach wenigen Antworten fündig. Der Patient war Ende fünfzig, Abteilungsdirektor in einer Großbank und musste seit einigen Jahren leidvoll erleben, dass seine Kollegen versuchten, ihn durch Ausgrenzung, Intrigen und böswillige und unwahre Behauptungen aus seiner beruflichen Position zu drängen.

Fragen wir nun drei Spezialisten, wer oder was ihrer Ansicht nach für diesen Magenkrebs verantwortlich ist, so nennt uns der Schulmediziner, als Repräsentant der Körperebene, wahrscheinlich die Helicobacter-Bakterien und empfiehlt Operation, Strahlenbehandlung oder Chemotherapie. Für die seelische Ebene fragen wir den Psychologen, der eine Verhaltensproblematik diagnostiziert. Der Patient müsse lernen, dem krank machenden Mobbing seiner Kollegen anders zu begegnen – und er empfiehlt vielleicht eine Verhaltenstherapie. Zuletzt fragen wir den Geistheiler. Der antwortet uns: Im Urgrund verantwortlich ist der Polkonflikt! Alle anderen Ebenen spiegeln nur diesen Ursprung.

Es geht darum, drei Ebenen zu betrachten. Dazu arbeite ich mit den Patienten, um ihre Energiesituation festzustellen. Ich überprüfe die Aura und die Chakras, die viel über die Seelenlage verraten. Zuerst teste ich den vertikalen Energiefluss von der Fußsohle bis zum Scheitel. Dabei nutze ich jenes Gesetz, das besagt, das Ganze spiegelt sich in seinen Teilen. In der Konsequenz bedeutet das, dass die Energiebahnen des Akupunktursystems in der Fußsohle enden und sich somit alle Organe, gewissermaßen der ganze Mensch, in seiner Fußsohle spiegeln. Diese Tatsache nutzt auch die Fußreflexzonen-Massage. Ich ergreife also die Fußspitzen meiner Patienten, die energetisch mit dem Kopf verbunden sind, und sage scherzhaft, dass, wenn hier unten »Strom« eingeleitet wird, oben in ihrem Kopf die »Lampe« angeht, es also im Schädel aufgrund meiner Energiezuführung zu spürbaren Signalen wie Wärme, Kribbeln oder Druck kommt. Wenn diese Signale ausbleiben, stimmt etwas nicht. In aller Regel sind dann ein oder mehrere Haupt- oder Neben-Chakras blockiert.

Ich begann also bei dem Bankdirektor mit der Energieübertragung. Nach einigen Sekunden berichtete mir mein Patient, dass sich die Energie deutlich fühlbar in seinem Becken staue und nicht darüber hinausgehe. Nun nahm ich mein Pendel, mit dessen Hilfe ich die Chakras austeste, und zeigte ihm, dass das Solarplexus-Chakra im Oberbauch, das auch den Magen steuert, blockiert war. Nachdem dieser blockierte Energiewirbel geöffnet war, bestätigte mir der Patient erstaunt, dass er nun die Energie in Form von starkem Druckanstieg im Stirn- und Schläfenlappenbereich spüre und sich darüber hinaus diese Kraft fühlbar in seinem Oberbauch und der Brust ausbreite.

Jetzt hatte mein Patient etwas sehr Wichtiges erlebt. Zu Beginn hatte ich ihm die Bedeutung der Chakras, ihre Funktion für die Organe und ihre seelische Spiegelung erklärt. Dann hatte er zuerst die Blockade und danach den nun ungehinderten Energiefluss klar und deutlich wahrgenommen, und er verstand jetzt den Zusammenhang zwischen blockiertem Chakra, ausbleibender Energieversorgung und Steuerung des Magens sowie dem daraus resultierenden Krankheitsbild. Aber damit waren wir noch nicht am Ende. Was fehlte, war das Indiz für den ursächlichen Polkonflikt und seine Spiegelung im Feld der Aura. Dazu werden beim Patienten von der Fußsohle über die Knie und Nieren bis zu den Hirnhälften die Energiewirbel dieser dualen Organe ausgependelt und miteinander verglichen. Hier kommt es bei den meisten Menschen zu mehr oder minder gravierenden Unterschieden im Energiefluss, was sich im Pendelbild durch unterschiedlich große Kreisdurchmesser darstellt. Bei dem Bankdirektor waren die Neben-Chakras der linken Körperhälfte etwa fünfmal so groß wie die der rechten Seite. Die weibliche Yin-Energie der linken dominierte absolut die männliche Yang-Energie der rechten Seite. Damit handelte es sich um einen klassischen Polkonflikt. Der Patient war ein Anima- oder Yin-Typ.

Was ist in letzter Konsequenz ein Polkonflikt? Wir sprachen bereits davon, dass wir vor jedem Leben wählen müssen, welchem Pol des betreffenden Prinzips wir zuneigen und welchen wir ablehnen. Bei dieser Wahl gibt es Einseitigkeiten. So ist es leicht vorstellbar, dass wir – wenn wir die Wahl haben – lieber Macht ausüben wollen, als unter der Ohnmacht zu leiden. Dummerweise gehört beides zusammen. Niemand hindert uns daran, wenn wir mehrere Leben hintereinander Machtgefühle ausleben, einmal als Pharao, dann als gefürchteter Krieger und schließlich als strenger Abt eines Klosters. Es gibt viele Möglichkeiten, Macht auszuüben, und so können einige Leben nacheinander unter diesem Vorzeichen stehen. Aber irgendwann kommt gesetzmäßig der Umschwung ins Gegenteil. Nun müssen wir den vernachlässigten Pol der Ohnmacht leben – und zwar in der gleichen Intensität wie zuvor den Pol der Macht. Daher beginnt eine Reihe von Leben, wo wir vielleicht als Frau von einem Mann unterdrückt werden, als Sklave leben oder als Fronarbeiter schmachten. Das Gesetz verlangt nach Ausgleich. Die Involution, der Eintritt des Geistes in den Stoff, bedeutete, dass aus eins zwei, aus Einheit Dualität wurde. Die Evolution ist die Rückkehr in die Einheit. Daher müssen aus allen Zweiheiten wieder Einheiten, müssen alle Prinzipien wieder ausgeglichen werden, bevor sie miteinander zur Einheit verschmelzen können.

Gleichnishaft wurde uns das von Siddhartha vorgelebt. Wie die Legende berichtet, lebte er glücklich und zufrieden in der Einheit des väterlichen Königspalastes. Auch der König hielt alles Übel dieser Welt von seinem Sohn fern. Dann drang der

Klang der Außenwelt an Siddharthas Ohr, und er machte sich neugierig auf den Weg, um das Leben vor den Palastmauern zu erkunden. Wie im christlichen Gleichnis vom verlorenen Sohn verließ er den Himmel und ging in die äußere Welt. Die Außenwelt war gespalten, und da der junge Königssohn alles erfahren und verstehen wollte, lebte er alles, dem er begegnete, in seinen Extremen aus. Er lebte bei den Reichen und bei den Armen, bei den Frommen und den Huren und bei den Völlern und den Asketen. Bis schließlich am Ende, unter dem Baum am großen Fluss, alle Pole in ihm zur Einheit verschmolzen und er Einheitsbewusstsein erlangte. Von da an nannte man ihn Buddha, den Erwachten.

Jahrelang arbeitete ich in einer Heilpraktiker-Praxis, wo wir anhand der Kirlian-Bilder der Patienten diagnostizierten, die bei jedem Besuch von ihnen sofort gemacht wurden. Dabei wurde die Energieabstrahlung der beiden Hände und Füße fotografisch festgehalten und anschließend auf der Grundlage des Akupunktursystems und seiner Energiebahnen analysiert. Diese Energiebahnen durchlaufen und steuern unsere Organe und enden in Händen und Füßen. Besondere Energiephänomene im Bild weisen auf Probleme in den betreffenden Organen hin. Gleichzeitig sagt die unterschiedlich intensive Schwarzfärbung bei der Rechts-links-Betrachtung des Fotos etwas über die Energiefülle in der betreffenden Körperseite aus. So stellte ich nach einiger Zeit fest, dass es bei über 80 % aller Fälle ein energetisches Ungleichgewicht gab. Die Mehrzahl der Patienten war energetisch in der rechten, eine Minderzahl in der linken Körperhälfte stärker. Die restlichen knapp 20 % waren energetisch im Gleichgewicht. In der esoterischen Psychologie wird die rechte Seite mit unserem männlichen Pol, genannt Animus, gleichgesetzt, und ihre rechtsdrehende Energie nennen wir, in Anlehnung an die chinesische Philosophie, die Yang-Energie. Unsere innere Frau, Anima genannt, wird der linken Körperhälfte zugeordnet und ihre linksdrehende Energie die Yin-Energie genannt.

Ein geistiges Gesetz besagt: Das Ganze spiegelt sich in seinen Teilen! Jedes Molekül unseres Körpers ist von Mutter Erde genommen. Sie ist das Ganze, von dem wir nur ein verschwindend geringer Teil sind. Die Feststellung und Behauptung, dass die meisten Menschen Yang-lastig sind, wird durch die Tatsache untermauert, dass auch die Erdhälften – und damit die Erde als Ganzes – im Ungleichgewicht sind. Die Nordhalbkugel, der Plus- oder Yang-Pol, dominiert die Südhalbkugel, den Minus- oder Yin-Pol unseres Planeten. Kapital, Macht und Energie stehen mehrheitlich den Nationen der Nordhalbkugel zur Verfügung, die Südhalbkugel ist weitgehend Entwicklungsland. So sind viele Konflikte auf Erden Polkonflikte. Was geschah beispielsweise am 11. September 2001? Zwei hochragende Türme, typische Phallus- und damit Yang-Symbole, die für Kapital und wirtschaftliche Macht standen, wurden attackiert und zerstört von den emotionalen, rechtlosen und wirtschaftlich abhängigen Kräften des Yin in Gestalt der Glaubensfanatiker. Die USA und die arabische Welt – extremer können sich die Polunterschiede zwischen Menschen der gleichen Welt nicht mehr zeigen. Aber auch Palästinenser und Juden, Katholiken und Protestanten in Nordirland, Weiße und Indianer in Südamerika – überall stehen sich Polrepräsentanten feindlich gegenüber. Sie sind unfähig, die Lebensformen und Sichtweisen der jeweiligen Gegenseite zu tolerieren und die daraus sich entwickelnden Spannungen zwischen ihnen auf friedliche und brüderliche Art und Weise zu lösen. Insbesondere das Yang-Prinzip steht in dieser Zeit in der Verantwortung, seine Übermacht zu zügeln und einen vernünftigen Ausgleich mit seinem Gegenpol zu suchen, wenn sich diese Welt nicht immer mehr auf den Abgrund zubewegen soll. Wird die Spannung zwischen zwei Polen immer stärker, das Gefälle immer größer, führt dies zwangsläufig zuerst zu Prozessen, um diese Spannung durch Stärkung des schwachen Pols auszugleichen, und wenn dies nicht gelingt, kommt es zum Umschlag in den Gegenpol. Das Pendel schwingt von rechts nach links anstatt in der

Mitte zu verharren. Im Großen findet dieser Spannungsausgleich in Form von Kriegen statt, in der Natur erleben wir es in Form von Gewittern oder im Menschlichen in Form des ausgleichenden Karmas, das häufig in Gestalt von Krankheiten auftritt.

Kehren wir zum Fall des Bankdirektors zurück. Meine Erklärungen der seiner Krankheit zugrunde liegenden Prinzipien, sein Erleben im Rahmen der Energietherapie und der ihn überraschende Umstand, dass im Rahmen der Reinkarnationstherapie mehrheitlich Frauenleben zum Vorschein kamen, ließen ihn langsam zu der Erkenntnis gelangen, dass etwas an dem von mir behaupteten Polkonflikt als Ursache seines Krebses dran sein musste. Zudem erinnerte er sich, dass er als Kind lieber mit Mädchen spielte, den aggressiven Jungen immer aus dem Weg ging und sich bis heute im Kreis von Frauen heimischer und wohler fühlte als in typischer Männergesellschaft. So saß er nun nachdenklich vor mir, ließ diese neuen Erfahrungen vor seinem inneren Auge Revue passieren und kam dann zu der deprimierenden Selbsteinschätzung: So bin ich nun einmal! Daran lässt sich nichts mehr ändern!

Aus Sicht eines Geistheilers beginnt an dieser Stelle erst der Heilwerdungsprozess. Zuerst müssen wir uns klar darüber werden, wo wir stehen, bevor wir eine Veränderung ins Auge fassen können. Generell gesprochen, führen unsere vielen Vorleben und ihre Erfahrungen zu bestimmten Glaubenssätzen, die sich zu unserem Charakter und seiner Struktur verdichten. Das Dumme an dieser Sache ist nur, dass wir Erfahrungen häufig falsch interpretieren, zu Fehlschlüssen kommen und deshalb zu falschen bzw. einseitigen Vorstellungen von uns tendieren, die nun unser Selbstbild negativ beeinflussen. Unser Selbstbild, unsere bewusste, insbesondere die unbewusste Vorstellung von uns bestimmen aber unser Denken und Fühlen und damit unser Handeln. So ernten wir, was wir säen – und das in vielen Leben.

An diesen Punkt war nun mein Patient gelangt. Ausgangslage war, dass im heutigen Leben, bedingt durch seine Einseitigkeit in der Geschlechtswahl der Vergangenheit, sein weiblicher Pol den männlichen Pol dominierte, seine Anima eine Riesin, sein Animus ein Zwerg war. Daraus resultierte die Einseitigkeit im Verhaltensmuster und in der Energieverteilung in seiner Aura, die letztlich zum Krankheitsbild führte. Niemand steht sicher auf einem Bein. Die Folge war Unsicherheit und Angst, was sein Magenkrebs treffend spiegelte.

Ein Heilungsprozess muss auf allen drei Ebenen gleichzeitig ablaufen. Im Rahmen von Chakra- und Organtherapie wurde durch mein Handauflegen die Körper- und Energieebene positiv beeinflusst und verändert. Dabei gilt es, zuerst alle Blockaden und sonstigen Fehlentwicklungen im Chakra-System zu beheben. Besonders wichtig ist dabei der Ausgleich zwischen den Energien der linken und der rechten Körperhälfte. Der Heiler leitet dabei in die jeweils schwächere Seite die entsprechende Energieform, entweder linksdrehendes Yin oder rechtsdrehendes Yang, ein, bis beide Seiten gleich stark sind. Das überprüft er durch erneutes Pendeln. Oft erlebe ich, dass Patienten diese schlagartige Veränderung in ihrer Energiestruktur sehr stark spüren und sehr positiv empfinden. Sofort taucht dann die Frage auf: Wie lange hält denn das jetzt? Unausgesprochen schwingt dabei die hoffnungsvolle Frage mit: Bin ich nun geheilt? Darauf reagiere ich mit einem Gleichnis und antworte: Als Geistheiler bin ich wie der hilfreiche Mann vom Automobilclub. Da liegt ein Auto im Graben, dessen Batterie halb leer ist. Verantwortlich dafür ist die defekte Lichtmaschine – das mangelnde Bewusstsein des Patienten. Ich lade nun seine Batterie durch Handauflegen wieder auf, und dann hat der Betreffende aufgrund dieser neuen Fahrbereitschaft in der Dualität zwei Möglichkeiten. Entweder er fährt in die Garage und lässt seine Lichtmaschine reparieren, er tut beispielsweise im Rahmen von Therapien etwas für sein Bewusstsein, oder er fährt fröhlich davon, in dem Irrglauben, geheilt zu sein, und muss in der Folgezeit erleben, dass sich die von mir gespendete Energie über kurz oder lang wieder verbraucht, sein Auto also wieder den Dienst versagt, die Krankheitssymptome erneut auftauchen. Nach dem Evolutionsgesetz kann das auch nicht anders sein! Heilung ist letztlich immer das Ergebnis von Bewusstseinsveränderung. Alle Behandlungsmethoden – von der Schulmedizin bis zum Geistigen Heilen – sind vom Ergebnis her so lange nur symptomverschiebend und deshalb in ihrer Wirkung zeitlich begrenzt, bis es zu einer echten Verwandlung in uns kommt.

Aber erleben wir nicht immer wieder Heilung durch diverse Behandlungen, ohne dass es scheinbar zu Veränderungen im Denken und Fühlen kam? Nehmen nicht die meisten, die einer bedrohlichen Erkrankung nach einer Operation glücklich entronnen sind, danach ihr altes Leben wieder unverändert auf? Das scheint nur so! Mit etwas zeitlichem Abstand und emotionaler Distanz berichten viele ehemals Schwerkranke, dass sie die Krankheit verändert habe, dass sie ohne die damalige Erkrankung heute dort nicht stehen würden, wo sie stehen. Es kam also sehr wohl auch in diesen Fällen zu einer Bewusstseinsveränderung. Sie erfolgte allerdings nicht klar bewusst, sondern weitgehend unterbewusst. Besser wäre allerdings, auch das Tagesbewusstsein wäre an diesem Prozess beteiligt und kommende Konflikte könnten bereits von dieser Ebene aus angegangen und gelöst werden, ohne dass es erst zu einer schmerzhaften Spiegelung auf der Körperebene kommen muss. Diese Gesetzmäßigkeit verdeutlicht ein weiteres Gleichnis: Der Geist in uns ist wie ein Kleinunternehmer, der zwei Sachbearbeiter hat – unsere Seele und unseren Körper. Immer wenn der Chef in die Firma kommt und ein neuer Auftrag zu erledigen ist, landet der zuerst auf dem Schreibtisch des seelischen Sachbearbeiters. Aber der ist häufig unwillig und arbeitsscheu und verweigert sich. Dieser blockierte Seelenzustand offenbart sich in den entsprechenden Chakra-Blockaden. Die betreffenden Chakras erzählen uns darüber hinaus viel über die Natur der seelischen Probleme. Dann kommt der Chef nach einiger Zeit wieder ins Büro und sieht, dass die betreffende Akte immer noch auf dem Schreibtisch des Seelensachbearbeiters schmort. Daraufhin nimmt er das Unerledigte und legt es zur weiteren Bearbeitung auf den Schreibtisch des Körpersachbearbeiters.

Die Krankheit erscheint und ist deshalb immer ein getreulicher Spiegel dessen, was auf der Seelenebene blockiert war und nun auf der Körperebene durch Leid erlöst werden muss. Eine Zeit lang sind nun beide Signale gleichzeitig da, das blockierte Chakra und das sich entwickelnde Krankheitsbild. Ein weiteres Gesetz besagt nun: Wenn ich mich innerlich verschließe, muss ich mich äußerlich öffnen. Die Chakras gehen nach einer Übergangszeit wieder auf, das Thema ist gänzlich auf die Körperebene verschoben. Deshalb ist ein offenes Chakra-System keineswegs eine Garantie für ein gesundes Organsystem. Es besagt nur, dass aktuell nichts im Seelischen blockiert ist, der Betreffende aber durchaus gleichzeitig an einer lebensbedrohlichen Erkrankung leiden kann. »Ich habe die Nase voll«, sagen wir, wenn wir uns mit etwas nicht mehr auseinandersetzen wollen. Wenn wir uns so innerlich verschließen, müssen wir uns nach dem Gesetz äußerlich öffnen. Die Nasenschleimhaut, auf der sich schon immer Bakterien befanden, öffnet sich, die Angreifer dringen ein, und unser Immunsystem sorgt mit seinem Kampf gegen die Eindringlinge stellvertretend für die Erlösung des im Hintergrund stehenden Themas. In aller Regel geht es uns dann nach überstandenem Schnupfen besser.

Was war nun mein Ratschlag im Fall des Bankdirektors? Der Ursprung seines Problems war ein massiver Polkonflikt. Anima dominierte Animus. So wie es mein Patient auf der Energieebene erlebt hatte, empfahl ich ihm Gleiches für die Heilung seines gespaltenen Selbstbildes, nämlich die Stärkung des schwächeren Pols, um so seelisch in die erstrebenswerte Mitte zu kommen. Dies erreichten wir dadurch, dass wir in weiteren Trancetherapien in seinem Unterbewusstsein nach den wenigen, aber dort durchaus auch vorhandenen Männerleben suchten. Indem wir diese dadurch in den Mittelpunkt seiner Aufmerksamkeit hoben, sie so deutlich vor sein inneres Auge stellten, veränderte sich seine Selbsteinschätzung. Mein Patient erlebte in der Erinnerung, dass er durchaus auch ein kraftvoller und durchsetzungsfähiger Mann sein konnte. Etwas, was bisher in seinem Selbstbild fehlte. Indem er lernte, sich zunehmend mit diesem positiven und selbstverwirklichten inneren Mannbild zu identifizieren, veränderte sich zwangsläufig seine Einstellung und seine Haltung in der Außenwelt.

Als bald darauf einer seiner Kollegen wieder einmal versuchte, ihm beruflich und menschlich ein Bein zu stellen, war er erstmals in der Lage, kraftvoll und entschieden zu kontern, den Betreffenden in seine Schranken zu weisen und den Platz als Sieger zu verlassen. Eine Erfahrung, die seine neue Motivation stärkte und den weiteren Heilungsprozess stark beschleunigte. Am Ende war er ein anderer Mann geworden. Er war nicht in den Gegenpol gewandert, nicht zum Yang-Mann mutiert, sondern in seiner Mitte angekommen. Sein verändertes Sein spiegelte sich in einem harmonischen Chakra-Bild. Yin und Yang waren im Ausgleich. Erst jetzt konnten wir von Heilung sprechen.

2. Was tun, wenn wir unter dem Gestern leiden?

Wir alle kamen aus dem Licht. Man nennt diese Sphäre auch Geistreich oder Himmel. Dort lebten wir in der Einheit mit allem, was existiert. Der Begriff »Einheit« wird in Religion und Esoterik zwar gern und häufig benutzt, aber verstehen wir auch wirklich seine Bedeutung? Als verkörperter Mensch leben wir im Feld der Dualität. Alles ist gespalten, und wir erleben uns getrennt von allem anderen. Das Ich und das Du, das Innen und das Außen, das Oben und das Unten – jeder von uns lebt im Spannungsfeld gegensätzlicher Pole. Das Instrument, das uns hilft, uns in dieser Polarität und auf dieser Existenzebene zurechtzufinden, ist unser Gehirn. Entsprechend seiner Aufgabenstellung ist es ebenfalls gespalten, deshalb verfügen wir über eine rechte und eine linke Hirnhälfte. Also können wir logischerweise mit Hilfe des Hirns auch gar nicht verstehen, was Einheit bedeutet. Das gliche dem Versuch, Wasser mit einem Sieb zu schöpfen. Einheit können wir nur mit dem Herzen erfahren; denn dort, so lehrt uns die Esoterik, ist für die Dauer der Inkarnation der Aufenthaltsort des Geistes. Mystiker kennen das. Sie schauen mit dem Herzen. Aber immer, wenn sie versuchten, diesen Zustand und seine Erfahrungen anderen mitzuteilen, mussten sie zwangsläufig dazu die Sprache als Instrument des Verstandes benutzen, und erlebten, dass das, was sie mit Worten mitteilten, nicht oder nur unvollkommen dem entsprach, was sie erfahren hatten.

Umgekehrt ist für alle Engel, die nicht mit der Überwachung und Steuerung der materiellen Sphäre befasst sind, unsere Existenzebene etwas Unbegreifliches. Sie leben in der Einheit. Deshalb ist für sie eine duale Existenz nicht vorstellbar, und daher können sie auch nicht begreifen und nachvollziehen, was menschliches Sein ausmacht. Zentrale Antriebe menschlichen Lebens sind beispielsweise die Angst und die Polarität von Mangel und Fülle. Ständig streben wir danach, vom empfundenen Mangel zur Fülle zu gelangen – in der Liebe, im Beruf oder im Finanziellen. Was uns treibt, ist eine diffuse Angst, die entstand, als wir die Einheit verließen. In der Folge mussten wir uns für jeweils einen Pol der gewählten Prinzipien entscheiden. Was dazu führte, dass uns ständig und in allen Bereichen etwas fehlt – nämlich der jeweilige Gegenpol, der uns erst ganz und heil macht. Das bereitet uns Angst. Deshalb sprechen Ehepartner von ihrer »besseren Hälfte« und drücken damit aus, dass der Andere das repräsentiert, was dem Betreffenden fehlt. Der Partner ist immer der Gegenpol, die fehlende Hälfte, und erst sein Dasein verhilft uns allen zu einem Gefühl von Einheit und Ganzheit.

Auch unser Karma ist polar. Wir erleben Ursache und Wirkung getrennt voneinander. Dazwischen liegt Zeit – Sekunden oder Jahrhunderte. Auch hier wirkt der gleiche Trieb, der uns zur Erfahrung des jeweiligen Gegenpols führen will, um in die Ganzheit und damit Einheit zurückkehren zu können. Im konkreten Einzelfall ist es für den Betroffenen oft schwer, hinter seinem Leid das Wirken des Gesetzes zu erkennen oder es auch nur zu unterstellen. Zu groß ist die Betroffenheit und zu unverständlich sind scheinbar die Zusammenhänge. Diese Unwissenheit und das Nichtverstehen verlängern nun in aller Regel nur das leidvolle Erleben, denn unser Geist lässt nicht davon ab, uns in die Einheit zurückbringen zu wollen. Schauen wir uns an, wie sich diese Gesetzmäßigkeiten in unserem Alltag und in unseren Krankheitsbildern spiegeln.

Vor einigen Jahren kam Anita F. aus einer norddeutschen Großstadt zu mir. Sie hatte eine sehr schwere Zeit hinter sich und suchte bei mir nach den Gründen und einer plausiblen Erklärung für ihr Erleben. Anderthalb Jahre zuvor war die Mutter zweier Kinder nach der Geburt ihrer zweiten Tochter von einer sehr seltenen Autoimmunerkrankung heimgesucht worden. Fast zwölf Monate lang hatte sie über vierzig Grad Fieber und konnte vor Schmerzen und Schwäche das Bett nicht verlassen. Die Muskeln und Sehnen begannen im Laufe der Zeit zu degenerieren, und es wurde von Seiten ihrer Ärzte zeitweilig ernsthaft überlegt, ob sie die extrem schmerzhafte Spastik in den Händen der Patientin, die bereits zu einer beginnenden Verkrüppelung führte, nicht durch Amputation beenden sollten. Anita wehrte sich heftig dagegen, wäre ihr weiteres Leben als Mutter und Kunstmalerin doch damit endgültig zu Ende gewesen. Die Schulmedizin war ratlos, und erst einem anthroposophischen Arzt gelang es, in einem letzten Akt der Verzweiflung mit einer Überdosis Kortison das Fieber zu stoppen. Nun saß die Enddreißigerin vor mir. Das Gesicht bleich und wie ausgebrannt, die schwarzen Augen, von dunklen Ringen umrahmt, lagen tief in ihren Höhlen. Sie war mit zwei Fragestellungen gekommen. Erstens wollte Anita die Gründe für ihre seltene Erkrankung erfahren, und zweitens wollte sie mehr über die Natur ihrer, wie sie es empfand, zwanghaften Beziehung zu ihrer Mutter wissen. Die Mutter besaß ein Theater, und immer, wenn sie ein neues Stück aufführte, musste die Tochter, ob sie wollte oder nicht, als Kunstmalerin die Kulissen malen. Sie konnte einfach nicht Nein sagen, und das war nur ein Beispiel von vielen. Anita spürte, dass es etwas in ihr gab, was nicht zuließ, den Wünschen ihrer Mutter eine Absage zu erteilen. Gleichzeitig erlebte sie dieses Unvermögen als eine Form der Selbstvergewaltigung und litt sehr darunter.

Wir begannen die Behandlung mit der Harmonisierung und Stärkung ihrer Aura und ihres Chakra-Systems. Sie war ein Yin-Typ, und so stellte ich zuerst ihre innere Stabilität und ihr Gleichgewicht durch Zuführung der kräftigenden Yang-Energie her. Erst als sich ihr körperliches und seelisches Befinden deutlich gebessert hatte, begannen wir mit der Spurensuche in ihrer Seele, um die ihrer Krankheit zugrunde liegenden Erlebnisse und die daraus resultierenden unbewussten Glaubenssätze aufzuspüren. Wir gingen zuerst mittels entsprechender Trancetechniken zurück in die Jugend und die Kindheit dieses Lebens. Aber dort fand sich nichts, was uns Aufschluss über die Krankheitsgründe hätte geben können. Deshalb überschritten wir im Rahmen einer Reinkarnationstherapie die Geburtsschwelle und landeten sofort in dem für ihr Schicksal verantwortlichen Vorleben. Viele Menschen sind an einer Reinkarnationstherapie interessiert. Fälschlicherweise erwarten sie, dass sie die inneren Bilder genauso real und plastisch wahrnehmen wie in einem Film. In der Mehrzahl der Fälle ist das aber leider nicht so. Die meisten Patienten haben eher die Vorstellung von einem Bild, als dass sie es konkret sehen könnten. Bei Anita war das anders. Wie die meisten der Menschen, die sehr intensiv mit der Verarbeitung optischer Eindrücke befasst sind, wie Maler, Fotografen oder Film- und Fernsehleute, waren ihre Wahrnehmungen sehr farbig und dreidimensional. Als Yin-Frau wurden ihre inneren Bilder zudem von besonders starken Gefühlen des damals Erlebten begleitet.

Das erste Bild, das im Trancezustand in Anita aufstieg, führte sie zurück in ein Leben im 15. Jahrhundert. Sie sah sich als junge Frau mit langen blonden Haaren, nur bekleidet mit einem strahlend weißen Hemdchen, neben einem breiten Fluss stehen und fühlte sich wie betrunken. Bereits hier zeigte sich die Problematik aller in diesem Zustand aus dem Unterbewusstsein aufsteigenden Bilder. Was die meisten Menschen nicht wissen, ist, dass ihre Seele nicht nur mittels realer Bilder im Sinne einer historischen Begebenheit mit ihnen kommuniziert, sondern auch zu Symbolen greift, um ihr Anliegen mitzuteilen. Das erleben wir oft im Traum, und so kommen den Menschen ihre Träume oft so irreal und rätselhaft vor. Das erste Bild meiner Patientin war also eine Mischung aus realen Daten der Vergangenheit und symbolischer Verstärkung. Das strahlend weiße Kleid war ein Symbol für einen höheren Körper, hier den Astralkörper. Deshalb erscheinen uns

Engel oft in solch strahlender, energiereicher Form. Das Gefühl der Trunkenheit entsteht häufig, wenn es zu einem Wechsel und einem Aufstieg in eine höhere Existenzebene und damit auch zu einer Anhebung in der Energiequalität kommt. Meine Patienten erleben das oft nach intensiven Heilsitzungen, und ich rate ihnen deshalb, sich nach der Behandlung nicht sofort ins Auto zu setzen, sondern zuerst ein paar Schritte zu gehen, bis sich ihr Körper an das höhere Energieniveau gewöhnt hat. Anita signalisierte also mit dem weißen Kleid und der Trunkenheit, dass sie sich auf der Astralebene eingefunden, aber energetisch noch nicht angepasst hatte. Diese Information wurde symbolisch durch die Existenz des Flusses verstärkt, einem Symbol aus der griechischen Mythologie. Danach bringt ein Fährmann auf diesem Fluss der Unterwelt, dem Styx, die Seelen der Verstorbenen vom Reich der Lebenden ins Reich der Toten.

Das folgende Bild bestätigte diese Interpretation. Anita sah sich links zwischen einem Friedhof und rechts über einem mittelalterlichen Hofgut schweben und wusste nicht wohin. Dieses Schweben besagte, dass sie zwar nicht mehr an die Schwere eines irdischen Körpers gebunden war, aber ihren weiteren Weg als Seele noch nicht gefunden hatte. Auf meine entsprechende Suggestion hin begab sie sich in ihrer Vorstellung zu diesem Hofgut, wo sie offensichtlich vor ihrem Tod gelebt hatte. Wie in einem Film liefen nun vor ihrem inneren Auge die Szenen dieser Präexistenz in chronologischer Reihenfolge ab. Meine Patientin erinnerte sich daran, wie sie in gehobenen Verhältnissen auf diesem Landgut in glücklicher Ehe lebte. Sie und ihr Mann hatten eine vierjährige Tochter, die beide über alles liebten und vergötterten. In ihrem damaligen Leben war Anita sehr an magischen Dingen interessiert. Sie sammelte Kräuter und Mineralien, um Kranken zu helfen, vollzog weißmagische Rituale und heilte auch durch Handauflegen. Um sie herum hatte sich eine Gruppe von gleichgesinnten Frauen gebildet, die den gleichen Interessen und Neigungen nachgingen. Alles ging gut, bis durch Denunziation die

Existenz dieses Zirkels der Inquisition zu Ohren kam. Alle wurden verhaftet und Anita, als Anführerin und Kopf der Gruppe, der Prozess gemacht. Sie wurde der Hexerei und schwarzen Magie angeklagt und anschließend zur läuternden Folterung und dem Tod auf dem Scheiterhaufen verurteilt. Bevor man sie den Flammen übergab, wurden ihr die Hände abgehackt, die beiden Körperteile, mit denen sie nach Ansicht des Kirchengerichts ihren Frevel hauptsächlich begangen hatte. Alle diese Bilder und die sie begleitenden Schmerzen und Ängste erlebte Anita im Rahmen meiner Therapie auf meiner Liege noch einmal und stöhnte und schluchzte herzzerreißend.

Aus therapeutischer Sicht ist dieses Wiedererleben die beste Voraussetzung für einen anschließenden Wandel. Ein reines Betrachten der Bilder aus der Beobachterposition, also aus großer emotionaler Distanz, ist weit weniger hilfreich für den Patienten und seinen anschließenden Erlösungsprozess. Als Reinkarnationstherapeut erlebt man immer wieder, dass das Trauma eines vergangenen Lebens, dem in dem betreffenden Leben unmittelbar darauf der Tod folgte, nicht mehr bearbeitet, integriert und damit erlöst werden kann. Die Konsequenz daraus ist, dass sich das Erleben mit seinen Gefühlsenergien abkapselt und durch Zeit und Raum wandert, bis es in einem späteren Leben – häufig als Schicksalsschlag oder unerklärliche Seelen- bzw. Körpersignale – wieder unerwünscht auftaucht. Genau das war bei Anita geschehen. Wieder hätte die Patientin beinahe ihre Hände verloren, und dem traumatisierten Verbrennen auf dem Scheiterhaufen entsprach das lang anhaltende Fieber. Im Mittelalter erlitten viele Menschen den Tod auf dem Scheiterhaufen; doch bei Weitem nicht alle leiden heute noch an seinen Spätfolgen. Entweder haben die Betreffenden das Thema zwischenzeitlich erlöst oder ihre Seele hatte das damalige Geschehen nicht traumatisiert. Nicht so bei Anita.

Auf meine Suggestion hin erinnerte sich meine Patientin, wem und was ihre letzten Gedanken vor dem Tod galten. Ihr wurde bewusst, dass es neben ihrer Todesangst insbesondere ein erdrückendes Schuldgefühl gegenüber ihrer Tochter war, die nun allein und mittellos und mit dem Makel einer »Hexentochter« behaftet weiterleben musste. So starb Anita in ihrem Vorleben und nahm ihr schlechtes Gewissen mit ins Grab. Noch in der Trance erkannte meine Patientin in ihrem heutigen Vater ihren damaligen Mann. Ihre Beziehung war von gleicher Intensität und Nähe. Von größerer Bedeutung war aber für sie, dass sie in ihrer heutigen Mutter die Seele der damaligen Tochter erkannte. Das übermächtige Schuldgefühl ihr gegenüber hatte überlebt, und so war sie bisher nicht in der Lage, dieser Seele etwas abzuschlagen. Als Anita dies erkannte, war es ihr erstmals möglich, sich von diesen alten, nicht in das jetzige Leben gehörenden Gefühlen zu distanzieren, und sie verstand, dass alle alten »Schauspieler« des mittelalterlichen Dramas wieder auf der Bühne des Lebens erschienen waren, um die gegenseitigen Beziehungen auszugleichen und einem glücklichen Ende zuzuführen. Später schrieb mir Anita, wie sehr sich ihr Leben positiv verändert habe. Sie hatte ein neues Verständnis für das Schicksal und die Natur von Beziehungen gewonnen und fühlte sich so frei und unbeschwert wie niemals zuvor in ihrem Leben.

Wie bereits dargelegt, spiegeln sich unerlöste Themen, nach vergeblichen Bearbeitungsversuchen auf der Seelenebene, häufig in Gestalt von Krankheiten in unserem Körper. Aber das ist nicht immer so. In Fällen sogenannter Geisteskrankheiten oder seelischer Erkrankungen bleibt das Thema auf der Seelenebene und wird nicht auf die Körperebene verschoben. Die Behandlungsform ist weitgehend identisch wie bei einer körperlichen Erkrankung, wie der nachfolgende Fall belegt.

Ursula S. war Steuerberaterin in Hamburg. Lange bevor ich sie kennenlernte, litt sie bereits unter regelmäßigen Panikattacken, die sie zwangen, enge Räume, Lifte oder Menschenansammlungen zu meiden. Ihre größte Angst war, dass eine solche Panikattacke sie einmal in einer wichtigen beruflichen Situation überrumpeln könnte und sie dadurch einen wichtigen Kunden verlieren würde. Ursula nahm an meiner Heilerausbildung teil, in deren Rahmen es mehrere Ferntherapien für alle Teilnehmer gibt. Diese Therapien führten bei ihr dazu, dass diese Panikanfälle seltener auftraten, aber nie ganz verschwanden. Zu einer direkten persönlichen und themenbezogenen Behandlung kam es damals nicht. Einige Zeit danach kamen diese Attacken durch die Konfrontation mit einer anderen Frau, die auf Ursula dunkel und bedrohlich wirkte, wieder voll zum Ausbruch. Sie rief mich hilfesuchend an, und ich riet ihr, eine Woche zur Therapie zu kommen, um in diesen fünf Sitzungen dem Übel auf die Spur zu kommen und möglichst das zugrunde liegende Programm zu ändern.

Bereits in der zweiten Sitzung kamen wir dem verantwortlichen Erleben in Gestalt traumatisierter Erfahrungen eines Vorlebens auf die Spur. Ursula erlebte sich als Siebzehnjährige, wie sie mit etwa fünfzig anderen Personen in einen Viehwaggon der Eisenbahn getrieben wurde. Sie erinnerte sich an die bedrückende Enge und das schreckliche Schweigen während der Fahrt, den grausamen Aufenthalt und schließlich an den gewaltsamen Tod durch Genickschuss in einem KZ der Nationalsozialisten. Sie war in ihrem letzten Leben Rachel, eine junge deutsche Jüdin gewesen. Deren schreckliche Erinnerungen voller Panik waren es, welche die heutige Ursula scheinbar wie aus dem Nichts überfielen. Das Erleben dieses anderen Ichs im Rahmen der Therapie war für sie der entscheidende Hinweis und sehr hilfreich. Ursula erkannte, dass es gar nicht ein Problem ihres jetzigen Lebens war, das sie ununterbrochen quälte, sondern ihre Panik die Angst dieser jungen Frau, dieses Schwester-Ichs war, das mit diesen Erinnerungen und Gefühlen so früh gestorben war. Aus dieser Sicht heraus war es ihr nun zunehmend möglich, sich von diesen Gefühlen zu distanzieren. Auf meine Suggestion hin begann sich das heutige Ursula-Ich liebevoll um das Rachel-Ich zu kümmern. In ihrer

Vorstellung nahm sie die junge Frau, die sie einmal gewesen war, in den Arm und tröstete sie. Ursula wurde zunehmend zur Therapeutin Rachels. Diese innere Rollenverteilung wirkte sich zunehmend stabilisierend auf meine Patientin aus. Ursula war nun die Handelnde und nicht mehr die hilflos Leidende. Von Panikattacken ist seit geraumer Zeit nicht mehr die Rede.

Patienten mit chronischer oder lebensbedrohlicher Erkrankung rate ich deshalb häufig zur Erforschung der Ursachen in ihrem Unterbewusstsein. Reinkarnationstherapie ist sicherlich kein Allheilmittel, aber dort, wo sie gelingt, ein sehr wirkungsvolles Instrument zur Behebung von schwerwiegenden Leiden. Vor einiger Zeit führte ich eine solche Therapie mit einem meiner Schüler durch. Sie war für ihn sehr erfolgreich und befriedigend, und er berichtete darüber begeistert seiner Ehefrau, die nun auch so eine Therapie machen wollte. Sie kam von weit her, fest entschlossen, den gleichen Nutzen aus der Therapie zu ziehen wie ihr Mann. Sie war ein eher introvertierter Typ, und Kommunikation fiel ihr nicht leicht. Frustriert musste sie nun erleben, dass sie meinen Suggestionen nur so weit folgen konnte, bis sie innerlich vor einer hohen Mauer stand, die sie sehr deutlich sehen konnte. Das Signal war klar, dahinter verbarg sich all das, was sich meine Patientin nicht anschauen wollte, obwohl sie im Ich-Bewusstsein doch gerade deswegen gekommen war. Nun versuchte ich es mit therapeutischen Tricks, um ihr eine Brücke zu bauen. Ich empfahl ihr in der Trance, eine Leiter an die Mauer zu stellen, hinaufzuklettern und dann über den Rand zu schauen. Doch je höher sie kletterte, umso höher wuchs die Mauer. Als Nächstes suggerierte ich ihr, dass wir gemeinsam eine Tür in die Mauer brechen würden. Das gelang auch. Sie ergriff die Türklinke, zog mit aller Gewalt daran, aber trotz mehrerer Versuche ließ sich die Tür von ihr nicht mehr als einen Spaltbreit öffnen. Danach ließen wir alle weiteren Versuche sein und akzeptierten, dass, entgegen den Wünschen ihres Tagesbewusstseins, ihr Unterbewusstsein noch nicht zu dieser Selbstspiegelung bereit war. Auch diese Erfahrung war wichtig; lehrte sie doch die Betreffende, Geduld mit sich zu haben und mit anderen Mitteln ihre kommunikative Blockade anzugehen.

3. Können Heiler auch krank machen?

Auf den ersten Blick scheint diese Frage widersinnig zu sein. Gehen wir doch zu so einem Heiler, um wieder gesund zu werden. In der esoterischen Medizin sprechen wir allerdings davon, dass »das, was mich krank macht, mich auch heilen muss«. So benutzen wir beispielsweise in der Pflanzenheilkunde Gifte, die in geringer Dosierung als Heilmittel eingesetzt werden. Damit kommt zum Ausdruck, dass in der Dualität jedes Ding zwei Seiten, jede Energie zwei Ausdrucksformen hat. Um letztlich die Grundlage für diese Frage zu finden, müssen wir etwas tiefer in das Wesen und die Gesetze des energetischen Heilens einsteigen.

Der Mensch ist eine Trinität von Körper, Seele und Geist. Auf jeder dieser Ebenen verfügen wir über Energie in Form von Licht. Heiler sind Menschen, die dieses Licht bündeln, kanalisieren und abstrahlen. Es gibt Menschen, die das Körperlicht bewusst und willentlich verstärkt abgeben können, ein Vorgang, der messtechnisch überprüft und somit wissenschaftlich bewiesen wurde. Dieses Licht der untersten Ebene resultiert aus dem Quantensprung der Elektronen, und deshalb nennt man es auch Elektronen-, Quanten- oder – wenn es aus einem biologischen Körper kommt – Biophotonenlicht. Photon nennt die Physik die kleinste Lichteinheit. Die Wissenschaft, die sich ausschließlich auf die materielle Ebene bezieht, kann deshalb mit ihren Messgeräten auch nur dieses materielle Licht nachweisen. Nur Gleiches kann Gleiches erkennen. Somit entzieht sich das Seelen- und das Geistlicht der wissenschaftlichen Beweisbarkeit. Was aber nicht bedeutet, dass ein Mensch diese beiden höheren Lichtformen nicht trotzdem fühlen und erleben kann. Aus Sicht des Geistes sind Seele und Körper Schöpfungen, die im Feld der Dualität existieren und deshalb polar sind. Deshalb reden wir im Seelischen von gut und böse und erleben, dass wir im Physischen entweder als Mann oder als Frau leben. Auch die Elementarteilchen, die Bausteine der Atome, treten immer als Zwillingsteilchen auf, wobei das negative eine Links- und das positive eine Rechtsdrehung aufweist. Die Magie, die Offenbarung seelischer Kräfte, wird deshalb entweder in ihrer weißen oder schwarzen Form praktiziert, und so können wir auf der materiellen Ebene die Kräfte des Atoms nutzbringend zur Energiegewinnung oder schädigend als Waffe benutzen.

Die absolute Mehrzahl der sogenannten Heiler kanalisiert die Energien des Körperlichen und Seelischen, also das Licht der dualen Sphäre. Weniger als fünf Prozent sind wirkliche Geistheiler, d. h. arbeiten auch mit dem Licht der Geistsphäre, das als einziges nicht schaden kann, denn Schaden ist ein Polbegriff, ihm steht der Nutzen gegenüber. Auf der Geistebene herrscht Einheit. Dualität bzw. Polarität, wie wir sie kennen, existiert dort nicht. Das Geistlicht lässt sich also nicht aufspalten, mit ihm kann man nicht schaden, selbst wenn man es wollte. Anders auf den beiden unteren Ebenen. Deshalb leiden Menschen unter schwarzmagischen Attacken und physischer Gewalt, erleben wir zurzeit auf Erden mehr Hass als Liebe. Den Schwarzmagier, Hexer oder Satanisten kann man meistens leicht erkennen. Sind es doch Personen, die diese Ausrichtung ihres Wesens bewusst und erkennbar leben und dazu auch häufig in der Öffentlichkeit stehen. Daher kann man ihnen leicht aus dem Weg gehen. Schwieriger wird es, wenn sich Heiler ihrer eigenen unerlösten seelischen Strukturen nicht bewusst sind, ihr Unterbewusstsein und seine Programme nicht in Rechnung stellen, die magischen Gesetze nicht kennen und deshalb unwillentlich und unbewusst schaden. Dazu ein Beispiel: Rainer G., Grundschullehrer, hatte eine Ausbildung als Reiki-Meister und -Lehrer durchlaufen und praktizierte es in seiner Freizeit. Reiki ist eine typisch magische Behandlungsform, die in wenigen Tagen vermittelt wird. An einem Sonntagmorgen hatte er einen heftigen Streit mit seiner Frau, die ihn sehr in seinem Stolz verletzte. Nachmittags kam eine Patientin zu ihm, die Rainer G. in Art und Aussehen unangenehm an seine Partnerin erinnerte. Unbewusst kam es in dieser therapeutischen Situation zu einer Übertragung. Auf der körperlichen Ebene haben wir unser Immunsystem, das uns vor unerwünschten Eindringlingen wie Viren und Bakterien schützt. Auf der seelischen Ebene erfüllt diese Aufgabe unsere Aura und verhindert das Eindringen fremder Gedanken- und Gefühlsformen. Aber so wie unser Immunsystem häufig versagt und wir erkranken, ist auch unsere Aura kein absoluter Schutz. So fühlte sich die Patientin von Rainer G. nach der Therapie niedergeschlagen und kraftlos und beschuldigte ihn, sie falsch behandelt und ihr eher geschadet als genutzt zu haben.

Die meisten Menschen, die magische Techniken nutzen, wissen viel zu wenig über die der Magie zugrunde liegenden Regeln und Gesetze. Das erinnert fatal an Goethes Ballade vom Zauberlehrling. Der Meister vergisst sein Zauberbuch auf dem Tisch. Sein Lehrling entdeckt es, blättert neugierig darin und probiert schnell etwas aus. Und siehe da: Es funktioniert! Doch danach wird er die Geister, die er rief, nicht mehr los! Statt das ganze Buch zu studieren, hatte der Lehrling ja nur ein paar Seiten gelesen; aber Halbwissen kann im Physischen wie im Magischen für alle Beteiligten sehr gefährlich werden. In den letzten Jahren hatte ich häufiger Patienten, die insbesondere nach Übertragung des zweiten Reiki-Grades anschließend in der Psychiatrie landeten. Ohne Überprüfung ihrer Eignung und ihrer seelischen Stabilität waren ihnen in Schnellkursen Möglichkeiten eröffnet worden, für die sie weder reif noch geeignet waren. Die Folgen waren seelische Erkrankungen. Um nicht missverstanden zu werden, möchte ich klar zum Ausdruck bringen, dass Reiki und andere energetische Methoden von Natur aus neutral, also weder gut noch böse sind, aber die, die sie ausüben, sind häufig schlecht und unzureichend ausgebildet und von ihrer Entwicklung und ihrem Charakter her oft ungeeignet. Die Qualität der Energie und damit der Behandlung wird geprägt und gefärbt von dem Bewusstsein, das sie kanalisiert und ausstrahlt. Aber in einer Welt, wo alles käuflich ist, kann man auch Dinge und Techniken erwerben, von denen man im eigenen und im Interesse anderer besser die Finger lassen würde.

Vor einiger Zeit lernte ich in einer norddeutschen Großstadt Renate S. kennen, eine intelligente und sehr einfühlsame Frau. Einige Monate zuvor hatte sie in einer anderen Sache Hilfe bei zwei bekannten Heilerinnen gesucht, mit dem Ergebnis, dass sie nach der Behandlung zunehmend innere Bilder und Stimmen empfing und kurz danach von einem ägyptischen Dämon besetzt wurde, der sie inzwischen fast stündlich heimsuchte. In diesen Phasen hatte sie keine Gewalt mehr über sich und ihren Körper. Der Dämon in ihr zwang sie zu den extremsten Körperbewegungen, unter anderem auch dazu, so wild den Kopf hin und her zu schleudern, dass man um ihre Halswirbelsäule fürchten musste. Dabei schrie er mit hoher, gellender und wechselnder Stimmlage und verfluchte abwechselnd auf deutsch und altägyptisch alle Anwesenden. Im Rahmen einer Hypnosesitzung gelang es mir, den Dämon kurzfristig aus Renate S. zu vertreiben. Nach Hause und damit in die inzwischen ebenfalls magisch verseuchte Umgebung zurückgekehrt, wurde sie wieder besetzt, und das Spiel begann von Neuem. Ich hatte weder Zeit noch Gelegenheit, ihre Wohnräume energetisch zu reinigen und sie weiter zu behandeln, und so verwies ich sie an einen meiner Schüler aus der gleichen Stadt. Ihm gelang es, mittels Energieübertragung und Reinkarnationstherapie, die Ursache, die aus einem ägyptischen Vorleben resultierte, aufzudecken und den Dämon endgültig zu verjagen. In diesem Fall waren die beiden anfänglich genannten Heilerinnen also nur Werkzeuge des Karmas und dienten der Bewusstwerdung der Patientin. Sie waren nicht ursächlich verantwortlich für ihr Leiden; denn durch diese leidvollen Erfahrungen wurde sich Renate S. ihrer Medialität bewusst. Sie erlebte, dass sich in ihr immer häufiger fremde Wesen – sogenannte verlorene Seelen – in Form innerer Stimmen meldeten, die ihre Hilfe bei ihrer Rückkehr ins Licht forderten. Ich erklärte ihr, wie sie das bewerkstelligen könne, und wieder erweiterte sich ihr inneres Erleben und ihr Verständnis für die seelischen Realitäten. Sie begriff, dass sie mit dieser Form der Hilfe ihr eigenes Karma sinnvoll erfüllen konnte. Aus einem Opfer wurde ein Täter, aus unerklärlichem Leiden sinnvolles Handeln. So bewahrheitete sich in ihr das Wort Luzifers in Goethes Faust, der sagte: »Ich bin ein Teil von jener Kraft, die stets das Böse will und doch das Gute schafft!«

Ganz anders die Geschichte von Sigrid K., Dipl.-Psychologin und Psychotherapeutin in eigener Praxis. Durch Presse und Fernsehen wurde sie auf einen afrikanischen Heiler aufmerksam, der einen Prominenten durch Handauflegen und magische Rituale spektakulär, aber erfolgreich behandelt hatte. Da dieser Fall sehr bekannt wurde, kann ich aus Gründen des Persönlichkeitsschutzes und der Anonymität aller Beteiligten nicht näher darauf eingehen. Für das Weitere ist dieser Teil der Geschichte auch ohne Belang. Sigrid K. lernte den Afrikaner im Rahmen eines esoterischen Kongresses kennen, verliebte sich und begann eine sexuelle Beziehung mit ihm. Afrikanische Männer kommen aber aus einer ganz anderen Kultur und damit aus einem anderen Beziehungsverständnis. Bald darauf brach meine Patientin die Beziehung desillusioniert ab, ohne damit zu rechnen, dass ihre Entscheidung von ihrem ehemaligen Liebhaber so nicht hingenommen würde. Es begann ein zweijähriges Martyrium, in dem Sigrid K. zuerst erlebte, wie ihre ursprünglich sehr stark frequentierte Praxis aus unerklärlichen Gründen nun geradezu gemieden wurde. Bald stand sie vor dem wirtschaftlichen Ruin. Kein Patient konsultierte sie mehr, und in ihren Wohn- und Praxisräumen wurde sie von rätselhaften Phänomenen heimgesucht.

Unerklärliche und abstoßende Gerüche und Geräusche traten auf, und es überkam sie das Gefühl, dass sich etwas Fremdes und Böses in ihren Räumen eingenistet hatte. Dies wurde immer stärker, vergiftete ihr Leben und ängstigte sie Tag und Nacht. Erst als ich es ihr erklärte, verstand sie, dass sie ein Opfer schamanistischer Schadensrituale geworden war, wie sie in Afrika üblich sind und darüber hinaus überall in der Welt ähnlich ablaufen bzw. praktiziert werden.

Harald R. war Buchautor, Redakteur beim Fernsehen und an einer Heilerausbildung interessiert. Im Vorgespräch unterhielten wir uns auch über die weite Verbreitung der Magie in der heutigen Zeit. Beide waren wir der Meinung, dass wir es insbesondere bei Film und Fernsehen häufig mit sehr wirkungsvoller Magie zu tun haben. Ich teilte ihm mit, dass im Rahmen der Ausbildung auch das Thema behandelt würde, wie man sich gegen magische Beeinflussung und Attacken schützen könnte. Bevor er ging, vereinbarten wir seine Seminarteilnahme drei Monate später. Doch bereits einige Wochen danach rief Harald mich überraschend an und bat mich, ihm die Schutztechniken bereits vorab zur Verfügung zu stellen. Auf meine erstaunte Frage hin erzählte er mir zur Begründung folgende Geschichte: Einige Tage zuvor war er wegen einer Erbschaftsangelegenheit in Konflikt mit seiner Schwägerin geraten. Diese Dame kam aus Kuba, fühlte sich durch Harald tief verletzt und hatte nichts Eiligeres zu tun, als sich mit ihrer Tante, einer Vodoo-Meisterin in Havanna, in Verbindung zu setzen und um Hilfe und Unterstützung zu bitten. In der Nacht vor seinem Anruf erlebten Harald und seine Frau, dass sie sehr schlecht schliefen und bei beiden plötzlich Lähmungserscheinungen an Armen und Beinen auftraten. Der Notarzt vermutete zunächst eine Lebensmittelvergiftung, doch der so plötzlich Erkrankte glaubte nicht an eine Vergiftung. Er hatte einen Verdacht, und nach einigen Tests mit dem Pendel war sich Harald sicher, dass hinter allem seine Schwägerin und ihre kubanische Tante stecken mussten. Nun kamen ihm meine Worte in den Sinn, und er rief mich unverzüglich an. Ich gab ihm die erbetenen Techniken, und er setzte sie sofort ein. Wie er mir ein paar Stunden später telefonisch berichtete, waren ohne weitere Maßnahmen kurz danach bei ihm und seiner Frau alle Lähmungserscheinungen verschwunden und traten auch später nicht wieder auf.

4. Was tun, wenn Geister uns zusetzen?

Für die meisten Menschen gehören Geister in den Bereich von Märchen und Mythen. Wir leben doch in einer aufgeklärten Zeit, in der kein Platz mehr ist für diese Gestalten aus unserer Vergangenheit. Ungeachtet dessen leiden zurzeit viel mehr Menschen, als es die Öffentlichkeit ahnt, unter angstmachenden Geisterbegegnungen und deren schlimmen Auswirkungen. Gemeint sind die Geister Verstorbener und nicht etwa Engelwesen, denen heute wieder die Aufmerksamkeit und Akzeptanz vieler gilt. Was fehlt, sind nachvollziehbare und sachliche Informationen, die dem Betroffenen bei der Lösung der Probleme helfen, die dadurch verursacht werden, dass mit unserem Tod keineswegs alles endet. In diesem Zusammenhang empfehle ich immer zwei Sachbücher, die ich als Standardwerke für diesen esoterischen Bereich ansehe – Johannes Greber, »Der Verkehr mit der Geisterwelt, Gesetze und Zweck« und »Dreißig Jahre unter den Toten« von Carl Wickland. Johannes Greber war ein Priester, der in seiner Gemeinde als Seelsorger mit dem Phänomen unterschiedlicher Formen der Besessenheit konfrontiert wurde. Carl Wickland war Arzt und Leiter einer Nervenklinik, der mit Hilfe seiner hellsichtigen Frau der Tatsache auf die Spur kam, dass hinter vielen psychischen Krankheitsbildern Formen der Besessenheit steckten.

Religion, Mystik und esoterische Schulen sprechen oft von den »Engeln Satans« und ihrer Befähigung, in einer äußerlich sehr ansprechenden Form auftreten zu können. Es kann sogar vorkommen, dass sie sich als Lichtwesen tarnen können und ihr Auftreten keineswegs auf die astrale Ebene beschränkt bleibt.

Vor einigen Jahren hatte ich selbst eine recht unangenehme Begegnung mit zwei Vertretern dieser Gattung. Ich meditierte in der Mittagszeit und legte mich anschließend zu einem kurzen Schlaf nieder. Plötzlich erlebte ich einen sehr intensiven Wachtraum. Darin betrat ich einen Raum, der den Charakter einer Bahnhofsgaststätte hatte. Zu meiner Linken stand ein Tisch, mit seiner schmalen Seite direkt an der Wand. An der Längsseite des Tisches, der Tür und damit mir zugewandt, saßen zwei elegant gekleidete Männer Anfang dreißig. An der Stirnseite, mit Blick auf die Wand, saß eine mir bekannte junge Frau, in ein intensives Gespräch mit den beiden vertieft. Beim Näherkommen musterte ich die zwei Männer, und ich erinnere mich ganz genau, dass ich den Eindruck großer Cleverness, Zielstrebigkeit und Professionalität gewann. Ihr Auftreten erinnerte mich an junge, erfolgreiche Bank- oder Börsenmanager. Besonders der linke, etwas ältere von beiden, strahlte eine machtvolle, kalte und emotionsfreie Intelligenz aus, die mich sehr beeindruckte. Er hatte ein sehr schönes nordisches Gesicht mit hoher Stirn, zurückgekämmten blonden Haaren und wasserhellen blauen Augen, die mich wachsam taxierten. Während des ganzen Traumes sprach er kein Wort, die Unterhaltung wurde ausschließlich von dem Jüngeren, der mir der Assistent des anderen zu sein schien, sehr lebhaft geführt. Ich hatte den Eindruck, als wollte man dieser jungen Frau etwas »verkaufen«.

Als ich im Traum an den Tisch trat, wandte sich mir meine Bekannte erfreut zu und unterbrach damit den Redeschwall des Assistenten, der sich wegen dieser Unterbrechung sehr empört bei mir beschwerte. Einen Moment unaufmerksam, konzentrierte ich mich ganz auf den Beschwerdeführer und bekam dafür prompt die Quittung. Vollkommen überrumpelt, erlebte ich im Wachtraum, wie der Ältere diesen Augenblick kaltblütig nutzte, um mich mit mörderischer Aggression zu attackieren. Er ging mir im wahrsten Sinne des Wortes an die Kehle, und ich spürte ganz deutlich, wie mein Kehl-Chakra blockierte und mein physischer

Hals gewürgt wurde. Normalerweise weiß ich mich meiner Haut zu wehren; aber dermaßen überrascht, musste ich zuerst einen Anfall von Panik überwinden, bis ich mit einem konzentrierten geistigen Impuls, den man am besten mit dem Schlag eines Licht- oder Flammenschwertes vergleichen könnte, den Angreifer samt seinem Adlatus in Schulterhöhe köpfte. So »aufgeklappt«, kam das Innere beider Körper zutage, und ich blickte verblüfft auf eine breiig gelbe »Füllung«. Mit dem Gedanken: »Das ist ja Schwefel«, wurde ich wach und spürte noch im Tagesbewusstsein ganz intensiv das Würgegefühl. Noch nach Stunden hatte ich deutlich sichtbare Würgemale am Hals. Es ist also ein großer Irrtum zu glauben, Wesen einer anderen Ebene könnten in unserer Welt keine physischen Wirkungen erzielen.

Woran erkenne ich, dass mein augenblicklicher Zustand und mein Erleben durch Wesen anderer Ebenen beeinflusst sind? Welche Signale deuten auf solche Angriffe hin? Die Palette der möglichen Anzeichen ist groß und reicht von Verhaltensänderungen über unerklärliche Gemütszustände bis hin zu krankhaften Veränderungen im Körper. Grundsätzlich können Manipulationen von Geistwesen am Menschen gut oder böse, nützlich oder schädlich sein. Wir bitten ja auch Gott, seine Engel oder unseren Geistführer um Hilfe und erwarten selbstverständlich, dass sich daraufhin die Dinge zum Guten wenden. Das »Bitten« zeigt allerdings, dass wir uns bewusstseinsmäßig noch im Zustand der Dualität befinden, weshalb duale Kräfte uns beeinflussen können. Wenn ich beispielsweise in Gebeten Gott darum bitte, gesund zu werden, dann geht dem unausgesprochen die Aussage voraus: Ich bin krank! Das »Ich bin« wird vom universalen Sein immer bestätigt bzw. gespiegelt, und so bleibe ich krank. Negative Geistwesen können nun diese Überzeugung zu meinem Schaden noch verstärken. Wir vergessen immer wieder, dass wir als Kinder des Schöpfers auch über schöpferische Kräfte verfügen, dass unsere Gefühle und Gedanken Gestalt annehmen. So wie ich mich definiere, wie mein Bild von mir ist, wird mein

Umfeld und damit mein Erleben sein. Wie weit das geht, will ich beispielhaft an einem Krebsfall darlegen.

Angelika F., eine Hausfrau aus Kaiserslautern, kam wegen einer schweren Erkrankung zu mir. Im Januar des betreffenden Jahres hatte sie plötzlich starke Schmerzen im rechten Oberbauch verspürt. Daraufhin ging sie in die nahe Universitätsklinik und wurde nach vierzehn Tagen ohne weitere Behandlung mit der niederschmetternden Diagnose »inoperabler Lebertumor« wieder entlassen. Man gab ihr noch ein halbes Jahr und riet ihr, in dieser Zeit ihre Angelegenheiten zu regeln. Angelika F. war noch nie krank gewesen und stand immer noch unter Schock, als sie im April zu mir kam. Die Patientin war zuvor bei einem Heiler in Polen gewesen, und deshalb verwunderte es mich, dass ihr Solarplexus- wie auch ihr Wurzel-Chakra immer noch blockiert waren. Die erste Sitzung diente ausschließlich der Schockbehandlung. Die Patientin war ein starker Yin-Typ. So sorgte ich zuerst dafür, dass ihr Energiesystem ins Gleichgewicht kam, und stärkte sie seelisch und körperlich durch eine Chakra-Therapie. In der zweiten Sitzung machten wir uns auf die Ursachensuche. Die Leber spiegelt einen Urgrund- bzw. Existenzkonflikt, und so suchte ich in ihrer Erinnerung nach entsprechenden Erlebnissen. Intuitiv erkannte ich, dass der Tumor seit etwa einem dreiviertel Jahr wuchs, und so fragte ich die Patientin, was im August / September des Vorjahres geschehen sei. Angelika überlegte einen Moment angestrengt, dann verzog sie schmerzlich das Gesicht und meinte seufzend, dass das eine schlimme Zeit gewesen sei. Sie berichtete mir, dass damals in ihrem Wohnort Kaiserslautern Gerüchte kursierten, dass der ortsansässige Autohersteller OPEL Massenentlassungen plane. Als das Angelika zu Ohren kam, traf es sie wie einen Keulenschlag, denn ihr Mann und ihr Sohn arbeiteten bei dieser Autofirma. Wie sollte nun die Familie bei der drohenden Arbeitslosigkeit beider Männer über die Runden kommen? Wovon sollten die Kredite für ihr Haus abbezahlt werden? Angelika stürzte sofort in einen subjektiv unlösbaren Existenzkonflikt, der verantwortlich für diese Krebserkrankung war. Sie erzählte mir dann noch, dass ich der erste Mensch sei, mit dem sie seit damals über diese schreckliche Zeit und ihre großen existenziellen Ängste reden würde. Sie hatte also diese Gefühle über Monate tief in sich vergraben, schlief von da an schlecht, musste unaufhörlich an die drohende Existenzgefahr denken und schuf so unbewusst die entsprechende Spiegelung auf der Körperebene, den Krebs in der Leber.

Bis Mitte des Jahres besserte sich Angelikas Befinden deutlich. Die Schmerzen ließen nach, das Wachstum des Tumors schien zumindest zum Stillstand gekommen zu sein. Ich erinnere mich, dass wir beide voller Optimismus vereinbarten, Weihnachten eine Flasche Sekt auf unseren Sieg über den Krebs trinken zu wollen. Doch dann kam es zu einem Rückschlag. Aufgrund ihrer neuen Zuversicht und ihres Wohlbefindens wollte Angelika im Sommer einige Tage nach Polen in Urlaub fahren, dem Land, das sie als ihre zweite Heimat ansah. Ich sah keine Notwendigkeit, dagegen Einspruch zu erheben, sondern war im Gegenteil davon überzeugt, dass ihr die Ablenkung nur guttun könne. Doch noch vor Beendigung des Urlaubes brach sie in Polen plötzlich zusammen. Sie wurde noch nach Deutschland in eine Klinik geschafft, wo sie einige Tage danach verstarb. Das ist jetzt drei Jahre her. Bis auf den heutigen Tag kam es bei OPEL zu keinerlei Massenentlassungen. Letztlich starb Angelika also daran, dass sie einem Gerücht Glauben schenkte. Die Macht der Gedanken und Gefühle hatte sich wieder einmal schmerzlich und auf tragische Weise bestätigt.

In der Aufarbeitung dieses Falles und weil mich der Verlauf der Krankheit und der plötzliche und unerwartete Tod der Patientin irritierte, machte ich mich auf die Suche nach der Ursache. Ich fand heraus, dass sie in Polen aus karmischen Gründen immer Angriffen von negativen Geistwesen ausgesetzt war, die bereits dafür verantwortlich waren, dass, trotz der Behandlung durch meinen polnischen Kollegen vor ihrem ersten Besuch bei mir, die genannten Chakras blockiert waren. Diese Geister schürten durch gezielte Impulse in ihr Unterbewusstsein ihre Angst und ihre Zweifel und brachten den Prozess erneut ins Rollen, als Angelika durch die Urlaubsreise weniger geschützt war.

Eine Vielzahl von Patienten hat mir in den letzten Jahren von unliebsamen Begegnungen und Kontaktaufnahmen Verstorbener berichtet. Viele Hinterbliebene haben das deutliche Gefühl, dass Tote auch nach ihrem Ableben versuchen, in das Leben von Angehörigen einzugreifen und ihre Entscheidungen zu beeinflussen. In Südamerika und anderen Ländern, in denen die Naturreligionen noch einen großen Einfluss haben, wird wie selbstverständlich davon ausgegangen, dass Verstorbene in ihrem Seelenkörper häufig noch eine Zeit lang bei ihrem irdischen Körper verweilen. Ich selbst habe das in der eigenen Familie erlebt.

Am Aschermittwoch 1983 wurde ich gegen Mitternacht durch einen Anruf geweckt. Meine Mutter war am Telefon und berichtete mir unter Tränen, dass mein Vater kurz zuvor unerwartet an einem Schlaganfall verstorben sei. Traurig und betroffen machte ich mich auf den Weg, um ihr in dieser schweren Stunde beizustehen. Als ich in der Wohnung meiner Eltern ankam, war der Notarzt bereits gegangen, aber die Leiche meines Vaters lag noch so auf dem Wohnzimmerboden, wie er im Sterben niedergestürzt war. Ich beugte mich über ihn und hatte zum ersten Mal das deutliche Gefühl, dass das, was da lag, nicht mehr mein Vater war. Es war nur noch eine leere Hülle; und so wendete ich mich meiner Mutter zu, um sie zu trösten. Aber sie war untröstlich; doch nach einiger Zeit und in der Erinnerung an häufig schwierige Situationen zwischen meinen Eltern während meiner ganzen Kindheit machte ich sie darauf aufmerksam, dass die Zukunft noch bessere Zeiten für sie bereithalte und ihre tiefe Trauer nicht im Einklang mit den Ehekonflikten und Vorwürfen stehe, die wir Kinder leidvoll miterleben mussten. Kaum hatte ich das ausgesprochen, ging, obwohl kein Fenster aufstand, ein plötzlicher Windhauch durch das Zimmer, und die Wohnzimmertür fiel heftig ins Schloss. Wir schauten uns perplex an und hatten beide unabhängig voneinander den Eindruck, dass soeben die Seele meines Vaters zornig den Raum verlassen hatte.

5. Wie negative Gefühle und Gedanken unser Leben und unsere Gesundheit beeinflussen

Wir erschaffen durch Gedanken und Gefühle unser Schicksal, auch in Form von Krankheiten. Dies gilt für alle Menschen unserer Gesellschaft – von der Hausfrau bis zum Psychiater, vom Kind bis zum Erwachsenen.

Vor einiger Zeit wurde ich von einem Internisten aus Süddeutschland angerufen, der mich um Hilfe für seine Frau bat. Fünfzehn Jahre zuvor hatte er sie mit Akupunktur behandelt, und seine Frau war daraufhin, wie er es ausdrückte – *nicht mehr zurückgekommen*. Sie blieb angeblich in einem Halbtrancezustand, war nicht mehr von dieser Welt. In den letzten Jahren hatte der verzweifelte Mann alles versucht, von konventionellen Therapien bis zu Reisen zu dem bekannten Guru Sai Baba in Indien. Nichts hatte geholfen. Nun hatte er von mir gehört und wollte sein Glück bei einem Geistheiler versuchen. Ich bat ihn, mir seine Frau an den Apparat zu rufen, was er nach anfänglichem Zögern auch tat. Ich sprach fünf Minuten mit der Frau und ahnte dann den Grund für ihre Erkrankung. Intuitiv erkannte ich eine unbewusste Abwehrhaltung der Frau gegenüber ihrem Mann und seinen sexuellen Wünschen. Sie war eine zarte Frau und fühlte sich ihrem robusten Mann unterlegen. Ihre große Chance war die Flucht in die Krankheit, die ihr die Möglichkeit bot, sich ihm, legitim und ohne die wahren Gründe aufdecken zu müssen, zu verweigern.

Unser Gehirn spiegelt als Organ unsere Probleme im Denken. Ein subjektiv unlösbarer Konflikt im Mentalen führt deshalb häufig zu Hirntumoren. Es handelt sich dabei um Menschen, die ein Problem gedanklich so lange hin und her wälzen, bis es zu einem Kurzschluss in ihrem Denken und danach im betreffenden Organ kommt. Dazu zwei Fälle, die diese Zusammenhänge beleuchten.

Eines Tages erhielt ich einen Anruf eines Psychiaters aus Norddeutschland, der an einem Hirntumor litt. Er hatte bereits eine Operation hinter sich, aber der Tumor wuchs weiter, und es drohte eine zweite Operation. Ich selbst hatte kurzfristig leider keine Termine frei, und so vermittelte ich den Kranken an eine Schülerin, die als homöopathische Ärztin in seiner Nähe praktizierte. Von ihr erfuhr ich dann die Hintergründe dieses Falles. Der Kranke musste Monate vor Krankheitsausbruch erleben, dass seine geliebte Frau sich von seinem besten Freund schwängern ließ. Damit nicht genug, erklärte sich der Mann aus einem falschen Verantwortungsbewusstsein heraus bereit, das ungeliebte Kind in seiner Familie aufwachsen zu lassen. Nun hatte er den Beweis der Untreue seiner Frau und seines Freundes ständig vor Augen. Seine Gedanken kreisten ununterbrochen um dieses Thema. Er konnte es einfach nicht loslassen und glich einem Hamster, der sich in seinem Laufrad zu Tode rennt, ohne je ans Ziel zu kommen. Dann brach die Krankheit aus.

Während eines Workshops im Dortmunder Raum wurde mir ein neunjähriges Mädchen gebracht, das ein halbes Jahr zuvor bereits an einem Hirntumor operiert worden war, der nun wieder wuchs. Vater und Mutter begleiteten die Kleine, trotzdem hatte ich gleich den Eindruck, dass etwas in dieser Familie nicht stimmte. Während mir die Eltern abwechselnd die Krankheitsgeschichte schilderten, klammerte sich das Kind geradezu an die Mutter und ließ sie keine Sekunde los. Die Chakra-Analyse deckte ein blockiertes Scheitel- und ein blockiertes Solarplexus-Chakra auf. Darüber hinaus war das Mädchen extrem Yin-lastig und damit ein stark gefühlsgesteuertes Kind. Nach der Chakra-Therapie fragte ich die Eltern nach Problemen in der Familie. So erfuhr ich, dass diese dabei waren, sich endgültig zu trennen und die Zuspitzung des Ehezwistes einige Wochen vor Beginn der Erkrankung des Kindes eingetreten war. Auf Befragung gab das Kind weinend zu, dass es sehr unter dem Weggehen des Papas litt, und es wurde klar, dass es sich die Schuld an der Trennung der Eltern gab. Darüber grübelte es Tag und Nacht, ohne eine Lösung zu finden. Ich empfahl den Eltern dringend, einen Kinderpsychologen aufzusuchen, der ihrer Tochter helfen konnte, die Situation gedanklich und emotional aufzuarbeiten und zu bewältigen.

Wolfgang P., Sportlehrer, kam wegen ehelicher Probleme zu mir. Im Vorgespräch berichtete er mir, dass er schon in jungen Jahren an Morbus Crohn, einer chronischen Entzündung des Darmes, litt und man ihm deshalb seinen halben Dickdarm entfernt hatte. Der Dickdarm spiegelt das ins Unterbewusstsein Verdrängte. Bereits als junger Mann hatte er sich sterilisieren lassen, weil er unter keinen Umständen eigene Kinder haben wollte. Dieser radikale Schritt erstaunte mich umso mehr, als er gleichzeitig von einer glücklichen Kindheit und einer guten Elternbeziehung sprach. Das ließ auf die Auswirkungen eines Traumas eines vergangenen Lebens schließen. Nach einigen Vorbeziehungen lebte Wolfgang nun seit Jahren mit seiner jetzigen Frau zusammen, die sich von Anfang an Kinder wünschte und auf eine Korrektur und Rücknahme der damaligen Sterilisation durch eine erneute Operation hoffte. Wolfgang wehrte sich dagegen, und im Laufe der Jahre entfernte sich daraufhin seine Frau immer mehr von ihm, suchte Erfüllung in einem neuen Beruf und mietete sich eine eigene Wohnung. Er wollte nun mit meiner Hilfe die unbewussten Gründe für seine ihm selbst unerklärliche Ablehnung eigener Kinder herausfinden.

Wolfgang war ein typischer Yin-Mann. Die Energien seiner weiblichen Seite waren etwa dreimal so stark wie die der rechten Seite. Nach ersten stabilisierenden und harmonisierenden Chakra-Therapien begannen wir im Rahmen einer Reinkarnationstherapie nach den Ursachen seiner Kinderproblematik zu forschen. In den ersten aufsteigenden Trancebildern erlebte sich mein Patient als römischer Soldat, der nach einem mehrjährigen Auslandseinsatz in die Heimat zurückkehrte. Zu Hause musste er voller Verbitterung erleben, dass seine geliebte Frau zwischenzeitlich eine andere Beziehung eingegangen war, aus der ein inzwischen etwa vierjähriges Kind entstammte. Voller Wut und Enttäuschung zog der Legionär sein Schwert und tötete Mutter und Kind. Entsetzt von seiner eigenen Tat flüchtete er anschließend in die Wildnis und lebte dort als Einsiedler längere Zeit mehr schlecht als recht von den Früchten des Waldes. Abgemagert und immer noch voller Schuldgefühle und Trauer, stürzte er sich schließlich in sein Schwert. In Trance spürte Wolfgang, wie der kalte Stahl tief in seinen Bauch eindrang. Auf meine Suggestionen hin wurde meinem Patienten bewusst, dass ihn das Schwert genau dort durchbohrte, wo sich im heutigen Leben seine Darmkrankheit manifestierte. Mit einem Mal erschien ihm seine frühe Morbus-Crohn-Erkrankung in einem anderen Licht. Aber auch zu seinem Kinderthema wurde ihm einiges bewusst. In seinem Therapiebericht schrieb er später: »Jetzt kann ich verstehen, warum ich mich schon in so frühen Jahren habe sterilisieren lassen. Schon als Kind ›wusste‹ ich, dass ich keine Kinder haben wollte. Einerseits war es eine Art Selbstbestrafung, andererseits die unbewusste Angst, wieder ein Kindermörder zu werden.«

Wie sich herausstellen sollte, war auch eine darauf folgende Inkarnation mitverantwortlich für sein Schicksal in seinem heutigen Leben. Wolfgang erlebte sich in einer weiteren Sitzung als eine lebenslustige Zigeunerin. Diese Frau war sich ihrer körperlichen Attraktivität sehr bewusst und setzte ihre Schönheit und Anziehungskraft dazu ein, die Männer zuerst zu reizen, um sie dann kalt abzuweisen. Sie verachtete insgeheim das andere Geschlecht, was schließlich zu einem Streit führte, in dessen Verlauf die Zigeunerin von einem ihr körperlich überlegenen Mann brutal vergewaltigt wurde. Als daraus eine Schwangerschaft entstand, wurde sie von ihrem Stamm verstoßen und musste sich und das Neugeborene von da an als Bettlerin durchbringen. Verbittert gab sie dem Kind die Schuld an ihrer Situation, wickelte es eines Tages zusammen mit einigen großen Steinen in eine Decke und ertränkte es. Sie wurde dabei allerdings beobachtet, und als sie ins Dorf zurückkam, versuchte sie die aufgebrachte Menge zu steinigen. Die Zigeunerin wurde schwer am Kopf verletzt, überlebte aber. Wie im Zeitraffer sah sich mein Patient in der Trance anschließend als alte Frau, die an einem Stock durch die Dörfer wanderte und mit ihrem Wissen über die Heilwirkung von Kräutern Kranken half und Schwangeren bei der Geburt beistand. Wolfgang erinnerte sich in seinem Therapiebericht: »Ich habe mir innerlich das Versprechen gegeben, nie eigene Kinder zu haben und mein weiteres Leben in den Dienst der anderen zu stellen. Danach sehe ich mich plötzlich zusammengerollt in einer Hütte im Wald liegen. Ich bin einsam und von den Menschen verlassen gestorben. Das war die Strafe für meine Schuld, die ich durch den Mord an meinem Kind auf mich geladen hatte.«

In zwei Leben zwei Kindermorde und die daraus resultierenden Vorsätze, die sich tief in seine Seele eingegraben hatten, waren der Grund für seine heutige Ablehnung einer Vaterschaft. Wolfgang weinte bitterlich und zitterte am ganzen Leib, als er das alles verstand. Inzwischen ist er mit seiner Frau erstmals bei einem Spezialisten gewesen, um die Chancen einer Operation zur Wiederherstellung seiner Zeugungsfähigkeit auszuloten.

6. Wissen ist hilfreich, doch allein der Glaube heilt

Die Tatsache, dass Heiler Licht abstrahlen, ist im Rahmen der Biophotonen-Forschung längst wissenschaftlich bewiesen. Es bleibt die Frage, wieso dieses Licht heilsam ist. Wozu braucht der Körper überhaupt Licht? Was bewirkt oder welche Aufgaben erfüllt es? Um das zu verstehen, müssen wir zuerst einen Blick auf unsere Körperstruktur werfen.

Die Bausteine unseres Körpers sind ca. 10^{28} Atome, die sich zu Molekülen verbinden und aus denen sich dann Zellen bilden. Der menschliche Körper verfügt im Schnitt über hunderttausend Milliarden Zellen, fünfzehntausend Mal so viel, wie Menschen auf Erden leben. Jede Minute sterben Millionen Zellen ab und werden durch Zellteilung ersetzt. Jede dieser Zellen ist wie eine kleine Fabrikeinheit, nimmt Stoffe auf, produziert Neues und scheidet Verbrauchtes aus. Dies alles geschieht, ohne dass wir auch nur das Geringste davon mitbekommen! Eine gigantische Organisationsleistung! Es stellt sich die Frage: Wer oder was steuert und überwacht das alles, wozu unser Tagesbewusstsein nie in der Lage wäre? Wie und mittels welcher Techniken kann man ein so komplexes Wunderwerk, wie es der menschliche Körper ist, überhaupt am Leben erhalten? Wenn wir uns überlegen, dass wir Menschen, die wir uns die Krone der Schöpfung nennen, es häufig nicht einmal schaffen, verschiedene Interessengruppen oder Mitglieder einer Gemeinde unter einen Hut zu bringen, dann ist diese Leistung geradezu unglaublich. Die Wissenschaft will uns glauben machen, dass dies alles nur eine Frage der Gene sei, die in bestimmten naturgesetzlichen Rahmenbedingungen tätig werden. Fragt man sie aber, wie denn alle Teile dieses Körpers darüber informiert werden, was gerade wo gebraucht wird und vonnöten ist, dann verweist sie auf das elektrische Informationsnetz der Nerven und das System der Botenstoffe, Hormone genannt. Eine Antwort, die nur auf den ersten Blick befriedigen kann; denn wenn man tiefer schaut, wird die Fragwürdigkeit dieser Behauptung deutlich.

Wenn wir uns beispielsweise in die Fingerspitze stechen, dann tut das weh, und zwar deshalb, weil in den Fingerkuppen Nervenzellen sehr dicht beieinanderliegen. Der gleiche Stich ist in anderen Bereichen des Körpers, wie z. B. der Wange oder dem Gesäß, weit weniger schmerzhaft, weil die Dichte der Nervenzellen dort weitaus geringer ist.

Im Rahmen einer Endoskopie entfernte man mir beispielsweise Darmpolypen – krankhafte Ausstülpungen des Darmes – mittels einer am Endoskop befindlichen Drahtschlinge, durch die elektrischer Strom geschickt wurde. Die Polypen wurden durch Hitze abgetrennt. Ich konnte das alles am Überwachungsbildschirm mitverfolgen, denn an der Endoskopspitze befand sich eine kleine Kamera. Fasziniert verfolgte ich diese Reise durch meinen Dickdarm und war sehr erstaunt, dass mehrere solcher Polypen, die in der Medizin als mögliche Vorstufe von Krebs gelten, entfernt wurden, ohne dass ich auch nur das Geringste spürte. In der Darmschleimhaut – wie auch in anderen Bereichen des Körpers – gibt es keine Nerven! Das Nervensystem ist zwar wichtig und im Körper weit verbreitet, aber es ist kein absolutes Informationsnetz, das alle Zellen erreicht. Für das Überleben des Körpers ist es aber von größter Bedeutung, dass ein System existiert, das alle seine Teile bis hinunter auf die Atom- und Molekularebene gleichzeitig auf dem neuesten Stand hält, so wie es ein Computersystem in einem effektiv geführten Unternehmen tut. Das Hormonsystem kann es ebenfalls nicht sein, dauert es doch unter Umständen viele Minuten, bis beispielsweise Botenstoffe aus der Hirnanhangsdrüse andere Drüsen zur Arbeit anregen und die Information schließlich beim vorgesehenen Empfänger, den Zellen des Gewebes, ankommt.

Wir verdanken es der Biophotonenforschung, dass wir heute sagen können: Die generelle Steuerung des Organismus, die Kommunikation zwischen den Zellen, erfolgt durch Licht. Dieses zelluläre Licht bildet ein einheitliches Feld, und seine Frequenzen, sprich Farben, steuern spezielle Körperabläufe. Wenn unser Lichthaushalt gestört ist, sieht das ein dazu befähigter Heiler an entsprechenden Farbsignalen in der Aura und diagnostiziert eine bestimmte organische Erkrankung. Das Licht einer Heilbehandlung kann nun diese Störungen beheben, und das erkrankte Organ vermag sich zu regenerieren. Dabei nutzt der Heiler Eigenschaften des Lichtes, die wissenschaftlich bekannt sind und eingesetzt werden. So wissen wir beispielsweise, dass sich die Zellteilung unter elektromagnetischem Einfluss beschleunigt. Deshalb setzen wir zur schnelleren Heilung bei Knochenbrüchen in Krankenhäusern die Magnetfeldtherapie ein. Gleiches geschieht, wenn ein Heiler seine Hände auflegt. Ein Heiler arbeitet nicht nur mit dem Licht der drei Ebenen in ihrer Einheitsform »Weiß«, sondern insbesondere mit der speziellen Wirkung der Farben. Schon im Altertum wussten die Heilkundigen, dass das Sonnenlicht wichtig für die Gesundheit ist, und setzten einzelne Farben gezielt zur Behandlung ein. Die moderne Farbpsychologie baut darauf auf, und auch in der Medizin wird die Heilwirkung von Farben genutzt. Mittels farbiger Lampen werden Körperpartien bestrahlt und unterschiedliche Krankheitsbilder behandelt. Das kann der Patient verstehen. Er sieht konkret das Gerät und die Farbreflexe auf der Haut. Seine Glaubensfähigkeit wird nicht überstrapaziert. Ganz anders ist es beim Handauflegen. Und so wird mir oft die Frage gestellt: Wie und was machst du da?

Heilwerdung ist ein Stück Rückkehr in die Einheit. Heiler und Patient müssen an das glauben, was sie aussenden beziehungsweise empfangen. Dann erst kann das Licht seine volle Kraft entfalten. So imaginiere ich die verschiedenen Ebenen und ihre Farben und übertrage das jeweilige Licht durch einen Willensimpuls. Unbewusst schaffen wir alle so unsere Wirklichkeit. Wir glauben zuerst an eine Idee und ihre Realisationsmöglichkeit, unsere Gedanken und Gefühle bauen sie dann aus, und am Ende steht eine Schöpfung – ein Haus, ein Buch, eine Musikkomposition oder eine Lichtübertragung. Die Idee ist der Ursprung, die Schöpfung das Endergebnis, die wiederum ihren Schöpfer spiegelt. Je stärker also mein Glaube an mich selbst ist, umso sicherer und stärker ist das Ergebnis. Das ist eigentlich das ganze Geheimnis. Ich weiß, dass ich es kann, und mein Glaube an mich selbst wird beim Patienten gefühlte und erlebte Wirklichkeit. Mehr ist nicht nötig. Ein wahrer Geistheiler arbeitet aus der Herz- oder Kausalebene heraus und damit aus dem Geist. Wenn er vollkommen verbunden ist, kann er wie JESUS sagen: Der Vater (d. h. der Geist auf der Kausalebene) und ich sind eins! Dann ist es das Werk des Vaters und seiner Liebe und nicht das Wirken des begrenzten Ichs als Ausdruck der Seele. Deshalb ist das Geistige Licht, das aus der Einheit kommt, nicht dual und damit polar, wie die beiden unteren Lichtformen des Seelischen und Physischen; und deshalb kann man mit dem Geistlicht auch keinen Schaden anrichten.

Aber – so könnte man erwidern – glaubt nicht auch der Reiki-Meister, Schamane oder Magier an das, was er tut? Natürlich, sonst könnte er keine Wirkung erzielen. Die Frage ist nur, aus welchem Bewusstsein heraus er handelt und aus welcher Bewusstseinsebene heraus er wirkt. Ein begrenztes Bewusstsein benötigt das Mittel der Form in Gestalt von Techniken und Instrumenten. Es glaubt und es wurde gelehrt, ohne diese Dinge nicht auskommen zu können. Es mangelt an dem Glauben, Vertrauen und Wissen, dass allein der göttliche Geist wirkt. Daher ist Glauben auch nicht gleich Glauben und Wirkung nicht gleich Wirkung. Das gilt auch für die Wesen, die sich uns als Geister im Rahmen von Seancen nähern. Meistens kommen sie von der unteren Astralsphäre, also von einer noch relativ niederen Ebene des Bewusstseins. Sie sind in ihrem Bewusstsein wie in ihrem Handeln immer noch formgebunden. Das bedeutet, es gilt für sie das Gesetz, dass sie nur über einen Körper bzw. körperliche Aspekte auf unserer Ebene Wirkung erzielen können, etwa in Form von lauten Stimmen, Poltergeistphänomenen, Tischerücken und Ähnlichem. Da sie keinen irdischen Körper haben, sind sie darauf angewiesen, einen Spender irdischer Energie zu finden, der es ihnen erst ermöglicht, Körperformen aufzubauen, um auf Materie einwirken zu können. Das sind dann meistens anwesende mediale Menschen, die bewusst oder unbewusst diese Energie zur Verfügung stellen; oder die Energie wird der Umgebung entnommen. Deshalb wird es bei Besuchern aus niederen Sphären auch häufig kalt im Raum. Wesen aus dem Licht- oder Himmelreich sind bereits so hoch entwickelt, dass sie bei Besuchen keinerlei Energie von uns oder der Umgebung benötigen, um wirksam werden zu können. Ohne Anleihen erschaffen sie aus sich selbst und damit aus dem Geist heraus. Ihr Glaube basiert auf Erfahrung und Erleben und wandelt sich zu Wissen. Sie erschaffen aus ihrem Wesenskern, dem Göttlichen in ihnen.

Heilung verlangt immer eine Bewusstseinsveränderung des Kranken – der Heiler ist nur Begleiter auf diesem Weg. Vergleichbar einem Hausbesitzer – dem Kranken –, der sein Haus, den Körper, reparieren will, liefert der Heiler wie ein Baustofflieferant Steine, Zement und Ziegel in Energieform. Er stellt also dem Kranken diese Kräfte nur zur Verfügung, sein Haus reparieren muss er immer selbst. Somit ist Heilung letztlich immer Selbstheilung. Selbstverständlich muss der Kranke dabei glauben. Der Glaube ist die notwendige innere Einstellung, die alles Folgende überhaupt erst möglich macht. Daher sagte Jesus zu der Bluterin, die sich ihm gläubig von hinten näherte, um nur durch die Berührung seiner Kleider geheilt zu werden: »Weib, dein Glaube hat dich geheilt.«

7. Prägungen – oder wie das Umfeld krank machen kann

In der Bibel steht der Satz: »Ich werde die Sünden der Eltern an den Kindern und Kindeskindern tilgen.« Modern ausgedrückt heißt das, seelische Programme und Glaubenssätze sind generationenübergreifend. Das Vorbild der Eltern und des engeren Umfelds ist seelisch prägend. Das Beobachtete und Erlebte wird von den Kindern unkritisch übernommen – und zwar sowohl Positives als auch Negatives. So habe ich mehrere Fälle von familiärem Kindesmissbrauch behandelt, bei denen fast immer auch der Täter selbst missbraucht, aber niemals behandelt worden war.

Anita F., eine junge Arzthelferin, war mit achtzehn Jahren aus dem Elternhaus geflüchtet. Ihr Vater war, solange sie sich erinnern konnte, alkoholkrank und hatte sowohl sie als auch ihre Mutter schwer misshandelt. Mit achtzehn Jahren flüchtete sie in die ersehnte Geborgenheit einer Ehe. Mit zweiundzwanzig Jahren saß sie nun betroffen vor mir und konnte es nicht fassen. Ihr Mann hatte sich gleich nach der Hochzeit ebenfalls als Alkoholiker entpuppt und schlug sie seitdem häufig. Wie konnte ihr das passieren, wieso war sie so blind gewesen? Warum konnte sie aufgrund der Erfahrungen mit ihrem Vater die Anzeichen bei ihrem späteren Mann nicht rechtzeitig erkennen? Verantwortlich war ein hypnotischer Prozess. Unter Hypnose verstehen wir einen Trancezustand unter weitgehender Ausschaltung des überprüfenden und bewertenden Verstandes. In diesem Zustand nehmen wir alle Informationen für wahr und gültig an, und so kann man einem Menschen in einem warmen Zimmer suggerieren, dass es darin eiskalt sei. Wenn er dann vor Kälte zu zittern beginnt, übernimmt er die Information ungeprüft und reagiert automatisch mit seinem Körper. Ähnlich ist es bei Kleinkindern. Alles ist neu und wird als »Das ist so« ins Bewusstsein übernommen. Einen bewertenden und beurteilenden Verstand gibt es in dieser Form noch nicht. Also wird oft auch das Falsche und Schlechte als gültige Realität angenommen. Ein Kind, das von Anfang an seinen Vater auf eine Art wie meine Patientin erlebt, übernimmt automatisch dieses Bild, und unbewusst bildet sich ein Glaubenssatz: »Vatersein ist so.« Da der Vater auch ein grundlegender Archetypus des Männlichen ist, bedeutet dies, dass auf unbewusster Ebene dieser Glaubenssatz auch bei der Mannwahl der Frau zum Tragen kommt. So hatte sich Anita unbewusst einen Mann gesucht, der ihrem Vaterbild entsprach.

Beatrice N., eine Krankenschwester, kam als Bulimiefall zu mir. Seit fast zehn Jahren litt sie unter dieser Krankheit. Bei diesem Krankheitsbild, einer Ess-Brech-Sucht, stopft der Patient zuerst Unmengen von Nahrungsmitteln in sich hinein, um sie schuldbewusst anschließend wieder zu erbrechen. Bulimie hat viel mit dem Vater- bzw. Mannbild der Frau zu tun. Bereits ihre Großmutter und ihre Mutter waren von dieser Krankheit betroffen, und selbst ihre Schwester litt darunter. Wie mir Beatrice berichtete, war ihre Mutter erst sechzehn Jahre alt, als sie mit ihr niederkam. Während der Ehe der Eltern wurde die Mutter häufig von ihrem Mann geschlagen. Beatrice selbst wurde in erster Ehe so von ihrem Mann terrorisiert und verprügelt, dass sie ihr ungeborenes Kind verlor.

Die Patientin war Anfang dreißig, eine körperlich attraktive Frau von freundlichem Wesen, die in Folge des Erlebten Angst vor Sexualität hatte, Verlustängste und Panikattacken entwickelte und einen Kontrollzwang aufbaute. Sie war allerdings einer der glücklichen Fälle, wo eine Behandlung schnell von durchschlagendem Erfolg gekrönt war. Bereits nach wenigen Sitzungen ließen die Bulimieanfälle und die sie begleitenden Ängste nach und verschwanden bald gänzlich. Beatrice machte dann selbst die Heilerausbildung und behandelt heute erfolgreich ihre Familienangehörigen.

Die Prägung durch das Umfeld umfasst aber auch alle äußeren Einflussfaktoren. Nicht nur, wie uns Menschen begegnen, macht uns krank, auch die materiellen Lebensumstände hinterlassen tiefe Spuren in Seele und Körper. Bei meinen Reisen nach Südamerika erlebte ich Menschen, die durch Unterernährung, Drogenkonsum oder mangelhafte hygienische Verhältnisse schwer erkrankten. Aber auch in solchen Fällen wirkt immer Karma. Vordergründig sind es scheinbar äußere Faktoren, doch letztlich hat unsere Seele auch solche Rahmenbedingungen bewusst gewählt, um daran zu wachsen. Wie oft habe ich in Reinkarnationstherapien erlebt, dass beispielsweise die heute beklagte Armut ihre Ursache in vergangenem, egoistisch genutztem Überfluss hatte. So muss sich der verschwendungssüchtige französische Marquis zur Zeit des Sonnenkönigs Ludwig XIV. heute als Vertreter für Textilien durchs Leben schlagen und kommt auf keinen grünen Zweig; und die durch Umweltgifte zerstörte Haut einer jungen Frau war der karmische Ausgleich zu einem exzessiven narzistischen und nur an äußerer Schönheit orientierten Leben an einem Fürstenhof des Rokoko.

8. Krankheit aus Liebe zum Nächsten

»Ein jeder trage des anderen Last«, lautet eine der Botschaften in der Bibel. Solidarität mit den durch Unglück Betroffenen ist deshalb auch ein wichtiges Motto unserer Gesellschaft. Sei es bei Flutkatastrophen, Erdbeben oder nur in Form von Nachbarschaftshilfe im Falle eines Hausbrandes – die uneigennützige Nächstenliebe hat viele Gesichter. So begegnen wir ihr manchmal auch in Form von Schicksalsschlägen, die auf den ersten Blick nichts von ihrer wahren Begründung erkennen lassen.

Ende der fünfziger, Anfang der sechziger Jahre des vergangenen Jahrhunderts kamen weltweit Tausende von Kindern behindert zur Welt. Ihre Mütter hatten während der Schwangerschaft das Schlafmittel Contergan genommen. Esoteriker sprechen in so einem Fall schnell von einem schlimmen Karma, in dem Sinne, dass der Betroffene und seine Angehörigen heute anscheinend für die Sünden vergangener Leben büßen müssen. Ein amerikanischer Psychologe fragte sich damals, was alle diese Behinderten wohl getan hatten, um so ein Schicksal zu erleiden, und dachte dabei wohl an ein sogenanntes Gruppenkarma. Er befragte deshalb eine Gruppe Betroffener in Hypnose. Es stellte sich heraus, dass viele von ihnen überhaupt kein Karma im landläufigen Sinne hatten. Die meisten der Befragten waren sogenannte »alte Seelen« und hatten dieses Schicksal aus Liebe gewählt, um den beteiligten »jungen Seelen« in Gestalt ihrer Eltern und Geschwister zu helfen, Fürsorge und Nächstenliebe zu entwickeln.

Ähnliches erlebte ich auch mit einer Schülerin. Renate M. war eine sehr männliche Frau, ein ausgesprochener Yang-Typ.

Im vergangenen Jahr hatte sie mit eigenen Händen und nur mit Unterstützung zweier Hilfsarbeiter selbst ein Haus gebaut. Bei einer unserer ersten Sitzungen brachte sie ihre siebzehnjährige Tochter mit, die am Downsyndrom litt (früher Mongolismus genannt) und mir gegenüber sehr anhänglich war. Spontan teilte ich Renate M. meine Wahrnehmung mit, nämlich dass ihre Tochter diese Behinderung gewählt hatte, um ihrer Mutter bei der Entwicklung weiblicher und insbesondere mütterlicher Gefühle und Eigenschaften zu helfen. Erstaunt bestätigte sie mir, dass sie das auch schon so empfunden und gedacht hatte.

Die Liebe geht manchmal seltsame Wege, verliert aber nie ihr Ziel aus den Augen. Das persönliche Opfer, das wir aus Liebe erbringen, schenkt daher großen Gewinn. Das beste Beispiel dafür ist das Leben Christi. Aber wir müssen natürlich nicht immer gleich unser Leben opfern. Manchmal reicht ein Organ. So wurden schon viele Leben gerettet, weil ein großherziger Mitmensch Rückenmark, eine Niere oder nur Blut gespendet hatte. Die bewusste Entscheidung, fremde Lasten zu übernehmen, auf Dinge, Rechte oder Vorteile zugunsten Dritter zu verzichten oder anderen nur dort den Vortritt zu lassen, wo man selbst gern die erste Geige spielen würde, zeugt von einer entwicklungsfreudigen Seele, die bewusst den geistigen Gesetzen folgt. Doch häufig erleben wir auch das unbewusste Opfer, dessen Motiv nicht Liebe, sondern Angst, Unwissenheit oder einfach die Unfähigkeit ist, sich bewusst mit Problemen auseinanderzusetzen. So beobachten wir im Rahmen des Familienstellens nach Hellinger häufig, dass Menschen Probleme eines anderen Familienmitglieds unbewusst übernehmen und anschließend daran leiden.

Clara T., Hausfrau und Mutter, kam aus Österreich zu mir. Sie litt an einem Lymphödem am rechten Fußgelenk und an schwammigem Gewebe im rechten Oberschenkel. Die Schulmedizin fand keine Erklärung, und so suchte sie Rat und Hilfe bei der Alternativmedizin. Dort wurde sie zum ersten Mal darauf aufmerksam gemacht, dass etwas mit ihrer rechten Niere nicht stimmte. Doch weiter konnte ihr nicht geholfen werden.

Ich untersuchte ihre Aura und Chakras und stellte fest, dass sowohl die rechte Niere als auch das die Nieren steuernde Sexual-Chakra und das Kehl-Chakra blockiert waren. Weiterhin war die gesamte rechtsseitige Lymphe im Hals-, Brust- und Beckenbereich gestaut und blockiert, und auch die Milz war energetisch nicht in Ordnung. Darüber hinaus war Clara ein extremer Yang-Typ und nicht in der Lage, einen Orgasmus zu erleben. Die Lymphprobleme deuteten auf eine massive Abwehrhaltung hin, was durch das blockierte Kehl-Chakra, das psychologisch für die Los- und Zulassproblematik steht, bestätigt wurde. Der Überschuss an männlicher Yang-Energie sowie die Blockade in der rechten Niere und im Sexual-Chakra besagten, dass ein massiver Polkonflikt vorlag, der sich insbesondere auf dem Feld der Sexualität abspielte. Das Signal der rechten Nierenblockade bedeutete, dass der Polkonflikt in Zusammenhang mit dem Vater- / Mannbild stand, und so begann ich in diesem Bereich zu forschen. Ich erfuhr, dass ihr Vater, als die Patientin gerade vierzehn Jahre alt und in der Pubertät war, qualvoll an Nierenkrebs gestorben war.

Clara konnte mit der Krankheit und dem Umstand, dass ihr Vater, der immer groß und stark gewesen war, sich nun aber zu einem schwächlichen und abgemagerten Wrack entwickelt hatte, überhaupt nicht umgehen. Sie verdrängte das Geschehen ins Unterbewusstsein, ging dem Sterbenden möglichst aus dem Weg und hatte auch am Grab keine Tränen. Total überfordert von dem Geschehen, blieb der damals sich gerade im Umbruch zur Frau befindlichen Vierzehnjährigen nichts anderes übrig, als die Problematik des Vaters zuerst einmal zu übernehmen, aber die Bearbeitung ihrer Gefühle sozusagen auf einen späteren Zeitpunkt zu verschieben. Da durch die Verdrängung dies später dann doch nicht geschah, verschob Clara die Thematik mit der Zeit auf die Körperebene und schuf so stellvertretend ihr Krankheitsbild. In gewisser Weise spiegelte ihre heutige Nieren- und Lymphproblematik einerseits ihr Schuldgefühl gegenüber ihrem Vater und andererseits den damaligen seelischen Widerstand und ihre Unfähigkeit, sich mit dem Geschehen offen auseinanderzusetzen. Verstärkt wurde das Ganze noch durch den tragischen Umstand, dass ihr Lieblingsbruder – der seelisch auch zum Vater- / Mannbereich gehört – später durch einen Unfall ums Leben kam. Nun war die Zeit gekommen, dies alles aufzuarbeiten und seelisch wieder ins Gleichgewicht zu finden.

Vor allem bei alleinerziehenden Müttern erlebe ich es häufig, dass die auf die Mutter fixierten Babys und Kleinkinder mit ihren Krankheitsbildern die unerlöste Problematik dieses Elternteils spiegeln. Das kann so weit gehen, dass es sogar zu identischen Chakra-Blockaden kommt. In so einem Fall ist dann weniger das Kind als die Mutter der Patient.

9. Ohne Wandlung keine Heilung

Man wirft der Schulmedizin gern und schnell vor, dass sie nur Symptomverschiebung und nicht Ursachenbehandlung betreibe. Aber ist das beim Heilen durch Handauflegen eigentlich anders? In meiner zwanzigjährigen Praxis als Geistheiler habe ich immer wieder erfahren, dass energetisches Heilen in aller Regel nur dann eine dauerhafte Wirkung erzielte, wenn es gelang, die seelischen Ursachen aufzudecken und der Patient darüber hinaus willens und bereit war, an sich zu arbeiten und das Erkannte zu verändern. Genau daran aber scheitern viele Heilbehandlungen, da die meisten Kranken immer noch vordergründige Reparatur und nicht innere Verwandlung anstreben. »Bitte bade mich, aber mach mich nicht nass«, ist nach wie vor das Motto vieler, und sie wundern sich dann, wenn die Behandlung nicht anschlägt oder nach anfänglicher Besserung die alten Symptome wieder auftreten. Nach dem Gesetz der Evolution kann und darf das auch gar nicht anders sein. Ist doch die Krankheit immer ein Signal für ein unerlöstes seelisches Thema, das nach Bearbeitung ruft. Indem ich nur das Signal wegdrücke, ist damit das Thema nicht erlöst und noch keine Entwicklung vollzogen.

In einem Lehrfilm, den ich im Rahmen meines Initiationsseminars vorspiele, wird eine Londoner Arztpraxis vorgestellt. Im toleranten England ist es gesetzlich möglich, dass Arzt und Heiler gemeinsam Patienten behandeln, der Heiler wird sogar von der Krankenkasse bezahlt. Im Film stellt der Arzt seine Praxis und die Heilerin vor, mit der er seit Längerem kooperiert. Es ist gerade eine Kranke da, die seit Jahren an schwerem Gelenkrheuma und starken Schmerzen leidet. Der Praxisinhaber berichtet, dass die Patientin schulmedizinisch austherapiert sei, bisher keine konventionelle Methode bei ihr angeschlagen habe und insbesondere die permanenten Schmerzen nicht in den Griff zu bekommen seien. Daraufhin habe er sie zur weiteren Behandlung der Heilerin übergeben, der es innerhalb weniger Sitzungen gelungen sei, die Patientin beweglicher und schmerzfrei zu machen. Damit das so bleibe – so der Sprecher im Film –, müsse die Kranke alle zwei Wochen zur Behandlung kommen.

So etwas nenne ich nicht eine erfolgreiche Heilung, sondern eine gelungene Symptomverschiebung. Heilerin wie Arzt scheinen die Gründe für das Gelenkrheuma nicht zu interessieren. Niemand fragt sich, was die hervorgerufene Bewegungsbeeinträchtigung im Körperlichen mit der seelischen Blockade, sich zu bewegen und zu verändern, zu tun hat. Der Schmerz – das Signal – steht allein im Vordergrund und nicht die Ursache der Erkrankung. Würden wir nun die Patientin fragen, die seit Jahren unter diesen Schmerzen litt und erleben musste, dass ihr die Schulmedizin nicht helfen konnte, ob sie mit dem Handauflegen zufrieden sei, so würde sie ihre Heilerin überschwänglich loben und rühmen. Das ist menschlich verständlich, aber ist der Patientin damit wirklich geholfen? Und vor allem, ist sie damit geheilt? Wenn das Ergebnis dieser Energiebehandlung dazu führen sollte, dass die Kranke ins Grübeln und Nachdenken kommt und beginnt, seelische Gründe ihrer Krankheit in Rechnung zu stellen, dann könnte man dies bejahen – und weitere Behandlungen würden sich erübrigen. Wenn nein, bleibt sie ein Leben lang abhängig, nun nicht mehr von Schmerztabletten, sondern vom Handauflegen.

Im gleichen Film behandelt eine Chicagoer Heilerin eine Patientin, deren sehr schmerzhafte Arm- und Schulterproblematik sie an den Rand der Arbeitsunfähigkeit brachte. Im Verlauf der Energieübertragung erlebt der Zuschauer, wie plötzlich das zugrunde liegende Trauma zutage tritt. Die Patientin beginnt heftig zu schluchzen und erinnert sich daran, wie sie im Krankenhaus bei der Geburt ihrer Tochter von allen allein gelassen wurde und Angst und Schmerzen in ihr eskalierten. Durch die Bewusstwerdung der Ursache blieb die Patientin auch in den folgenden Wochen schmerzfrei und konnte sich wieder sehr viel besser bewegen, wie sie dem Filmteam auf Nachfrage berichtete. Doch solche Fälle sind Glücksfälle. Selten wird durch eine reine Energiebehandlung das ursächliche seelische Thema so einfach ins Bewusstsein gehoben und dadurch geheilt. In aller Regel ist mehr als eine Chakra- und Aura-Behandlung nötig, um ein Trauma zu erlösen. Das fordert allerdings vom Behandler auch das Vermögen, solche seelischen Blockaden aufdecken und durch therapeutische Maßnahmen bearbeiten zu können. Da die wenigsten Heiler über eine solche Befähigung verfügen, es also häufig an einer im weitesten Sinne psychotherapeutischen Qualifikation mangelt, pflegen viele Heiler den falschen Mythos, dass rein energetisches Behandeln zu endgültiger Heilung führe. Tatsächlich wird häufig bestenfalls eine Symptomverschiebung erreicht. Da jedoch die meisten Patienten lieber nicht an den Ursachen rühren und nur »repariert« werden wollen, treffen sich hier zwei Interessenlagen, und es kommt daher selten zu Beschwerden.

10. Wie Erfolg versprechende Heilmethoden durch Unwissenheit in Verruf geraten

Wenn neue Heilmethoden zu erfolgreich werden, sind sie oft der Diffamierung und Bekämpfung durch traditionelle Behandler ausgesetzt. Das folgt dem bekannten Gesetz, wonach das Neue zuerst ignoriert und dann bekämpft wird, unter anderem dadurch, dass man versucht, es lächerlich zu machen, bevor es dann im dritten Schritt schließlich anerkannt und übernommen wird. Das erlebte die Akupunktur ebenso wie die Homöopathie und zurzeit das Familienstellen nach Hellinger, das Geistige Heilen und die Reinkarnationstherapie.

Vor einiger Zeit war ich interessierter Zuschauer bei einer Fernsehdiskussion, in der es um Sinn und Zweck psychotherapeutischer Behandlungsmethoden und deren angebliche Erfolge ging. Zu Beginn der Diskussion kam eine junge Frau zu Wort, die jahrelang unter Bulimie litt, schulmedizinisch keine Hilfe fand und schließlich durch mehrere Sitzungen bei einer Reinkarnationstherapeutin geheilt wurde. Sie schilderte ausführlich vergangene Leben und wie traumatisierte Erfahrungen der Vergangenheit ihre heutige Persönlichkeitsstruktur und das Krankheitsbild begründeten. Unter anderem berichtete sie von einem Leben als Königin, das ihre Macht- und Ohnmachtsthematik spiegelte. Dies nahmen in der anschließenden Diskussion Vertreter der Schulpsychologie und ein freier Journalist, der sich als Kritiker der Psychoszene outete, zum Anlass, sich über die Erfahrungen der Patientin lustig zu machen und den Erfolg der Therapie abzuqualifizieren. Die negativen Stellungnahmen hängten sich hauptsächlich an der Behauptung der jungen Frau auf, eine Königin gewesen zu sein. Dies sei ja wohl ein Beweis für die mangelnde Seriosität dieser Methode, da wohl jeder, der eine Reinkarnationstherapie mache, irgendwann einmal König oder Pharao oder sonst eine überragende Persönlichkeit gewesen wäre. Dies sei zutiefst unglaubwürdig und nur ein Ausdruck dafür, dass der Betreffende und sein Ego sich aus einem Minderwertigkeitsgefühl heraus wünschten, auch einmal etwas Bedeutendes gewesen zu sein. Niemand in der Runde – mit Ausnahme einer anwesenden Reinkarnationstherapeutin – interessierte sich für die Tatsache, dass die junge Frau nur auf diesem Wege Hilfe und Erlösung gefunden hatte. Es ging den Kritikern lediglich darum, ihre Position und Meinung kundzutun und sich als Vertreter jener von der Gesellschaft anerkannten Methoden darzustellen. Dabei offenbarten diese Repräsentanten traditioneller Behandlungsformen eine erschreckende Unwissenheit philosophischer und geisteswissenschaftlicher Erkenntnisse.

Es wird wohl von niemandem ernsthaft bestritten, dass wir in einem dualen System leben; und so benötigt eine Seele Erfahrungen in beiden Polen, um ganz und heil zu werden. So sind wir abwechselnd »König« und »Sklave«, arm und reich, Mann und Frau. Es liegt nun in der Natur des menschlichen Bewusstseins, dass es bewertet und einen Pol subjektiv höher schätzt als den anderen. Wäre es anders, lebte der Betreffende bereits im Einheitsbewusstsein und könnte sich mit Buddha und Christus gleichsetzen. So aber streben wir auch im Alltag immer das Besondere und Bedeutende an und fühlen uns minderwertig, wenn wir nur ein unbedeutendes Dasein fristen. Was uns normalerweise nicht bewusst ist, ist die Tatsache, dass aus Sicht unseres Geistes und seines Wunsches, sich selbst in seinen menschlichen Rollen zu erfahren, es kein wie auch immer geartetes »besseres« oder »schlechteres« Leben gibt. Alle Erfahrungen sind auf dieser Ebene gleichwertig und gleichbedeutend. Unser Geist lotet unsere menschliche und damit duale Wirklichkeit von links nach rechts aus, und so erfahren wir uns häufig in sehr gegenteiligen Rollen: Heute »Pharao«, morgen »Leibeigener«. Wenn ich also vor meinem irdischen Leben beschließe, mich intensiv mit dem Thema »Macht« auseinanderzusetzen, dann bleibt mir nur die Wahl zwischen dem Pol der Macht und dem Pol der Ohnmacht, entweder werde ich Herr oder Knecht. Der jeweilige Gegenpol folgt dann häufig auf dem Fuß und manchmal noch im gleichen Leben. So berichtet uns die Geschichte von einem englischen König, der auf dem Schafott endete, und von Napoleon, der, von seinen Gegnern besiegt, in seiner Lebensmitte auf eine Insel verbannt wurde und kläglich an einer Vergiftung zugrunde ging.

Ein weiterer Kritikpunkt in der Diskussion war, dass sich immer wieder Personen im Rahmen von Reinkarnationstherapien als bedeutende Persönlichkeiten wie Kleopatra, Kolumbus oder Karl der Große erleben. Das war dann den Diskussionsteilnehmern der letzte Beweis für die fehlende Seriosität dieser Therapieform und ihrer Ergebnisse. Leider ist auch das ein Trugschluss und verrät nur die allgemeine Unwissenheit über die Gesetze und Abläufe im Seelischen aus esoterischer Sicht. Als verkörperter Mensch bin ich davon überzeugt, dass meine Erinnerungen mein alleiniges Eigentum sind. Ich scheine sie mit niemandem zu teilen. Aber das scheint eben nur so! Rupert Sheldrake, der bekannte Biologe, fand heraus, dass alle Mitglieder einer Tiergattung durch ein gemeinsames Bewusstseins- und Informationsfeld miteinander verbunden sind, und das, was eine Gruppe lernte, bald auch von einer weit entfernten Gruppe derselben Spezies beherrscht und angewendet wurde. Er führte diesen Umstand auf sogenannte »Morphogenetische Felder« zurück, die alle Teile einer Art bewusstseinsmäßig verbindet, sodass die Erfahrungen einiger bald zum Eigentum aller werden. Als Esoteriker spreche ich diesbezüglich von einer Gruppenseele. Auf einer höheren Ebene ist alles mit allem verbunden, ist jede Information allen zugänglich. Lediglich ein duales und in trennenden Kategorien denkendes menschliches Bewusstsein erhebt aus Gründen der

Selbstbehauptung den Anspruch alleinigen Informationsbesitzes: »Ich war Cäsar!« Wenn wir der Geistebene das Attribut »Einheit« zuordnen, dann bedeutet das in der Konsequenz, dass alles eins ist. Es gibt dort keine begrenzte Persönlichkeit mehr, die den Anspruch erheben könnte, dass ein Teil unseres Geistes etwas besitzen würde und der Rest nicht. Alle je gemachten Erfahrungen sind tatsächlich im Besitz von uns allen. Deshalb kann es geschehen, dass aus der jeweiligen seelischen Affinität heraus mehrere Personen die gleichen Informationen aus dem gemeinsamen Feld an sich ziehen und sich damit identifizieren. Aus Sicht des Geistes ist das durchaus korrekt und gültig.

Wenn im Rahmen von Reinkarnationstherapien Erinnerungen wach werden, dann geht es der Seele nicht um die jeweilige Rolle, sondern darum, was wir in ihr gelernt oder welche Schlüsse wir gezogen haben. Sie will nicht *be*weisen, dass es im historischen Sinne Vorleben gibt, sondern uns auf Entwicklungen *hin*weisen, die zu Einseitigkeiten in unserem Charakter führten und uns zur Korrektur anhalten. Therapeutisch ist es somit ohne Belang, ob die Erinnerung an ein Vorleben *wahr* ist im Sinne einer tatsächlichen historischen Begebenheit. Es kommt lediglich auf ihre innere Botschaft an. Somit stellt sich auch nicht die Frage, ob das, was ich erlebt habe, *nur* meine Fantasie oder reines Wunschdenken ist. Zumal es so etwas wie »Fantasie«, wie es die meisten Menschen verstehen, gar nicht gibt. Halten sie doch Fantasien für wert- und bezugslose Schöpfungen unseres Bewusstseins. Tatsächlich spiegelt jede Schöpfung ihren Schöpfer, ist ein Ausdruck von ihm und von daher therapeutisch interpretierbar. Gib einem Kind ein weißes Blatt Papier, und es wird immer das malen, was es innerlich beschäftigt.

11. Die zwei Gesichter der Wahrheit – oder wie Diagnosen schaden können

Schon als Kinder wurden wir angehalten, immer die Wahrheit zu sagen. Doch oft erlebten wir, dass genau das uns dann zum Nachteil gereichte und wir bestraft wurden – und so kam die Lüge ins Spiel. Wenn wir also eine Notlüge benutzen, dann um den Betreffenden vor der ungeliebten und vielleicht schädigenden Wahrheit zu schützen. Der Umgang mit der Wahrheit kann also problematisch und aus Sicht unseres Egos nicht immer von Vorteil sein. Ich will hier nicht der Lüge das Wort reden, aber aus guten Gründen auf die polare Wirkung dieses Prinzips hinweisen. Was aus ethisch und moralischer Sicht richtig und empfehlenswert sein mag, kann aus anderer Sicht geradezu schädlich und gefährlich sein.

Im geschilderten Fall der Frau aus Kaiserslautern mit ihrem Lebertumor reichte bereits ein Gerücht, an das sie glaubte, um ihre tödliche Erkrankung auszulösen. Welche suggestive Wirkung haben dann erst negative Diagnosen, wenn sie von einer anerkannten Autorität, wie einem Arzt, gestellt und als Wahrheit akzeptiert werden? Ist es eventuell möglich, dass die Diagnose eines Tumors diesen erst richtig zum Wachsen bringt? Kann die Wahrheit töten? Eine brisante Frage, die merkwürdigerweise – obwohl wir inzwischen so viel über die Macht der Gedanken und Gefühle wissen – kaum gestellt wird. Instinktiv vermeiden inzwischen viele Menschen Arzt- und Krankenhausbesuche, weil sie glauben, in dieser Atmosphäre eher noch kränker zu werden. Sie fürchten, dass sich das in Praxen und Kliniken herrschende negative seelische Klima auf sie überträgt.

Wir alle wissen, dass Rauchen ungesund ist. Aber welche suggestive Macht haben diese Hinweise auf den Zigarettenpackungen: »Rauchen kann tödlich sein!« Die Erfinder erhofften sich durch diese plakativen Warnungen eine abschreckende Wirkung. Tatsache ist aber, dass kaum jemand deshalb das Rauchen aufgibt und immer mehr Leute die Mahnungen einfach ignorieren. Andere stecken die Packungen in Überzüge, was fatal an eine Verdrängung erinnert. Kann es sein, dass diese Warnungen – vergleichbar hypnotischen Impulsen – im Unterbewusstsein ungewollt gerade das Gegenteil, nämlich den Ausbruch des Krebses, begünstigen? Warum meiden so viele Menschen Vorsorgeuntersuchungen, wenn eine frühzeitige Diagnose sie doch schützen oder gar retten könnte? Weshalb fürchten Frauen die Mammographie, wenn sie nicht glauben würden, dass eine positive Diagnose sie umbringen könnte? Therapeutisch sehen wir in dieser Vogel-Strauß-Politik nur einen Verdrängungsmechanismus, könnte es aber nicht auch ein unbewusster Selbstschutz sein? Wenn das, was ich denke und fühle, meine Wirklichkeit wird, wie wirkt dann eine sachliche Diagnose, die jedoch im Patienten eine Fülle irrealer Ängste bis hin zur Panik auslöst? Beim Hypochonder, dem sogenannten eingebildeten Kranken, reicht schon das Erleben von Krankheitsbildern Dritter, um daraufhin die gleichen Symptome zu erzeugen.

Wenn ich bei Patienten eine unentdeckte Erkrankung diagnostiziere, stellt sich mir also sofort die Frage: Sage ich es ihm, oder sage ich es ihm nicht? Welche Wirkung hat diese Information vor dem Hintergrund der von mir erkannten psychischen Struktur des Betreffenden? Kann ich ihm helfen, ohne dass er Kenntnis von seinem Krankheitsbild hat, oder verhindere ich dadurch, dass er aus dieser Spiegelung lernt, und nehme meinem Patienten damit Entwicklungschancen? Fragen, auf die es keine schnellen Antworten gibt. Es kommt immer auf den einzelnen Fall an. Darüber hinaus ist das, was der Betreffende als Wahrheit und reale Wirklichkeit zu erkennen glaubt, oft eine Selbsttäuschung, eine

Glaubensfrage oder schlicht eine falsche Information. Trotzdem zeigt sie Wirkung, was medizinisch im Falle von Placebos schon mehrfach bewiesen wurde.

Eines Tages kam in die Praxis meiner zweiten Frau ein Professor für Sinologie, also der Wissenschaft von Kultur und Geschichte Chinas. Er litt unter Schlafstörungen, Angstzuständen und massiven Störungen des Magen-Darm-Traktes. Meine Frau rief mich zu Hilfe, da der Patient zitternd und vollkommen aufgelöst vor ihr saß und kaum formulieren konnte, was ihm so offensichtliche Angst bereitete. Seinen Äußerungen entnahm ich schließlich, dass er etwas in seiner Aktentasche hatte, was scheinbar die Ursache seiner Panik war. Der Mann war nicht in der Lage, den betreffenden Gegenstand selbst aus der Tasche zu nehmen, und so tat ich es schließlich für ihn. Zum Vorschein kam ein Pergament im Zeitungsformat, aus anscheinend altem und bereits vergilbtem Papier, das, wie bei magischen Botschaften üblich, an den Seiten mit einer Kerze angeflämmt und mit Blut beschrieben worden war. Ich las den Text, der viele Verwünschungen enthielt und dem Empfänger eine schreckliche Zukunft verhieß, wenn er nicht von seinem Vorhaben ablasse. Am Ende stellte sich heraus, dass dieser Fluchbrief anscheinend von einem anderen Professor derselben Fachrichtung verfasst worden war, und es ging letztlich um den Kampf um einen Lehrstuhl an einer Universität.

Auf den ersten Blick scheint dieser Fall nichts mit dem Thema dieses Kapitels zu tun zu haben. Aber das täuscht. Die Warnungen und Verwünschungen im Text kündigten die negativen Folgen erst für den Fall an, dass unser Patient seine Bemühungen um den betreffenden Lehrstuhl fortsetzte. Beide Professoren glaubten an die Wirkung der schwarzen Magie. Für sie beide war es offensichtlich eine Form der Wahrheit und Wirklichkeit, und demzufolge entwickelte unser Patient immer stärkere Krankheitssymptome. Erst als ich vor seinen Augen das Papier vernichtete – wozu er selbst nicht in der Lage war –, ließ seine Angst nach, und die eigentliche Behandlung konnte beginnen.

12. Leben und Tod, die beiden Pole unserer Wirklichkeit

Für viele Menschen ist das Wissen um ihren Tod, also um ihre Endlichkeit, eine große Belastung, selbst wenn nach biologischer Wahrscheinlichkeit dieses Ereignis noch weit in der Zukunft liegt. Das Letzte, was die meisten Menschen wissen wollen, ist das Datum ihres Todes.

Einer meiner Schüler, ein Arzt, machte eine Reise nach Indien und besuchte dort eine Palmblatt-Bibliothek. Es gibt auf diesem Kontinent mehrere dieser Orakelstätten. Auf Palmblättern ist in diesen Bibliotheken der besonderen Art der Weg des Menschen von der Geburt bis zum Tod und der Verlauf seines ganzen Lebens und früherer Existenzen festgehalten. Besonders ausgebildete Priester lesen den Besuchern diese Texte vor und interpretieren sie. Fasziniert und beeindruckt erlebte der Arzt wieder wichtige Stationen seiner bisherigen Vergangenheit, hörte Aussagen über seine Zukunft und hegte keinen Zweifel an der Wahrhaftigkeit des Gehörten. Vollkommen überrascht, musste er dann aber auch das Datum seines Todes vernehmen und konnte von da an dieses Wissen nicht mehr abschütteln.

Für Menschen, die mit ähnlichen Problemen zu kämpfen haben, möchte ich eine Botschaft, die im August 1988 übermittelt wurde und zum Thema dieses Kapitels passt, hier wörtlich wiedergeben:

»Guten Abend, meine Liebe, wir wollen heute etwas mitteilen, was euch alle betroffen machen wird. Es ist uns ein Bedürfnis, eure Einstellung zum Leben und somit zum Tode in die rechte Bahn zu

lenken. Was bedeutet euch das Leben? Worin seht ihr seinen Sinn? Darüber habt ihr euch bereits alle mehr oder weniger Gedanken gemacht. Die Mehrheit der Menschen scheut jedoch eine geistige Auseinandersetzung mit diesem Thema. Dies hat insbesondere seinen Grund darin, dass sich der Mensch heute seiner kosmischen Bedeutung nicht mehr bewusst ist. Wonach richtet er in aller Regel sein Leben aus? Er begnügt sich damit, ja er glaubt sogar, seine Erfüllung darin zu finden, in dieser kurzen Phase, die das Leben ihm bedeutet, alle materiellen Güter und Erfolge zu erlangen. Er strebt Zeit seines Lebens danach, sich dieses Erdenleben mit Hilfe der materiellen Werte so bequem und angenehm wie irgend möglich zu gestalten. Doch wird er dadurch zufriedener, ausgeglichener und glücklicher? Ihr seht selbst, dass dies beileibe nicht der Fall ist. Je mehr der Mensch nach materiellen Gütern strebt, desto unzufriedener und unglücklicher wird er in Wahrheit. Im Grunde seines Herzens, aus einem inneren Wissen heraus, erfährt der Mensch, dass ihm all dies nicht die Erfüllung bescheren kann und wird, die er in Wahrheit sucht. Der Mensch lässt sich heute von allen erdenklichen negativen Einflüssen leiten und lenken und gerät dadurch immer weiter von dem Weg ab, der ihm auf seinem Pfad zu Gott vorgegeben ist. Er weigert sich geradezu, sich mit sich selbst auseinanderzusetzen, in sich zu gehen und so die Erkenntnis über seine wahre Bedeutung und den Sinn seines Lebens zu gewinnen; denn dies ist ja für den inkarnierten Menschen fürwahr kein leichter Weg.

Das kurze Leben auf diesem Planeten ist nur eine der unzähligen Stufen, die wir in unserem Evolutionszyklus zu besteigen und zu bewältigen haben. Dieses Leben soll uns lehren, zu lieben, zu geben und zu dienen. Darin soll der Mensch den Sinn des Lebens erkennen. Das Leben eines jeden einzelnen Menschen ruft eine Wirkung im gesamten Kosmos hervor. Wäre sich ein jeder von euch dessen bewusst, könntet ihr sehen und erfahren, was euer Leben in diesem Planetensystem und darüber hinaus bewirkt, so hättet ihr euch in der Vergangenheit und würdet euch insbesondere heute anders verhalten. Doch so ist die Menschheit heute ganz auf sich, auf das persönliche

Wohlergehen fixiert. Jedoch wird ein jeder nach dem Übergang von diesem Leben in eine andere Daseinsform erkennen, wo er gefehlt hat und wie wenig er die Chance zur Weiterentwicklung für sich und für vieles, was über sein eigenes Dasein hinausgeht, genutzt hat. Spätestens nach seinem irdischen Tod muss der Mensch erkennen, wie sehr er gefehlt hat. Er wird begreifen, was er für den gesamten Kosmos hätte tun können und was er hingegen zu tun bereit war. Der physische Tod befreit nämlich von den Beschränkungen, die euch als Mensch auferlegt sind. Die Menschen heute fürchten den Tod, weil sie ihn als etwas Endgültiges betrachten. Dabei bedeutet er in Wahrheit nur einen Wechsel vom irdischen Leben in eine Daseinsform auf anderer Ebene. Er ist, wenn ihr so wollt, eine Geburt in eine andere Existenzebene. Der Mensch sieht den Tod als etwas Negatives an. Wie sehr fehlt er dadurch. Eigentlich sollte der spirituelle Mensch entsprechend seiner geistigen Entwicklung den Tod als etwas Willkommenes begrüßen, wenn die Zeit dafür gekommen ist. Doch kann er dies nur, wenn er den Sinn des Todes zu erkennen vermag.

Ihr trauert um eure Toten. Doch was betrauert ihr in Wahrheit? Den eigenen Verlust, den Schmerz, den ihr erleidet. Im Angesicht des Todes eines euch nahestehenden Menschen werdet ihr mit dem eigenen Tod konfrontiert. Dies ist es in Wahrheit, was euch oft so verzweifeln lässt. Seht den Tod doch endlich als einen Übergang in eine andere Welt, in der ihr in Wahrheit sozusagen zu Hause seid. Ihr kehrt heim. Ihr seid eurem Schöpfer dann wieder ein Stück näher und erkennt, was euch noch zu tun bleibt. Ihr habt die Gelegenheit, euch weiter zu Gott hin zu entwickeln, und erfahrt in verstärktem Maße seine große Liebe. Was euch im Gedanken an den Tod ängstigt, ist euer eigenes Unvermögen, ihn als etwas Positives zu erkennen und anzunehmen. Der Tod ist kein Grund zur Trauer oder zum Verzweifeln. Ihr habt viele Leben gelebt und vielmals den Tod erfahren, und ein jedes hat euch in eurer geistigen Entwicklung gefördert. So soll und wird es immer sein. Mit Erweiterung eures geistigen Bewusstseins werdet ihr immer mehr in die Lage versetzt, Leben und Tod in wahrer Bedeutung zu erkennen und anzunehmen.

Leben und Tod bedeutet Sein. Ihr werdet dem Leben den rechten Sinn beimessen können und auch den Tod als notwendig und durchaus positiv erwarten können. Im Vertrauen auf Gott und in seine Liebe werdet ihr keine Angst mehr vor dem Tod haben, weder vor dem eigenen noch vor dem Tode eines euch Nahestehenden. Ihr werdet den Tod geliebter Menschen annehmen können und vielen Menschen auf ihrem Weg von diesem physischen Leben zum Tode Beistand leisten können. Ihr könnt Leben und Tod nur in ihrer gemeinsamen Bedeutung sehen. Wo Leben ist, da ist auch der Tod, und wo der Tod ist, da ist Leben. So ist es. Wenn ihr das Leben bejaht, müsst ihr den Tod bejahen. Es gibt nur Leben und Tod in Einheit. Wir wünschen euch, dass ihr dies zu erkennen und anzunehmen bereit seid. Es wird euch von vielen quälenden Gedanken und Ängsten befreien. Seht die Liebe unseres Gottes und wisset, dass alles, was aus ihm kommt, Liebe ist. Wir wünschen euch alle Liebe in Gott.«

13. Alles ist Ausdruck der einen Kraft und schwingt in bestimmtem Rhythmen

In der Esoterik herrscht ein babylonisches Sprachengewirr. Für dieselbe Sache existieren meist mehrere Begriffe und unterschiedliche Erklärungen, und der Laie tut sich oft sehr schwer, sich in diesem Labyrinth zurechtzufinden. Die einzelnen Chakras haben unterschiedliche Namen, und so existiert auch eine Fülle von Fachbegriffen für den Bereich des Energetischen. Od, Odem, Prana, Chi, Äther, Orgon sind nur ein paar davon, und der Laie bekommt den Eindruck, dass es sich jedes Mal um eine andere Form oder Qualität von Energie handeln müsse. Tatsächlich geht es immer um die gleiche Urkraft in unterschiedlichen Erscheinungsformen und Verdichtungsgraden, denen die verschiedenen Kulturen und Traditionen nur unterschiedliche Namen gaben.

In der christlichen Religion sprechen wir vom Fall der Geister. Geistiges fiel über mehrere Stufen und verdichtete sich immer mehr bis zur materiellen Form. Daher spricht die Esoterik von den sieben Ebenen der Existenz, die sich in den sieben Haupt-Chakras spiegeln. Jede dieser sieben Ebenen hat wiederum sieben Unterebenen, sodass wir insgesamt von neunundvierzig Existenzebenen ausgehen. Dem gegenüber steht das Modell von Körper, Seele und Geist, das eine Zusammenfassung dieser sieben Ebenen darstellt. Man könnte also sagen, vom Himmel bis zur Erde gibt es neunundvierzig Stufen, was in der Bibel als die Himmelsleiter bezeichnet wird. Schreitet der Geist sie hinab, so verändert sich seine Natur und seine Offenbarungsform. Zum besseren Verständnis greifen wir zu einem Gleichnis. Ich vergleiche Gott gerne mit einer Sonne, um die das Geistreich wie ein Nebelfeld kreist. Jedes Nebeltröpfchen ist ein Geistwesen oder Engel. Entfernt sich nun ein Teil dieses Nebels von der wärmenden Sonne, so kühlt er ab, verdichtet sich und kondensiert zu Wasser, dem Symbol für die Seelenebene.

Deshalb steht im Rahmen der christlichen Taufe das Wasser für das Seelische und der Geist wird durch die weiße Taube symbolisiert. Steigt der ursprüngliche Geist tiefer hinab, entfernt sich das Wasser noch weiter von der wärmenden Quelle, dann wird es immer kälter, und das Wasser wird zu Eis, zu Materie. In der Chemie kennen wir die drei Aggregatzustände gasförmig, flüssig und fest. Im Spirituellen sprechen wir von geistig, seelisch und materiell. Nebel, Wasser und Eis sind gewissermaßen Ausdruck des gleichen Prinzips, sind eins, alles ist H_2O (Wasser). Doch es macht einen gewaltigen Unterschied, ob uns ein Nebeltröpfchen oder ein Eisblock auf die Nase fällt. Deshalb fühlt sich die Lichtenergie der physischen Ebene dichter und kompakter an als die subtileren Lichtformen des Seelischen oder Geistigen. Beide Sphären umfassen sieben Unterebenen, also vierzehn Seinsbereiche, deren Energie von oben nach unten immer dichter wird.

Die Energie, die ein Heiler abgibt, ist Licht. Licht der Stufe, bis zu der er auf seinem Weg zurück zu Gott hinaufgestiegen ist. Auf der physischen Ebene sind das die Biophotonen. Die Photonen gehören wissenschaftlich zum Bereich der Elementarteilchen, von denen wir inzwischen mehrere Hundert kennen. Wir sprechen zwar von Teilchen, tatsächlich aber haben sie gleichzeitig auch Wellencharakter und sind somit der Übergangsbereich von reiner Energie zu ihrer ersten materiellen Manifestation, den Atomen. Zu den Elementarteilchen zählen auch die Protonen, Neutronen und Elektronen, aus denen sich alle Atome aufbauen, die wiederum Grundlage des Mineral-, Pflanzen-, Tier- und Menschenreichs sind. Die irdischen Schöpfungen sind letztlich Manifestationen der Urenergie, die herabsteigend auf jeder Ebene die jeweiligen Schöpfungen hervorbringt. Die Einheit verströmt sich in die Vielheit. Gott offenbart sich in allen Formen.

Die irdische Materie ist dual, deshalb treten die genannten Elementarteilchen immer als Zwillings- oder Dualteilchen auf. Das eine Teilchen ist positiv geladen und hat eine Rechtsdrehung, das andere ist negativ geladen und hat eine Linksdrehung. Beide sind – wie die Physik sagt – miteinander verschränkt, aufs Engste miteinander verbunden. Das entspricht nun dem aus der chinesischen Philosophie bekannten dualen Prinzip von Yin und Yang. Weiterhin gehört das Licht in seinem Ausdruck zum elektromagnetischen Wellenspektrum, das von den langwelligen Radiowellen bis zu den kurzwelligen Röntgen- und Gammastrahlen reicht. Das sichtbare Licht ist nur ein winzig kleiner Ausschnitt aus diesem Spektrum, der Teil, den unser Auge erfassen kann. Das Infrarot- oder das Röntgenlicht können wir beispielsweise nur mittels technischer Geräte wahrnehmen und für uns nutzbar machen. Trotzdem sind alle physischen Lichtformen Ausdruck der einen bewegten Kraft, die nur in unterschiedlichen Frequenzen schwingt. Damit kommen wir zu einer weiteren Offenbarung des Geistes und all seiner Schöpfungsformen – der Bewegung. Frequenz bedeutet die Häufigkeit, mit der zum Beispiel die Wellenkämme einer Lichtwelle die Netzhaut treffen. Wenn wir Bewegung nicht wahrnehmen können, reden wir von unbelebter oder toter Materie und meinen damit in erster Linie das Mineralreich. Wir setzen also Bewegung mit Leben gleich und gehen davon aus, dass das Leben auf höheren Ebenen nur höher schwingt. Tatsächlich gibt es in jeder Materie Bewegung. Auch ein Stein oder ein Berg lebt und ist Träger von Bewusstheit.

Eine besondere Ausdrucksform der Bewegung und damit des Lebens liegt in ihren Rhythmen. Der Lebensrhythmus einer Eintagsfliege ist verständlicherweise von unserem sehr verschieden. Ihr ganzes Leben läuft binnen vierundzwanzig Stunden ab, und aus ihrer Sicht ist eine menschliche Existenz genauso unbegreiflich wie für uns das Leben eines Bergmassivs, dessen Bewegungen und damit Leben in Rhythmen von Hunderttausenden von Jahren schwingt. Doch in allem waltet der gleiche Geist, die gleiche Urkraft.

Mit Hilfe der modernen Chronobiologie, der Lehre von den Rhythmen des Lebens, kommen wir altem esoterischen Wissen aus China auf die Spur. Häufig kommt es bei Patienten zu regelmäßigem Unwohlsein, das unspezifisch bleibt und sich nicht sofort einem bestimmten Organ zuordnen lässt. Hier nutzen wir zur Diagnose eine ganz bestimmte Tatsache, die die alten Chinesen schon vor über zweitausend Jahren entdeckten: Unsere Körperfunktionen unterliegen einem biologischen Rhythmus – nicht nur den Jahreszeiten und Mondphasen, sondern auch dem 24-Stunden-Takt aus Tag und Nacht. Körpertemperatur, Hauterneuerung, Wundheilung, Blutdruck, die Arbeit des Herzens, die Hormonproduktion, der Stoffwechsel von Lunge, Leber und Milz, alle diese Vorgänge und noch viele mehr ändern sich im Laufe weniger Stunden. Wer nach dieser inneren Uhr lebt, lebt ganz einfach gesünder.

Damals entstand in China eine Organuhr, die anzeigt, wenn etwas im menschlichen Körperrhythmus nicht stimmt. Ihr Zeittakt entspricht dem Strom der Lebensenergie, der im Lauf von vierundzwanzig Stunden die zwölf damals in China bekannten Organe bzw. Organsysteme durchläuft. Dieser Energiekreislauf aktiviert etwa alle zwei Stunden eine andere Körperfunktion. Wenn aber das entsprechende Organ nicht richtig arbeitet, kommt es zu Unwohlsein oder auch Schlafstörungen, lange bevor eine Krankheit mit Schmerzen auftritt. Die Stunde, in der die Beschwerden auftreten, liefert Informationen über den Ort der Störung. Wacht also jemand immer zu einer bestimmten Zeit ohne erklärlichen Grund auf oder fühlt sich häufig zu einer regelmäßigen Tagesstunde unpässlich, obwohl weder akute Krankheiten noch plausible Beschwerden durch falsches Essen, Trinken oder andere Verhaltensweisen vorliegen, dann kann die Organuhr helfen, die Ursachen aufzuspüren.

Geistiger Hintergrund dieser uralten Diagnosemethode ist das schöpferische Urprinzip von den gegensätzlichen Kräften Yin und Yang. Mit seiner Hilfe versucht die fernöstliche Medizin die vielfältigen Wechselbeziehungen im menschlichen Organismus darzustellen. Ob im Kosmos oder im Körper: Yang gilt als die aktivierende Kraft und Yin als die passive Energie, die den nötigen Ruheausgleich schafft. Der modernen Wissenschaft zufolge ist das zentrale Nervensystem die Schaltstelle für den 24-Stunden-Takt; ein winziger Zellkomplex im Zwischenhirn, der auf Hell und Dunkel reagiert und diese Informationen an andere Gehirnbereiche weitergibt. Diese wiederum lösen dann entsprechende Signale im Körper aus. So werden nicht nur unsere sämtlichen Körperfunktionen gesteuert, sondern auch unsere Leistungsfähigkeit und der Wechsel zwischen Wachen und Schlafbedürfnis. Wenn also das Baby öfter schreit: Die Organuhr spürt seine Schmerzen auf! Durch Auswertung der Selbstbeobachtung des Patienten bekommen Behandler also nützliche Hinweise auf eventuell vorhandene organische Belastungen, die wiederum alles über die dahinterstehenden seelischen Probleme verraten.

3 Uhr	Die Aufwachphase beginnt schon mitten in der Nacht: Aus tiefster Ruhe schaltet der Körper langsam auf »Betrieb«.	3-5 Uhr Lunge
bis etwa 5 Uhr	Die Blutgefäße ziehen sich zusammen, um den Körper anzuheizen. Auch die Bronchien verengen sich, was Atemprobleme bringen kann.	5-7 Uhr Dickdarm
bis etwa 7 Uhr	Die Nebennieren produzieren das Aktivitätshormon Adrenalin. Es kurbelt Herzschlag und Blutdruck an. Die Darmtätigkeit kommt langsam in Schwung.	7-9 Uhr Magen

bis etwa 9 Uhr	Der Magen wird jetzt aktiv, um das Frühstück zu verarbeiten. Jetzt erhöht sich aber auch die Verklebungsneigung der Blutplättchen, was die Herz-infarktgefahr steigert, bei den Chinesen hält dieses Risiko bis etwa 13 Uhr an.	
		9-11 Uhr Milz
bis etwa 11 Uhr	Die Immunabwehr sackt auf einen Tiefpunkt (die von den Chinesen genannte Milz gehört zu den Abwehrorganen).	
		11-13 Uhr Herz
bis etwa 13 Uhr	Die meisten Organe arbeiten jetzt auf Hochtouren (für Herzkranke kann das Überforderung bedeuten), erlahmen dann aber langsam und verlangen nach Mittagspause.	
		13-15 Uhr Dünndarm
bis etwa 15 Uhr	Das Leistungstief hält an: Der Körper braucht alle Energien zum Verdauen des Mittagessens.	
		15-17 Uhr Blase
bis etwa 17 Uhr	Die Darmtätigkeit ist noch sehr aktiv, auch die Leistungs- und Konzentrationsfähigkeit nimmt kurzfristig wieder zu.	
		17-19 Uhr Nieren
bis etwa 19 Uhr	Der Körper stellt sich mit allen Funktionen allmählich auf Abendruhe ein. Die Durchblutung der Organe lässt nach. Blutdruck, Blutzuckerspiegel und Herztätigkeit sinken.	
		19-21 Uhr Kreislauf

bis etwa 21 Uhr	Nach einem letzten kurzen Aufschwung sackt der Kreislauf ab und stellt sich auf »Schlafbetrieb« um. Auch die Verdauungstätigkeit versiegt allmählich.	
		21-23 Uhr Nerven
bis etwa 23 Uhr	Die Nerven erlahmen, der Körper braucht dringend Schlaf. Sämtliche Organfunktionen ruhen. Ein spätes Essen bleibt unverarbeitet im Magen.	
		23-1 Uhr Galle
bis etwa 1 Uhr	Tiefschlaf- und Traumphase. Nur noch Leber und Galle sind emsig mit Stoffwechsel und Entschlackung beschäftigt.	
		1-3 Uhr Leber
bis etwa 3 Uhr	Der Umbau von Nährstoffen zu »Betriebsstoffen« in der Leber hält an. Im Schlaf erneuern sich auch die oberen Hautschichten: Nach eventuellen Verletzungen oder Operationen ist die Wundheilung jetzt am aktivsten.	

14. Angst

Jede Zeit hat ihre Qualität. Wenn wir älter werden, sprechen wir gern davon, dass früher vieles besser war als heute. Die Jungen lächeln darüber und meinen, dass die Älteren das Schlechte der Vergangenheit nur vergessen und verdrängt haben. Natürlich gibt es Tendenzen in uns, das Vergangene zu verklären. Aber ist das tatsächlich die ganze Erklärung, oder gibt es objektive Verschlechterungen unserer Rahmenbedingungen? Warum steigt beispielsweise die Zahl der Angst- und Panikpatienten in letzter Zeit so sehr an? Wer oder was macht uns Angst? Vordergründig sind es häufig Erlebnisse, wie sie der Bankdirektor im ersten Kapitel dieses Buches machen musste. Stress, Mobbing, Arbeitslosigkeit oder Eheprobleme tauchen oft in den Erstgesprächen als scheinbare Ursache einer Vielzahl von Erkrankungen auf. Ist also der Polkonflikt im Grund für alles verantwortlich und der Planet an allem schuld? Oder ist nicht die Menschheit verantwortlich für das, was sie erlebt?

Tag für Tag erfahren wir aus der Presse, wie sehr die Umwelt unter unseren Aktivitäten leidet. Luftverschmutzung, Klimawandel und Waldsterben sind nur einige der Schlagworte, die uns bei der täglichen Zeitungslektüre begegnen. Jeden Tag berichten die Medien von irgendwelchen Terroranschlägen und den vielen Toten, die sie kosten. Die Tendenz der Mächtigen, Konflikte, die häufig soziale Ursachen haben, mit Gewalt zu lösen, nimmt zu. Doch was haben uns die Kriege in Afghanistan und dem Irak gebracht? Die Lage ist schlimmer als zuvor, und wir bekommen sie offensichtlich nicht mehr in den Griff. Hunger und Seuchen breiten sich weiter aus, und viele Menschen verlassen ihre angestammte Heimat, um in anderen Ländern ihr Überleben zu sichern. Mitteleuropa, das viele ansteuern, ist aber schon lange keine Insel der Seligen mehr. Auch bei uns bröckeln die Fundamente unseres Wohlfahrtsstaates. Es fehlt an Arbeit und insbesondere an dem Vertrauen in die Politik, den nötigen Umbau der Rahmenbedingungen unserer Gesellschaft erfolgreich bewältigen zu können. Unser System ist ins Wanken geraten, und wir scheinen unfähig zu sein, seine Stützen den Erfordernissen dieser Zeit anpassen zu können. Das Renten- und Gesundheitssystem, die Arbeitsplatzbeschaffung und das Steuersystem: Die Politik ist scheinbar nicht in der Lage, konsensfähige Modelle zu entwickeln und durchzusetzen. Dies alles zu erleben, verunsichert viele Menschen und macht ihnen Angst; und anhaltende Angst macht krank!

Im März 2004 veröffentlichte die Deutsche Presseagentur einen Text, der symptomatisch für die Zeitqualität ist: »Die dramatische Zunahme von Fluten, Dürren und anderen Wetterextremen in vielen Regionen der Welt lässt, nach Worten von UN-Generalsekretär Kofi Annan, ahnen, »welche Katastrophen vor uns liegen«. In einer Erklärung zum zehnten Jahrestag des Inkrafttretens des Kyoto-Klimaprotokolls, am 21. März 2004, sagte Annan, die ersten Anzeichen des Klimawechsels seien offensichtlich schon sichtbar. Annan bedauerte, viele Industrieländer hätten im Gegensatz zu ihrem Versprechen, ihre Treibhausgas-Emissionen auf die Werte von 1990 zu drücken, den Ausstoß gesteigert. So sei die Konzentration des besonders schädlichen Kohlenstoffdioxids in der Atmosphäre im vergangenen Jahrzehnt um etwa fünf Prozent gestiegen. »Der globale Kampf gegen den Klimawechsel ist ein gewaltiges Unterfangen, das ein nachhaltiges Bewusstsein als Weltbürger erfordert«, sagte Annan. Wie sieht es nun mit diesem von Kofi Annan geforderten nachhaltigen Bewusstsein aus? Sägen wir nicht mit Eifer weiter an dem Ast, auf dem wir sitzen? Vielen ist das bewusst, aber ihre scheinbare Ohnmacht als Individuum lässt sie resignieren und angstvoll in die Zukunft schauen.

Die Angst hat viele Gesichter und kann sich in vielen Krankheitsbildern ausdrücken – Existenzängste in Leber- oder Ich-Ängste in Magenerkrankungen. Die Angst sitzt uns im Nacken oder schnürt uns den Hals zu, und vor Angst machen wir uns in die Hose. Die Angst drückt uns nieder oder macht uns klein.

Eines Tages kam Sonja F., Inhaberin eines Friseursalons, zu mir. Sie litt seit Jahren unter chronischen Schulter- und Rückenschmerzen. Schulmedizinisch hatte sie alle Stationen durchlaufen, aber keine Besserung war von Dauer. Äußerlich und in ihrem Auftreten war sie eine selbstsichere und attraktive Frau. Weil ich eine Wirbelsäulenproblematik vermutete, ließ ich sie den Oberkörper frei machen. Während ich hinter ihr stand und den Verlauf ihrer Wirbelsäule betrachtete, bemerkte ich plötzlich, wie Frau F. unmerklich die Schultern anhob, sozusagen den Kopf einzog. Ich fragte sie spontan, was sie im Moment fühle. Sie fühlte sich unbehaglich und beobachtet und hatte ein Empfinden von Bedrohung und Angst. Ich fragte sie weiter, woran sie diese Situation erinnere, wann sie zum ersten Mal dieses Gefühl empfunden habe. Die Patientin überlegte einen Moment und erzählte dann, dass ihr spontan ihre Lehrzeit einfalle. Damals stand ihr strenger Chef häufig so hinter ihr, um sie und ihre Arbeit zu kontrollieren. Unbemerkt hatte er sich ihr häufig von hinten genähert, um sie und die Qualität ihrer Arbeit zu kritisieren. Sie konnte damals nur den Kopf einziehen und schweigend das Donnerwetter über sich ergehen lassen. Aber seit dieser Zeit – das wurde ihr jetzt klar – zog sie bei Bedrohung oder unangenehmen bzw. angstmachenden Situationen wie eine Schildkröte immer den Kopf zwischen die Schultern. Dadurch wurden die Muskeln und Sehnen des Schulter- und oberen Rückenbereichs angespannt. Diese Schutzreaktion hatte sich verselbstständigt. Die Anspannung wurde chronisch, die Schildkrötenhaltung Ausdruck einer unbewussten inneren Einstellung gegenüber dem Leben und seinen Bedrohungen und der daraus resultierenden Angst. Die permanent angespannten Sehnen und Muskeln des betreffenden

Bereichs signalisierten ihre Überforderung durch die anhaltenden Schmerzen.

Problematisch ist nur, dass, wenn wir in diesem inneren Pol verharren, das Äußere gesetzmäßig den Gegenpol spiegelt und wir das Angstmachende ungewollt anziehen. So riechen Hunde geradezu die Angst des Betreffenden und werden aggressiv; und ängstliche Menschen sind häufig Ziel und Opfer von Gewalt. Neulich kam aus der Schweiz eine Mutter mit einer ihrer Töchter zu mir. Silke, die 24-jährige Tochter, war manisch-depressiv und musste täglich Psychopharmaka einnehmen. Mutter und Tochter lebten wie Mann und Frau in einer Wohngemeinschaft und taten auch sonst vieles gemeinsam. Gleich zu Beginn erzählten beide, dass ihnen – wo auch immer sie zusammen auftraten – Aggression und Ablehnung entgegenschlugen oder man sich häufig lustig über sie machte. Ich war recht erstaunt, da beide vordergründig ein angenehmes Äußeres und ein normales Verhalten an den Tag legten. Allerdings war die Tochter ja wegen ihrer anhaltenden Sorgen und zwanghaften Muster, die oft Begleiterscheinungen tief sitzender Ängste sind, zu mir gekommen. So hatte Silke gegenüber den meisten Speisen ein unerklärliches Ekelgefühl, fühlte sich schmutzig und wusch sich häufig zwanghaft die Hände. Auch ihre Körperausscheidungen und deren Gerüche ekelten sie, und so lehnte sie ebenso ihre Geschlechtsorgane wie auch Sexualität ab. Die Mutter wiederum lässt keinen Mann, nicht einmal den eigenen Ehemann, von dem sie getrennt lebt, an die Tochter heran und verrät damit ungewollt ihre eigenen Ängste, die sie in einem hohen Ausmaß auf die Tochter, zu der wohl eine starke karmische Beziehung besteht, übertragen hat. Auch die Mutter berichtete von ähnlichen Sauberkeitszwängen und einer Abwehrhaltung gegenüber allem Männlichen. Doch gerade ihr attraktives Äußeres zog immer wieder die Aufmerksamkeit dieses anderen Pols auf sich. So sagte sie, dass sie froh sei, bald in ein Alter zu kommen, wo ihre Schönheit verblasse und sich das Interesse des Gegengeschlechts somit von alleine legen würde.

Bei Mutter und Tochter lagen starke seelische Problemstellungen vor. Das Schicksal zwingt uns immer zur Konfrontation mit dem Ungeliebten, dem Gegenpol, den die Psychologie den Schatten nennt. Nur durch die Integration des Schattens werden wir ganz und heil. Wenn ich Angst habe, muss ich Mut und Vertrauen lernen; und was ich ablehne, muss ich lernen anzunehmen. Das war dann auch das Ziel der therapeutischen Arbeit.

Elke V., Erzieherin, litt seit Jahren an Vitiligo, der Weißfleckenerkrankung, einer Pigmentstörung der Haut. Gesicht, Brust und Arme waren von unschönen weißen Flecken bedeckt, und Elke wählte eine Reinkarnationssitzung, weil sie die seelischen Ursachen ihrer Krankheit wissen wollte. Sie hatte leichten Zugang zu ihrem Unterbewusstsein und erlebte sich in der Trancetherapie als Mann im späten Mittelalter, der der Trunksucht verfallen war. Sein Alkoholismus war bereits weit fortgeschritten und führte zu Wahnvorstellungen und massiven Aggressionsschüben, die sich in Gewaltakten und häufigen Schlägereien ausdrückten. In der letzten Szene ihrer Erinnerungen erlebte Elke, wie sie als der damalige Alkoholkranke in einem Wahnanfall Familienangehörige mit einem Beil zerstückelte. Nach der Tat war sie stark mit dem Blut der Opfer bespritzt, und Elke erkannte noch in der Trance, dass diese Blutflecken den heutigen Hautflecken entsprachen. Das Schuldgefühl des ehemaligen Mannes spiegelte sich in ihrem heutigen Krankheitsbild. Darüber hinaus und für sie von noch größerer Bedeutung war aber eine andere Erkenntnis. In ihrem jetzigen Leben gab es ein großes Problem mit ihrem Partner. Immer wenn ihr Freund abends beim Fernsehen Bier trank, geriet Elke schier außer sich. Diese überzogene und unverständliche Reaktion belastete zunehmend die Beziehung. Sie erkannte, dass es ihre eigene Angst und ihr eigener unerlöster Alkoholismus waren, der sie so extrem reagieren ließen. Elke verstand ihren Abscheu vor Alkohol und dass sie dieses Thema nur auf ihren Partner projiziert hatte.

15. Wenn das Karma Heilern Grenzen setzt

Die Bäume wachsen nicht in den Himmel«, sagen wir, wenn wir ausdrücken wollen, dass unsere menschlichen Bemühungen immer irgendwann an ihre Grenzen stoßen. Wir sind nicht allmächtig, und jeder Behandler, vom Mediziner bis zum Heiler, muss das von Zeit zu Zeit schmerzhaft erfahren und ohnmächtig die Waffen strecken. Sei es, dass der betreffende Patient nicht zur Wandlung und damit zur Heilung bereit ist oder das Karma des Kranken keine Gesundung zulässt. Immer noch gibt es Krankheiten oder Beeinträchtigungen, die niemand heilen kann. Dafür gibt es scheinbar unterschiedliche medizinische Gründe; doch letztlich ist hier immer unser Karma, das Gesetz von Ursache und Wirkung, am Werk. Wer mit schweren genetischen Defekten, fehlenden Gliedmaßen oder schwerstbehindert zur Welt kommt, trägt dieses Schicksal bis zu seinem Lebensende. Aber auch im Verlauf unseres Lebens können uns Schicksalsschläge treffen, die uns für den Rest unseres Lebens ans Bett oder an den Rollstuhl fesseln. In solchen Fällen ist das heilerische Wirken auf die Linderung eventueller Schmerzen, die Verbesserung der Beweglichkeit oder auch nur das Verhindern weiterer Zustandsverschlechterungen beschränkt. Deshalb bin ich froh, wenn es über die Trancetherapie zumindest gelingt, die jeweilige seelische Ursache aufdecken zu können; denn entgegen landläufiger Meinung ist es für viele Patienten sehr wohl ein Trost zu wissen, warum sie dieses Schicksal getroffen hat. Den Sinn hinter einem Geschehen zu erkennen, lässt es in aller Regel leichter annehmen und ertragen und hilft, aus der Opferrolle auszusteigen und der Zukunft – selbst wenn dort der Tod winkt – gelassener entgegenzusehen.

In Berlin saß in einem Workshop ein Mann in mittleren Jahren, dessen schlechter Gesundheitszustand mir sofort auffiel. Am Ende der Veranstaltung kam er zu mir und sprach mich an.

Volker Z. war Lehrer, homosexuell und vor vielen Jahren von seinem damaligen Partner mit dem AIDS-Virus angesteckt worden. Eine gesunde Ernährung, eine positive Lebenssicht und spirituelle Techniken hatten über viele Jahre verhindert, dass der Virus zum Ausbruch kam. Unter anderem führte Volker Gruppenreisen zu den ägyptischen Pyramiden durch, zu denen er eine starke karmische Verbindung spürte. Anlässlich der letzten Reise hatte er vor der großen Pyramide von Gizeh eine Frau getroffen, die ihn sofort in ihren Bann zog. Beide erkannten sich als wesensverwandt und hatten von Beginn an das Gefühl einer tiefen und sehr alten spirituellen Beziehung. Nach Berlin zurückgekehrt, heirateten die beiden wenige Monate später. Alles schien gut, und die Ehe versprach glücklich zu werden. Auch die frühere homosexuelle Neigung von Volker schien kein Handicap zu sein und hinderte das Paar nicht an einer beglückenden heterosexuellen Beziehung. Doch plötzlich – aus heiterem Himmel – war der Virus ausgebrochen und hatte Volker in tiefe Verzweiflung gestürzt. Er haderte mit sich und Gott und verstand die Botschaft seines Schicksals nicht. Seinem Verständnis nach war er doch der inneren Führung gefolgt, hatte seine Seelengefährtin gefunden und war mit ihr eine erfüllende Beziehung eingegangen. Und nun das! Volker fühlte sich zu Unrecht bestraft, von einem ungerechten Schicksal geschlagen und suchte jetzt bei mir eine Erklärung für das Unbegreifliche.

Er kam einige Wochen später, doch inzwischen hatte das Virus massiv den Magen-Darm-Trakt angegriffen. Von den sieben Stunden Bahnfahrt zu mir verbrachte Volker fünf davon auf der Zugtoilette. Ich holte ihn vom Bahnhof ab, und als er aus dem Waggon stieg, war er so geschwächt, dass ich Mühe hatte, ihn zu meinem Auto zu schaffen. Ich machte mir große Sorgen um seine Gesundheit und befürchtete einen Kollaps. Deshalb begann ich meine Behandlung mit einer intensiven Übertragung physischer Energien. An Bewusstseinsarbeit war bei diesem Zustand vorerst nicht zu denken. Allerdings sprach mein Patient auf diese massive Biophotonen-Therapie sehr gut an. Sein Befinden stabilisierte sich nicht nur, sondern verbesserte sich zusehends. Als wir am dritten Tag mit der Erforschung seines Unterbewusstseins und der Suche nach den Ursachen seines Karmas begannen, kamen wir den Gründen für seine Krankheit bzw. dem überraschenden Ausbruch der Immunerkrankung schnell auf die Spur. In der Trance wurde sich Volker vieler Leben in Ägypten sowie der Tatsache bewusst, dass er dort bereits mit seiner heutigen Frau gelebt hatte. Ich hatte von Anfang an einen tief sitzenden Konflikt mit seiner Sexualität vermutet, und tatsächlich musste der Kranke erleben, dass sein eigener homosexueller Aspekt, der von ihm ins Unterbewusstsein verdrängt und nicht mehr gelebt wurde, für den plötzlichen und unerwarteten Krankheitsausbruch verantwortlich war. Volker schilderte diesen Teil seiner Gesamtpersönlichkeit wie einen zu Unrecht Bestraften, der, in den Untergrund gedrängt, von dort aus einen Rachefeldzug startete nach dem Motto: »Wenn ich nicht leben darf, dann sollen es meine anderen Wesensteile auch nicht dürfen!«

Jetzt hatten wir ein doppeltes Problem. Wir beide wussten: Aids ist nicht heilbar. Darüber hinaus war es der Patient selbst, der in Gestalt seines homosexuellen Aspekts für die Verschlimmerung und Verschärfung der Situation sorgte. Im Rahmen weiterer Therapien gelang uns zwar eine innere Aussöhnung, aber der Umstand, dass die Krankheit nun ausgebrochen war, war nicht mehr rücknehmbar. Die Uhr tickte, und wir beide wussten es. Das Ende war voraussehbar, mit heilerischen Mitteln bestenfalls hinauszuzögern. Trotzdem wurde die Therapie ein Erfolg, und Volker bat darum, mit seiner Frau und deren Freundin an dem nächsten Initiationsseminar teilnehmen zu können. Er war sich bewusst, dass wir keine materiellen, sondern nur geistige Güter am Lebensende mitnehmen können, und deshalb sah er einen Sinn darin und wollte diesen persönlichen Entwicklungsschritt noch unbedingt erleben. Alle drei waren von den Erfahrungen und den sich ihnen eröffnenden neuen Möglichkeiten sehr angetan. Der Zustand von Volker schien sich weiter zu verbessern, und seine Frau war fest davon überzeugt, dass ihr Mann seiner Heilung entgegenging. Dann bekam ich überraschend von der Geistebene den Auftrag, Renate, Volkers Ehefrau, mitzuteilen und sie schonend darauf vorzubereiten, dass der Patient bald an seiner Krankheit sterben würde. Es war mir nicht wohl bei diesem Auftrag, aber folgsam informierte ich Renate, die geschockt diese Nachricht entgegennahm, allerdings an ihrer Realität zweifelte. Als wir uns verabschiedeten, kündigte ich ihr an, dass der bevorstehende Sterbeprozess für sie und ihre Freundin eine besondere Erfahrung beinhalten würde und sie deshalb vorab informiert worden sei.

Mehrere Wochen vergingen, als ich in den Sommerferien spätabends von Renate angerufen wurde. Sie berichtete mir, dass sich Volkers Zustand, wie angekündigt, bald nach ihrer Rückkehr dramatisch verschlechtert hatte. Volker spürte, dass es zu Ende ging, wollte aber nicht im Krankenhaus sterben, und so versorgten ihn die beiden Frauen zu Hause rund um die Uhr. Der Kranke sei soeben aus einem halb komatösen Zustand erwacht und habe sie gebeten, mich anzurufen, damit ich ihm per Ferntherapie helfen sollte, sterben zu können. Volker wollte dieses Leben hinter sich lassen, spürte aber, dass insbesondere seine »ägyptische« Seele sich sperrte und nicht loslassen wollte. Ich empfahl Renate und ihrer Freundin, dass sie beide mit meiner Hilfe ihren Mann und Freund nach drüben begleiten sollten. Ich wandte eine besondere Form der Energieübertragung an, indem ich einen energetischen Doppelgänger meiner selbst in die Aura der beiden Frauen projizierte. Wie beide später berichteten, spürten sie das als eine sehr machtvolle Verstärkung ihrer Kraft. Beide Frauen erlebten gerührt und beglückt, was es heißt, eine menschliche Seele ins Licht führen und begleiten zu dürfen. Sie empfanden diese Erfahrung als tiefe Bereicherung, die keinen Platz ließ für falsche Trauer. Keine zwei Stunden nach Beginn der Therapie starb Volker friedlich und gelöst unter den lichtspendenden Händen der beiden Frauen.

16. Warum wollen Verstorbene oft nicht gehen?

Häufig erleben Hinterbliebene, dass der Verstorbene sich noch lange in ihrer Nähe aufhält. Die wenigsten können den Verblichenen sehen, aber viele fühlen ihn. Die Reaktion der Angehörigen darauf ist sehr unterschiedlich. Während die einen sich durch die spürbare Präsenz ihres Lieben getröstet und gestärkt empfinden, macht es den anderen Angst. Manche wiederum sind verwundert, warum der Tote scheinbar nicht den Weg ins Licht findet. Auch die Formen der Wahrnehmung des Verstorbenen sind sehr unterschiedlich. So berichten Angehörige unter anderem auch von optischen oder akustischen Begegnungen, und in einigen Fällen werden Botschaften übermittelt, die den Hinterbliebenen in konkreten Lebenssituationen helfen sollen. So hatte ich vor Jahren eine Patientin, deren Mann, ein Gewürzfabrikant, überraschend verstorben war. In den Wochen danach übermittelte er seiner Frau in mehreren Träumen die geheimen Rezepte seiner Gewürzmischungen, die nur er kannte und ohne die seine Firma, die den Unterhalt der Ehefrau sichern sollte, nicht überlebt hätte. Sicherlich sind das Einzelfälle, denn die Mehrzahl der Verstorbenen bleibt für die Hinterbliebenen unerreichbar, auch wenn sie sich einen Kontakt sehnlichst wünschen. Was sind die Gründe für so unterschiedliche Erfahrungen? Um das zu verstehen, müssen wir uns den Weg der Seele nach ihrem Ableben vor Augen führen.

Wie Menschen mit Nahtod-Erfahrungen berichten oder wie es Patienten im Rahmen von Reinkarnationstherapien erfahren, löst sich die Seele nach dem physischen Tod von ihrem irdischen

Körper. Der Betreffende erlebt, dass er sein Bewusstsein über dem Körper schwebend wiederfindet, die Sterbeszene relativ neutral und unbeteiligt betrachtet und sich dann nach unterschiedlich langer Zeit auf den Weg ins Licht macht. Zuvor läuft allerdings eine Art Lebensfilm ab, der dem Verstorbenen Gelegenheit gibt, sein vergangenes Leben noch einmal bewertend zu betrachten. Anschließend zieht es die Seele dann auf jene Existenzebene, die ihrer Bewusstheit entspricht. Hier scheiden sich dann die Geister. Menschen, die sich zu Lebzeiten nie Gedanken über ein jenseitiges Leben machten oder nur an ein einziges Leben glaubten, durchleben dann ganz andere Erfahrungen als solche, die sich um eine religiöse oder esoterische Sicht ihrer menschlichen Existenz bemüht hatten. Verantwortlich dafür ist das Spiegelgesetz.

In den seelischen Sphären sprechen wir von feinstofflicher Materie. Während die Schwere und Dichte der irdischen Ebene dazu führt, dass es oft viel Zeit erfordert, bis sich unsere Motive und damit unser Charakter in unseren Handlungen und Schöpfungen ausdrückt, erfolgt die Spiegelung auf der betreffenden Seelenebene unmittelbar. Die Umgebung spiegelt uns so umfassend und schnell, als ob wir vor einen Spiegel treten. Während auf Erden der Spiegel täuschen kann und wir unseren Charakter und seine Strukturen hinter glänzenden Fassaden und Masken verstecken können, ist dies im Seelischen nicht möglich. Alle Facetten unserer Persönlichkeit kommen hier schonungslos zum Vorschein – das Schöne und Angenehme ebenso wie das Verdrängte und Hässliche. Unsere Glaubenssätze und Vorstellungen nehmen Gestalt an und zwingen uns zur Betrachtung und Erkenntnis. Wir sehen, wes Geistes Kind wir sind. Im 10. Kapitel meines »Tagebuches« schildere ich den Fall einer Familie, die nach dem Selbstmord des Vaters von diesem häufig heimgesucht wurde – Sohn und Tochter konnten den Toten hören und sehen –, was zu massiven seelischen Problemen bei den Hinterbliebenen führte.

Bei dem Betreffenden handelte es sich um eine Person, die aus materiellen Gründen Suizid begangen hatte. Der Verstorbene hatte nicht an ein Weiterleben nach dem Tod geglaubt und war der Überzeugung gewesen, dass mit seinem Selbstmord für ihn alles zu Ende sei. Seine Überraschung war groß, als er erfahren musste, dass das keineswegs so war. Ich hatte mich nach dem Hilferuf der Ehefrau innerlich auf die Reise gemacht, um den Verstorbenen zu suchen, und fand seine Seele in einer Situation und Umgebung, die exakt ihre inneren Einstellungen und Überzeugungen zum Zeitpunkt des Todes spiegelte. So irrte der aus dem irdischen Leben Geschiedene verzweifelt und allein durch eine öde und wüste Landschaft, die nur aus dunkelgrauem Gestein bestand. Es gab weder Farben noch Tiere noch Pflanzen. Der Himmel war düster und bedrohlich, die Umgebung spiegelte den Zustand dieser Seele. Auf dieser Ebene gibt es keine äußere Lichtquelle, lediglich das Licht unseres Bewusstseins erhellt diese Räume. Daran mangelte es dem Verstorbenen, und so war es dunkel um ihn. Wir sind Schöpfer; Inhalt und Qualität unserer Gedanken formen unser Umfeld. Sein depressiver Zustand, das Fehlen positiver Gefühle und Gedanken und seine Ich-Zentriertheit spiegelte sich im Fehlen entsprechender Außenschöpfungen. So mangelte es an Freude und Vielfalt, und es gab in dieser Seelenlandschaft weder Farbe noch andere Geschöpfe.

So auf sich selbst geworfen – denn das ist der Sinn dieser Sphäre – begann die Seele des Verstorbenen sich erstmals Gedanken über den Sinn des Erdenlebens und die Gründe für ihre augenblicklichen Erfahrungen zu machen. Fälschlicherweise glaubte sie sich von Gott verstoßen und in der Hölle gelandet zu sein. Anders konnte sie sich das Ganze nicht erklären. Der Tote erinnerte sich plötzlich daran, in seiner Jugend im Religionsunterricht gehört zu haben, dass Gott alle Sünder strafe und insbesondere Selbstmörder im Fegefeuer landeten. Ganz offensichtlich war das wohl so. Hier zeigten sich – wie in vielen anderen Fällen – die tragischen Folgen falscher religiöser Lehren. Die Bibel ist ein von Menschen verfasstes Werk, die Erinnerung an Vergangenes aus begrenzter Sicht; und viele ihrer Botschaften sind schlicht falsch.

So gab es noch nie einen strafenden Gott. Bezeichnenderweise steht in der gleichen Bibel auch der Satz: »Ich lasse mein Licht leuchten über den Gerechten wie den Ungerechten gleichermaßen.« Das besagt, dass Gott, in seiner Einheit, nicht in trennenden, dualen Kategorien wie Gut und Böse denkt und urteilt. Da nun die Kirche über viele Jahrhunderte ein falsches Gottesbild propagiert hat, das sich im Unterbewusstsein ihrer Gläubigen festgesetzt hat, leiden viele Menschen an ihren falschen Schuldgefühlen. Sie erleben nicht einen liebenden Vater, sondern einen strengen Richter. So war es auch bei dem Selbstmörder. Seine Schuldgefühle erdrückten ihn, und er suchte nach Auswegen, um sich davon zu befreien. Auf Erden entschuldigen wir uns für unser Fehlverhalten und entlasten uns seelisch dadurch. Genau das versuchte diese Seele nun. Dort, wo sie war, hatte sie noch Einblick und Zugang zu unserer Welt, und verzweifelt versuchte sie, durch ihr Erscheinen und ihre Botschaften Verständnis und Vergebung bei den zurückgebliebenen Familienangehörigen zu erlangen. Die wiederum waren davon total überfordert und reagierten nur angstvoll und panisch. Niemand hatte sie auf solche Erfahrungen vorbereitet, und so konnten sie diese Chance, durch Liebe und Verständnis dieser Seele zu helfen, auch nicht nutzen. An diesem Punkt versuchte ich einzugreifen.

In meinem lichten Seelenkleid kam ich dem Verstorbenen wie ein Engel vor, und er scheute zuerst einmal vor mir zurück. Als er Vertrauen gefasst hatte, begann ich ihm verständlich zu machen, was seine Erfahrungen ihn lehren sollten. Ich versuchte, seine falschen Sichtweisen zu korrigieren und ihm vor allem bewusst zu machen, dass er allein – und nicht ein strafender Gott – verantwortlich für sein Erleben sei. Niemand außer ihm selbst könne ihn von dem befreien, was zutiefst seine eigene Schöpfung sei. Indem er mir zuhörte, langsam zu verstehen und Hoffnung zu schöpfen begann, wurde es zunehmend heller um ihn. In diesem neuen Licht der Erkenntnis nahm er auch zum ersten Mal seinen Schutzengel wahr, dessen Existenz sein Bewusstsein vorher ausgeblendet hatte. Am Ende meiner Mission übergab ich den Verstorbenen diesem himmlischen Wesen, und beide machten sich auf den Weg ins Licht.

17. Die Konsequenzen falscher religiöser Glaubensinhalte

Wir leben in einer Zeit, wo sich falsche Glaubensinhalte sehr deutlich in der Haltung und in den Handlungen fehlgeleiteter Menschen spiegeln. Es sind hauptsächlich die Buchreligionen, die mit ihren falschen Gottesvorstellungen die Verantwortung für diese Entwicklung übernehmen müssen. Juden, Christen und Moslems wurde seit alters her durch ihre Religionen gelehrt, dass Gott – je nach Verhalten des Menschen – belohnt oder bestraft, und dass nur die jeweilige Religion und die Befolgung ihrer Lehren den Weg ins Paradies oder den Himmel eröffnen. Die Botschaft der Liebe und Vergebung und die Einheit alles Geschaffenen kam zwar durch Jesus Christus in die Welt, aber die alten Irrtümer und falschen Sichtweisen scheinen nicht auszurotten zu sein und tragen besonders in der heutigen Zeit die schlimmsten Früchte. So erleben wir seit vielen Jahren die überholte und lieblose alttestamentarische Botschaft »Auge um Auge, Zahn um Zahn« im Kampf der Israelis und Palästinenser um das »Gelobte Land«. Selbstmordattentate der Araber auf der einen Seite und die Ermordung der Führer der Gegenseite als Ausdruck israelischer Regierungspolitik auf der anderen Seite zeigen, wie weit es mit der Menschheit gekommen ist. Der amerikanische Präsident, der sich selbst als Christ und im Auftrag Gottes handelnd sieht, beginnt einen Krieg, der durch Lügen und gezielte Falschinformationen begründet wurde und viele Unschuldige das Leben kostete. War nicht die Botschaft Christi die Nächstenliebe und Brüderlichkeit aller Menschen, und forderte er nicht, dass man dem, der uns auf die rechte Wange schlägt, auch die linke hinhalten solle? Damit brachte Christus zum Ausdruck, dass es, wenn nicht einer aus der Spirale der Gewalt und Gegengewalt aussteigt, nur zu einer endlosen Auseinandersetzung kommt, der am Ende beide Kontrahenten zum Opfer fallen. Die bewusste Lüge in Form der durch den Koran nicht gedeckten Behauptung, dass Selbstmordattentate gottgewollt seien und direkt ins Paradies führten, bringt fanatisierte junge Moslems dazu, ihr Leben und das anderer gering zu schätzen und das Schlimmste aller Verbrechen zu begehen. Die Liste der Verstöße gegen das Gebot der Liebe ließe sich beliebig verlängern.

Wohin führt das alles? Wir sind in den letzten Jahrzehnten offensichtlich nicht mehr in der Lage gewesen, Konflikte harmonisch zu lösen. Ob Afghanistan oder der Irak, der Hunger und die Seuchen, die Massenarbeitslosigkeit oder die Naturkatastrophen, irgendetwas scheint entscheidend schiefzulaufen. Nur was? Ich glaube, dass wir an dem Punkt unserer Entwicklung angekommen sind, wo uns das Gesetz des Handelns aus der Hand genommen wurde. Wir können zwar noch Feuer anzünden, es aber nicht mehr löschen. Es wird uns offensichtlich drastisch vor Augen geführt, dass unsere Saaten nun zu den befürchteten Ernten führen werden. Angesichts des drohenden Zusammenbruchs unserer Zivilisation und dem Wissen, dass bereits frühere Hochkulturen an bestimmten Punkten ihrer Entwicklung ihr Ende fanden, wirkt diese Zeit immer apokalyptischer. Viele Esoteriker hatten bereits zur Jahrtausendwende Schlimmstes befürchtet, und nun konzentrieren sich die negativen Erwartungen auf das im Maya-Kalender berechnete Datum Ende 2012. Ich halte nicht viel von solchen Spekulationen und glaube an das Jesus-Wort, dass allein der Vater Tag und Stunde weiß. Doch auch ich glaube, dass wir Menschen allein nicht mehr in der Lage sind, den »Karren aus dem Dreck zu ziehen« und unserer Entwicklung eine neue positive Wendung zu geben. Wie Kinder, deren Eltern den von ihnen angerichteten Schaden beheben müssen, brauchen wir offensichtlich einen von außen kommenden Eingriff. Geistige

Botschaften, die diese Entwicklung mehr oder minder deutlich ankündigen, gibt es genug.

Geht man dieser Entwicklung auf den Grund, so liegen nach meinem Dafürhalten die Wurzeln bereits in den falschen Darstellungen und Lehren der Buchreligionen. Das Alte Testament ist eine Sammlung von Erfahrungsberichten, die eine Zeit beschreiben, in welcher der Mensch noch nicht reif war für die Erkenntnis, dass unser Vater ein liebender Gott ist. Das dort gezeichnete Gottesbild spiegelt den damals herrschenden Zeitgeist, der alles Unerklärliche – sei es gut oder böse – dem unbegreiflichen Walten Gottes zuschrieb. Mit Jesus Christus kam ein neues Verständnis Gottes und der Schöpfung in die Welt. Betrachtet man allerdings die heutige Menschheit, dann hat man den Eindruck eines Rückfalls in alttestamentarische Zeiten. Man gewinnt den Eindruck, dass die Botschaft Christi heute weniger denn je ernst genommen wird, insbesondere von denen, die sich auf ihn berufen. Noch nie waren Terrorismus und Kriminalität, als Ausdrucksformen des Bösen, so auf dem Vormarsch wie in der heutigen Zeit. Die Korruption, die egoistische Vorteilsnahme weniger zum Schaden des Ganzen, greift immer mehr um sich. Immer mehr Menschen haben immer weniger Skrupel, zur Erreichung ihrer Ziele auch äußerst fragwürdige Wege zu beschreiten. Die grenzenlose Gier der bereits Besitzenden zeigt sich im Wirtschaftsleben deutlich in den Millionen-Abfindungen skrupelloser Unternehmens- und Bankchefs. Um Kritiker mundtot zu machen, wird von einer Neidgesellschaft gesprochen. Niemand an verantwortlicher Stelle hat den Mut, diese Entwicklung als das zu geißeln, was sie ist – der Geländegewinn der Gegenkräfte in allen Bereichen unserer Gesellschaft. Und was tun unsere Kirchen? Erheben sie machtvoll ihre Stimme, wie es ihr Auftrag wäre, um dem Treiben dieser Kräfte entschieden entgegenzutreten? Die Antwort mag sich jeder selbst geben. CNN, der amerikanische Nachrichtensender, veröffentlichte im Februar 2004 vorab das Ergebnis einer Untersuchung der amerikanischen Bischofskonferenz, wonach mehr als viertausend Priester eingestanden haben, in den vergangenen fünfzig Jahren Kinder sexuell missbraucht zu haben. Wiederholungstäter seien keine Seltenheit und die Opfer zum Teil jünger als sieben Jahre.

Es fehlt an glaubwürdigen Vorbildern für unsere Jugend, und so strebt sie unter Anleitung der Medien nach sehr fragwürdigen Zielen. Animiert und verführt durch entsprechende Fernsehproduktionen, wollen viele ein Star, am besten ein Superstar werden. Bescheidenheit und Zufriedenheit mit dem eigenen Schicksal ist dort nicht mehr gefragt, wo einem vorgegaukelt wird, dass man allein im Rampenlicht und auf den Bühnen des Showbusiness Ansehen, Glück und Ruhm erlangen kann. Falsche Werte und Ziele werden mit allen psychologischen Tricks propagiert und fördern die Unzufriedenheit mit dem Alltäglichen, untergraben damit die Werte unserer Gesellschaft und ihren Zusammenhalt. Noch nie hatte die Dunkelheit so leichtes Spiel bei der Manipulation schwacher Seelen wie heute. Im von vielen geschmähten Mittelalter hatte die Masse der Menschen bei allen Glaubensirrtümern noch klare Wertvorstellungen. Wem gilt heute die Wertschätzung der Masse? Fußballstars, TV-Entertainern und Musikinterpreten! Die Dümmlichkeit vieler TV-Sendungen ist langsam nicht mehr zu überbieten und wird nur noch von Kriminalfilmen, also Bildern von Mord und Totschlag, zahlenmäßig übertroffen. Wen wundert es da, dass die Brutalität in den Schulen ständig zunimmt? Wenn man diese Entwicklung öffentlich beklagt, wird man gern als Spießer oder Spielverderber belächelt. Wir leben schließlich in einer Spaßgesellschaft. Nun, ich denke, der Spaß wird uns bald vergehen. Die kommenden Ereignisse zeichnen sich bereits am Horizont ab.

18. Drogensucht – Geißel unserer Zeit

Eine entwurzelte Gesellschaft füllt die innere Leere in den Herzen mit allen erdenklichen Mitteln. Daher bekämpfen viele junge Menschen die von ihnen empfundene Sinnleere in ihrem Leben durch die Einnahme von Drogen aller Art.

Eines Tages meldete sich die Mutter von Harry S., sechsundzwanzig Jahre alt, bei mir. Sie machte sich große Sorgen um ihren Sohn, der drogenabhängig sei und deshalb nun auch seine Arbeit zu verlieren drohe. Als beide Eltern und ihr Sohn bald darauf zu mir zum Erstgespräch kamen, wurde bald klar, dass im Hintergrund ein massiver Vater-Sohn-Konflikt schwelte. Der Vater, ein robuster und durchsetzungsfähiger Unternehmer alten Stils, hatte seinen Sohn in eine leitende Position einer Tochtergesellschaft gehoben, die diesen in mehrfacher Hinsicht total überforderte. Seit einiger Zeit nahm der Sohn nun Heroin sowie verschiedene Designerdrogen, um seinen Frust und die permanenten Auseinandersetzungen mit seinem Vater zu kompensieren. Unter dem Einfluss der Drogen zog sich Harry immer mehr in sich und seine vier Wände zurück, drohte zu vereinsamen und schien auch den Anforderungen seiner Unternehmensposition immer weniger gewachsen zu sein. Wir vereinbarten eine mehrtägige Therapie, zu der Harry bald darauf anreiste und in deren Rahmen die eigentlichen Ursachen seiner Drogensucht bald zutage traten.

Harry war der einzige Sohn seines Vaters, der ihn sichtlich liebte, aber ganz offensichtlich bereits seit den Kindertagen seines Sohnes in ihm die späte Erfüllung eigener Lebensträume sah. Bereits als Kind baute der Vater seinem Sohn ein fahrtüchtiges Kleinmotorrad und bastelte an der Karriere seines Sohnes als Rennfahrer. Natürlich gefiel das dem Knaben anfänglich, sein

Ehrgeiz war geweckt, und als Jugendlicher stellten sich dann auch erste Rennerfolge ein. Vater und Sohn verbrachten immer mehr Zeit in der Vorbereitung und dem Training für die Rennen, und alles andere musste sich folglich dem Ziel einer großen Karriere unterordnen. Während andere Jugendliche und Heranwachsende in die Disco gingen, Freunde fanden und erste Mädchenbekanntschaften machten, trainierte Harry verbissen unter Anleitung und Überwachung seines Vater und stand bald immer häufiger auf dem Siegertreppchen. Der Erfolg machte süchtig, und der Beifall wurde zur Droge. Doch zunehmend wurde sich Harry seiner Isolation und Einsamkeit bewusst. Er hatte einfach keine Zeit für Freundschaften, und eine Freundin zu finden und zu halten, fiel ihm deshalb auch schwer. Die Situation eskalierte, und Harry beendete seine Karriere als Motorradrennfahrer. Er hatte zwar inzwischen eine Freundin, die er sehr liebte, doch damit ließ sich leider die Lücke nicht schließen, die sein Verzicht auf Erfolg und Beifall in seiner Seele gerissen hatte. Darüber hinaus vermisste er schmerzlich den Kick der Geschwindigkeit und die rauschhafte Adrenalinausschüttung in seinem Blut während der Rennen. Auf der Suche nach Kompensation fand er bald darauf falsche Freunde, kam erstmals mit Drogen in Berührung, erlebte scheinbar das verlorene High-Gefühl wieder und war bald darauf abhängig.

Vor Jahren bereits kam ein älteres Ehepaar in die Praxis meiner zweiten Frau. Beide waren schon in den Siebzigern, und ihr großes Problem war ihr einziger fünfunddreißigjähriger Sohn Arno. Seit frühester Kindheit litt Arno an schwerer Epilepsie, die ihm seelisch sehr zusetzte. So hatte er bereits in jungen Jahren begonnen, in den Alkohol zu flüchten. Inzwischen waren beide Krankheitsbilder so ausgeprägt, dass das alte Elternpaar in ständiger Angst und Schrecken lebte und sich große Sorgen machte, wie es mit ihrem Sohn nach ihrem Ableben weitergehen würde. Epilepsie ist Ausdruck gewaltiger innerer Spannungen, die sich anfallartig im Körper in Form von Krampfwellen entladen. Der Alkohol dagegen wirkt einerseits dämpfend und andererseits weich machend. Der Alkoholiker flüchtet vor der Härte und Schärfe des Lebens in den Vollrausch. Er spült mit Alkohol hinunter, was sonst zu schwer verdaulich wäre. Während die Epilepsie nach dem Herauslassen der Spannungen im Sinne orgastischer Entladungen ruft, wählt der Alkoholiker lieber den Vollrausch statt der Ekstase. In Arno standen sich also zwei Problemfelder und ihre Krankheitsbilder konträr gegenüber und sorgten für innere Zerrissenheit und zusätzliches Spannungspotenzial.

Eines Tages kam Arno mit verquollenem und blutunterlaufenem Gesicht in die Therapie. Angetrunken am Schreibtisch sitzend, hatte er einen schweren Epilepsieanfall bekommen und, nach hinten fallend, seine Schreibmaschine mit den Füßen in die Luft katapultiert, die dann auf seinem Gesicht landete. Es kam also immer wieder zu Rückschlägen. Die Behandlung zeigte zwar Fortschritte, aber keine endgültige Besserung. Am schlimmsten für mich war es, zusehen zu müssen, wie die rat- und hilflosen Eltern ihren Sohn aus falsch verstandener Liebe immer wieder durch Geldzuwendungen auffangen wollten und Arno dadurch seinen Alkoholismus weiter finanzierten und praktisch damit den Erfolg jedweder therapeutischer Maßnahme torpedierten.

Sehr bald musste ich in der Zusammenarbeit mit Suchtkranken begreifen, dass ich ihnen nur begrenzt helfen konnte. Solange sie sich unter meiner direkten Obhut und Kontrolle befanden, wirkten meine Energie- und sonstigen Therapien stabilisierend und stärkend, und auch der Entzug fiel ihnen leichter. Aber kaum kamen sie wieder mit ihrem alten Milieu in Berührung, wurden sie meistens rückfällig. Ich glaube daher, dass ein klinischer Aufenthalt zum Entzug in den allermeisten Fällen zwingend erforderlich ist, und lehne daher inzwischen in aller Regel eine ambulante Behandlung von Suchtkranken ab.

19. Gedankenübertragung oder die Macht der Suggestion

Enge Freunde und Ehepartner, Menschen, die sich besonders nahestehen, erleben häufig, dass sie zur gleichen Zeit das Gleiche denken bzw. sagen wollen. Einerseits sind das telepathische Prozesse, andererseits das Abrufen der gleichen Informationen aus dem morphogenetischen Feld aufgrund einer Schwingungsharmonie zwischen beiden Partnern. Gedankenübertragung gibt es seit Urzeiten, und auch die Mythologie berichtet von den Musen – also Geistwesen –, die Künstler »küssen«, ihnen dadurch Ideen, Bilder und Gedanken übermitteln. In der Esoterik sprechen wir von Geistführern und Schutzengeln, mit denen wir gedanklich kommunizieren und die ihren Schützlingen häufig Gedankenimpulse ins Unterbewusstsein pflanzen, die der Betreffende dann wie das Aufsteigen eigener Ideen erlebt. Bei all dem stellt sich die Frage nach der Gedankenfreiheit bzw. der unzulässigen Beeinflussung des betreffenden Individuums. Ein Hypnotiseur oder Trancetherapeut überträgt im Rahmen seiner Heilbehandlungen Gedanken und Bilder, die den Empfänger mehr oder minder stark beeinflussen und so zum Beispiel sein Verhalten ändern sollen. Wo sind die Grenzen und die Gefahren solcher Methoden? Ich selbst machte zu Beginn meiner Tätigkeit als Geistheiler und Reinkarnationstherapeut eine außergewöhnliche Erfahrung, die meine Einstellung und meine Technik radikal veränderten.

Meine zweite Frau und ich hatten 1984 eine internationale Heilergruppe gegründet, die auch in mehreren deutschen Städten vertreten war, unter anderem in München. Bei einem unserer

Besuche beschlossen wir beide, zum Abschluss unserer Treffen noch einen Urlaubstag am Starnberger See anzuhängen, bevor wir wieder nach Hause fahren wollten. Es war an einem schönen Frühlingssonntag, als wir um die Mittagszeit die Autobahn verließen und auf Starnberg zufuhren. Wir unterhielten uns gerade darüber, wo wir am Seeufer ein schönes Restaurant finden würden und über die Fischspezialitäten, die wir genießen wollten. Die Situation war locker und entspannt, und nach den Tagen intensiver Spiritualität stand uns in diesem Augenblick mehr nach den Freuden des Alltags als nach weiteren tiefsinnigen Gesprächen der Sinn. Im Autoradio lief das übliche Sonntagvormittagsprogramm, und die Stadtgrenze von Starnberg kam bereits in Sicht, als plötzlich im Radio das Ave-Maria erklang. Dann geschah etwas, was ich bisher noch nie erlebt hatte. Kaum waren die ersten Takte verflogen, wurde es plötzlich schwarz vor meinen Augen. Im Fahren verschwand die Umgebung, und dafür tauchte unvermittelt das Bild eines Friedhofs und einer Trauergemeinde auf. Die Szene war sehr gefühlsgeladen, die Menschen waren offensichtlich sehr betroffen und viele lagen sich schluchzend in den Armen. Vor einer Einsegnungshalle war ein Meer von Blumen und Kränzen aufgebaut. Ich kam näher und bemerkte drei offene Särge, ein großer, flankiert von zwei kleinen. Ich wusste sofort, das war eine Mutter mit ihren zwei toten Kindern. In der Vision kam ich näher und beobachtete mich selbst, wie ich die Hände hob und aus den beiden Hand-Chakras und dem Stirn-Chakra ein starkes weißes Licht hervorströmte, das die Särge ausfüllte. In diesem Licht begannen die drei Toten zuerst zu schweben, sich dann aufzurichten und danach zu bewegen. Ich hatte sie zum Leben erweckt. An diesem Punkt wurde es wieder schlagartig hell vor meinen Augen, und ich konnte gerade noch das Steuer herumreißen, sonst hätte ich eine Straßenbegrenzung gerammt.

Total überrascht und verblüfft und noch stark unter dem Eindruck des Erlebten stehend, hatte ich die größte Mühe, mich in Starnberg zurecht- und ein geeignetes Restaurant zu finden. Das anschließende Mittagessen verlief nun ganz anders, als wir uns das vorher vorgestellt hatten. Ich hatte meiner Frau, die ja mein merkwürdiges Verhalten am Steuer miterlebt hatte, die ganze Vision geschildert, und wir beide rätselten nun darüber, was das Ganze bedeuten sollte und welche Realität ihm zugrunde liegen mochte. Sosehr wir uns auch den Kopf zerbrachen, es fiel uns keine plausible Erklärung ein, und auch unsere Versuche, von unseren jenseitigen Freunden etwas zu erfahren, schlugen fehl. Das Ganze war äußerst mysteriös, und wir beide befanden uns überhaupt nicht in der Stimmung, um uns von irgendwelchen Trugbildern hinters Licht führen zu lassen. Trotzdem blieb die Tatsache einer außergewöhnlich intensiven und plastischen Erfahrung, die – ohne dass man irgendetwas Atmosphärisches dafür verantwortlich machen konnte – scheinbar aus dem Nichts aufgetaucht war. Aber warum und weshalb? Da fiel mir plötzlich ein, dass ich in der kommenden Woche sieben Reinkarnationstherapien mit Klienten haben würde. Aus Erfahrung wusste ich, dass man Menschen in Trance auch in die Zukunft schicken konnte, und ich beschloss, allen sieben nur den Ort und das Datum vorzugeben – was beides Teil der Vision gewesen war – und sie aufzufordern, dort hinzugehen und zu berichten, was sie sehen würden. Gesagt, getan.

Am Ende der Woche hatte ich keine Zweifel mehr und war selbst von der Realität meiner Vision überzeugt. Alle sieben Schüler hatten – ohne Kenntnis voneinander und meiner eigenen Vision – im Wesentlichen die gleichen Bilder und Fakten wahrgenommen. Als ich sie am Samstag zusammenrief und wir unsere Erfahrungen austauschten, war die Verblüffung allseits groß, und niemand von uns hegte auch nur einen Funken Zweifel daran, dass das Geschehen, wie von uns allen erlebt, so ablaufen würde. Der Tag kam und verging, und nichts war geschehen. Der Frust und die Enttäuschung von uns allen und insbesondere von mir war riesig groß. An was sollte man noch glauben, wenn selbst die identischen Informationen von acht Menschen, teils auf übersinnliche Art und Weise erhalten, sich nachträglich als falsch herausstellten? Was war von solchen Visionen und von solchen Therapien zu halten, die solche Lügengeschichten hervorbrachten? Am liebsten hätte ich meinen Job sofort an den Nagel gehängt. Selbstbetrug war das Letzte, was ich wollte. Vorher ging ich aber noch in einer Meditation »nach drüben« und beschwerte mich bitter über die mangelnde Unterstützung und den fehlenden Schutz vor solchen Trugbildern. Ich stand dabei innerlich einem Kreis von Geistführern gegenüber, die trotz meiner Wut und Enttäuschung ganz gelassen blieben. Als mir schließlich sozusagen »die Puste ausging«, fragte mich einer von ihnen schließlich ganz ruhig, ob ich vergessen hätte, wer ich sei. Aufbrausend antwortete ich, was dieser Quatsch wohl solle, natürlich wisse ich, wer ich sei. Wieder blieb mein Gegenüber ganz ruhig und setzte sein Frage-und-Antwort-Spiel mit mir fort. Langsam kristallisierte sich heraus, worauf mein Gesprächspartner hinauswollte. Er erinnerte mich daran, dass ich eine starke Energiequelle sei und Energie – wie bei einer Fernsehwelle – auch Träger von Information sein könne. Am Ende lief es darauf hinaus, dass alle Schüler nur das gesehen hatten, was ich unbewusst wollte, dass sie sehen sollten. Die von mir ausgehenden Bilder waren so stark, dass sie die Informationen des Betreffenden einfach überlagerten, so wie ein lichtschwaches durch ein lichtstarkes Dia überblendet werden kann. Wieder war ich zuerst einmal zutiefst enttäuscht. Das war das Letzte, was ich wollte, dass andere nur meine eigenen Bilder spiegelten. Aber weitere Informationen verdeutlichten den Sinn des Geschehens, das für alle Beteiligten eine Form der Ausbildung darstellte.

In meinen Reinkarnationstherapien hatte ich bis dahin eine stark führende Rolle und bin mir heute nicht mehr sicher, ob meine Patienten damals nicht häufig nur meine Sichtweise der Dinge erlebten. Auf jeden Fall änderte ich nach dieser Erfahrung meine Technik sofort, und so begleite ich den Betreffenden heute nicht mehr, sondern übergebe ihn zu Therapiebeginn seinem

Geistführer, der mit ihm die Reise durch Zeit und Raum macht. Ich bleibe als Beobachter und späterer Interpret im Hintergrund und greife nur noch selten in den Ablauf ein. Damit laufe ich keine Gefahr mehr, unbewusst die Erfahrungen des jeweiligen Patienten zu beeinflussen.

20. Unsere Krankheiten spiegeln unsere Struktur und unseren Charakter

Das Innere spiegelt sich im Äußeren, und so verraten unsere Krankheiten als Teil unseres Karmas vieles über unsere seelische Struktur und unseren Charakter. Schicksalsschläge und Krankheiten decken die Themen auf, mit denen sich die betreffenden Personen auseinandersetzen müssen.

Barbara S. war fünfunddreißig Jahre alt, als sie mich wegen ihrer Eheprobleme aufsuchte. Sie war in Sachsen geboren und aufgewachsen und kam aus zerrütteten Familienverhältnissen und einem ärmlichen Elternhaus. Sie wuchs zu einer sehr attraktiven jungen Frau heran und kam bereits sehr früh zu der Überzeugung, dass in diesem Leben ihr schöner Körper ihr einziges Kapital sein würde. Dieses Kapital galt es, so gewinnbringend wie möglich einzusetzen. Bald nach der Wende lernte sie im Westen einen wesentlich älteren Mann kennen, der scheinbar all das besaß, was sie sich erträumte – das große Haus, die goldene Kreditkarte und ein luxuriöses Urlaubsdomizil auf einer Mittelmeerinsel samt dazugehöriger Yacht. Bald darauf war sie verheiratet und genoss in vollen Zügen den lang ersehnten neuen Luxus. Doch wie immer im Leben, man gewöhnt sich letztendlich an alles. Irgendwann ist jeder Hunger gestillt, und ohne neue Ziele wird das Leben schal und leer. So schlich sich nach wenigen Jahren in Barbaras Leben eine zunehmende Unzufriedenheit über ihr Dasein und insbesondere ihre Ehe ein. Erst jetzt wurde ihr wirklich bewusst, dass sie ihren Mann nie geliebt, sondern nur bewundert hatte. Es war insbesondere sein Vermögen und das, was es ihm erlaubte, was sie magisch angezogen hatte. Zunehmend ging Barbara zu ihrem Mann innerlich und äußerlich auf Distanz und konnte ihn am Ende im wahrsten Sinn des Wortes nicht einmal mehr riechen. Dummerweise kam eine Scheidung nicht in Frage. Volker, ihr Mann, hatte vor der Eheschließung auf einem Ehevertrag bestanden, und so hätte Barbara sich bei einer von ihr betriebenen Scheidung mit einem Minimum dessen begnügen müssen, was ihr jetzt noch im Überfluss zur Verfügung stand. Der Gefühlskonflikt in ihr eskalierte. Bildhaft gesprochen befand sie sich in der gleichen Situation wie ein Affe, der in einer Baumhöhle eine große Frucht entdeckt, hineingreift und dann wegen der Enge der Öffnung die Hand nicht mehr zurückziehen kann. Wie der Affe hatte Barbara bezüglich ihres Mannes und dem, was er ihr zu bieten hatte, zwei Möglichkeiten. Entweder sie lernte, das loszulassen, woran ihr Herz hing, und würde so frei; oder sie akzeptierte, dass ihre Wünsche sie bänden, und müsste sich demzufolge mit ihrer Ehe abfinden. Beides war ihr nicht möglich, und so entstand in ihr ein subjektiv unlösbarer Konflikt, der bald darauf ihr Krankheitsbild schuf.

Eines Morgens, nach dem Duschen, ölte sie ihren Körper ein und entdeckte beim Massieren der rechten Brust eine deutliche Verdickung. Die rechte Brust spiegelt bei rechtshemisphärisch gesteuerten Frauen den Partnerkonflikt. Barbaras Frauenarzt diagnostizierte nach intensiver Untersuchung ein Mammakarzinom, beruhigte aber seine Patientin mit der Bemerkung, dass der Tumor noch klein sei und sich sehr wahrscheinlich brusterhaltend entfernen ließe. Während der Operation entdeckte der Chirurg, dass das Krebsgeschwulst umfassender und tief gehender war, als ursprünglich vermutet wurde, und als Barbara aus der Narkose erwachte, hatte man ihr die betreffende Brust amputiert. Für die junge Frau, deren Körper ihr größtes Kapital war, war das ein riesiger Schock. Schlagartig brachen ihr Selbstwertgefühl und ihre seelische Stabilität zusammen. Die Knochen spiegeln im Körper diese Stabilität, und so wurde drei Monate später erstmals

Knochenkrebs diagnostiziert. Nun bekam Barbara Todesangst, erkrankte daraufhin folgerichtig noch an Lungenkrebs und starb einige Monate später daran. Mit anderen Worten, wie bei einem Dominoeffekt löste der erste subjektive Konflikt und seine Spiegelung in Form des Brustkrebses die Folgeerkrankungen erst aus. Aber bei genauer Betrachtung ist Barbara doch nicht an ihrem Krebs, sondern im Grunde genommen an ihrem Unvermögen, sich zu verändern und ihre Konflikte zu lösen, gestorben.

Vor einigen Monaten kam Horst R., ein Unternehmer, zu mir, der an Speiseröhrenkrebs litt. Wegen eines Herzproblems war eine sofortige Operation nicht möglich. Als er vor mir saß und seinen Fall schilderte, fragte ich mich, welche Kröte der Patient wohl nicht schlucken könne; denn wenn ich etwas nicht schlucken kann, signalisiere ich damit, dass ich etwas nicht akzeptieren bzw. integrieren will. Seine Geschichte bewies dann wieder einmal, dass das erkrankte Organ und seine Funktion immer alles über den dahinterstehenden seelischen Konflikt aussagen. Horst R., sein Bruder und seine Mutter waren zu gleichen Teilen Inhaber eines größeren Unternehmens. Der Patient war ein Yin-Typ, Bruder und Mutter gehörten dem Gegentyp an. Die beiden Yang-Repräsentanten besaßen die Mehrheit der Gesellschaftsanteile und entschieden über den Kopf von Horst R. hinweg, ein lukratives Angebot zu nutzen und das Unternehmen an die Konkurrenz zu verkaufen. Horst R., dessen Lebensaufgabe die Firma gewesen war, konnte nichts dagegen tun, fühlte sich übergangen und rücksichtslos über den Tisch gezogen. Verständlicherweise konnte er diese Kröte nicht schlucken und drückte somit durch seine Krankheit diesen für ihn seelisch nicht lösbaren Konflikt aus.

Anna P., eine sechzigjährige Hausfrau, kam mit ihrem Mann zu mir, der während des zweistündigen Erstgespräches die ganze Zeit wortlos hinter ihr saß. Zwei Jahre zuvor war Anna P. an einem

Gebärmutterhals-Karzinom operiert worden, und nun hatten ihre Ärzte beginnenden Scheidenkrebs diagnostiziert. Der Gebärmutterhals und die Scheide sind die Körperteile im Intimbereich der Frau, die während des Geschlechtsverkehrs am intensivsten mit dem männlichen Geschlechtsorgan in Kontakt kommen. Deshalb spiegeln Erkrankungen an diesen Organen einen subjektiv nicht lösbaren Beschmutzungskonflikt. Als ich dies der Patientin sagte, sah sie mich verständnislos an, und ich erklärte ihr, dass es häufig zu dieser Krankheitsform komme, wenn Frauen zum Geschlechtsverkehr genötigt oder gezwungen würden. Kaum hatte ich dies ausgesprochen, drehte Anna P. sich spontan zu ihrem Mann um und meinte vorwurfsvoll, dass sie ihm das ja schon öfter gesagt hätte. Es gab also eine sofortige Bestätigung des hinter der Krankheit steckenden seelischen Konflikts. Anna P. stand der Sexualität durchaus offen und freudvoll gegenüber, hatte in fünfunddreißig Ehejahren aber oft erleben müssen, dass sie zum Geschlechtsverkehr genötigt wurde, auch dann, wenn sie keine Lust dazu hatte. Als ausgesprochener Yin-Typ hatte sie sich nie in der Lage gefühlt, sich in diesen Situationen ihrem dominanten Partner zu verweigern und den Frust und die Wut darüber in sich hineingefressen. Ein subjektiv unlösbarer Konflikt kann sofort in Folge einer traumatischen Erfahrung auftreten, was unmittelbar zum Krankheitsbild führt, oder – wie im Falle von Anna P. – sich über Jahre aufbauen, getreu dem Motto: Der letzte Tropfen bringt das Fass zum Überlaufen.

Die Patientin sprach auf die Therapie gut an. Aber bereits nach kurzer Zeit eröffnete sie mir, dass ihr Mann und ihr Sohn – ein junger Arzt – darauf bestehen würden, dass sie zur Kur ginge, wohingegen sie viel lieber die Behandlungen bei mir fortsetzen würde. Aber wieder einmal konnte sie sich nicht durchsetzen. Kaum in der Kurklinik angekommen, schwollen ihre beiden Beine plötzlich stark an. Die Ärzte waren ratlos und erkannten nicht, dass die Patientin damit nur unbewusst ihren Unwillen und Protest ausdrückte. Die Beine sind zum Gehen da, und Anna

P. wollte ja nicht in die Kur und in die Klinik gehen. Zu schwach, um ihre Wünsche und Sichtweise aktiv durchzusetzen, griff sie ihrer Struktur entsprechend zur passiven Verweigerung. So saß sie nun die ganze Zeit unbeweglich auf ihrem Stuhl und freute sich insgeheim über die Ratlosigkeit der Ärzte und Schwestern. Als sie wieder zu Hause war, genügten drei Energietherapien, und die Schwellung in den Beinen war gänzlich verschwunden. Kurz darauf kam Anna P. mit der Ankündigung in die Therapie, dass ihr Sohn in der Schweiz eine neue Behandlungsform für ihre Erkrankung gefunden habe und darauf bestehe, dass sie dorthin reise. Sie hatte Tränen in den Augen, als sie sich von mir verabschiedete. Ich habe sie nie wiedergesehen. Ganz offensichtlich war sie nicht in der Lage, etwas an ihrer Struktur zu verändern, und ging nach wie vor lieber den leichteren Weg des Nachgebens, als sich durchzusetzen. Dazu fehlte ihr noch immer die Kraft und die Charakterstärke.

21. Wieso werden auch Heiler krank?

Menschen sind oft erstaunt und befremdet, wenn sie hören, dass ein Heiler erkrankt ist. Viele scheinen der Überzeugung zu sein, dass so etwas einfach nicht geschehen kann oder darf, und meinen, dies passe überhaupt nicht in ihr Bild von einem Heiler. Es wundert sie zwar nicht, dass Ärzte erkranken können, aber von einem Heiler erwartet man anscheinend, dass er irgendwie außerhalb steht und für ihn andere Gesetze gelten. Wie falsch diese Annahme ist, beweisen die Fälle berühmter Heiler. So starb Bruno Gröning, der bekannteste Heiler der fünfziger Jahre des vergangenen Jahrhunderts, an Kehlkopfkrebs, und Pater Pio, der vor Kurzem vom Papst selig gesprochen wurde, litt sein ganzes Leben lang an Krankheiten.

Mich selbst begleiten Krankheiten seit meinem fünften Lebensjahr bis zum heutigen Tag; und meine zahlreichen eigenen Krankheitsbilder waren meine besten Lehrmeister. Sie haben mich die Zusammenhänge und Ursachen, die ich in den vergangenen Kapiteln beschrieben habe, gelehrt. So fand ich am eigenen Leib bestätigt, was Autoren wie Thorwald Dethlefsen, Ruediger Dahlke und andere in ihren Büchern beschrieben und behauptet haben. Heiler sind – Gott sei Dank – keine Übermenschen, sondern genauso in der Entwicklung begriffen wie alle anderen. So gelten auch für sie die gleichen Spiegelgesetze. Sie reifen und wachsen an der Auseinandersetzung mit ihren Krankheiten und ziehen den gleichen Nutzen daraus wie ihre Patienten.

Als ich fünf Jahre alt war, erkrankte ich schwer an Asthma bronchiale. Die Bronchien, als Teil der Lunge, stellen über den Atemstrom die Verbindung von innen nach außen her. Sie werden energetisch vom Kehl-Chakra gesteuert, das seelisch für die

Kommunikation steht. Wie die Haut, die körperlich wie seelisch unseren Grenzkonflikt spiegelt und über die wir ebenfalls atmen, drücken wir seelische Verletzungen im Kontakt mit der Außenwelt auch über die Bronchien aus. Kinderärzte können bestätigen, dass Krankheitsbilder deshalb häufig von der Haut auf die Bronchien und umgekehrt wechseln. Ich selbst hatte zuerst eine allergische Schreibhaut, bevor mich das Asthma packte. Wenn ich mich kratzte, schwoll der betreffende Hautbereich innerhalb von Minuten so dick an, dass ich wie gegeißelt aussah. Psychologen bringen nun Asthma bei Knaben und Männern mit einem unerlösten Mutterkonflikt in Verbindung. Das traf auf mich voll zu.

1951 erkrankte meine Mutter schwer an Lungentuberkulose, einer bakteriellen Infektion. In der Nachkriegszeit war das Immunsystem vieler Menschen durch Unterernährung geschwächt, was den Ausbruch dieser Krankheit begünstigte. Medikamente, die heute erfolgreich dagegen eingesetzt werden und diese Krankheit in Europa inzwischen weitgehend zum Verschwinden brachten, gab es zu dieser Zeit noch nicht. Deshalb schickte man diese Kranken damals zur Genesung häufig in Sanatorien in den Hochlagen der Schweiz, wo sie viele Monate zur Ausheilung verbleiben mussten. Der bekannte Roman »Der Zauberberg« von Thomas Mann spielt in diesem Milieu und in jener Zeit. Die Beziehung zu meiner Mutter war in diesen ersten Lebensjahren außergewöhnlich eng gewesen. Ich war ihr sehnlichst erwarteter »Prinz«, und sie ging in ihrer Mutterrolle ganz auf. Es kam damals wohl auch von meiner Seite zu einer außergewöhnlich engen Bindung zwischen uns und zu einer Fixierung auf sie, zumal mein Vater als Gegengewicht in diesen Jahren für mich nicht existierte, da er, heimgekehrt aus der Kriegsgefangenschaft, noch in Mainz studierte. Dann erkrankte meine Mutter. Ich erinnere mich, dass sie mich abends noch liebevoll zu Bett gebracht hatte und am folgenden Morgen plötzlich nicht mehr da war. Niemand hatte mich auf diesen schwerwiegenden Bruch in meinem Leben vorbereitet. Mutter war einfach verschwunden, und ich konnte das alles nicht verstehen. Neun Monate dauerte es, bis ich sie wiedersah, aber da war unser Verhältnis bereits zerbrochen. Zwei Großmütter hatten sich zwar redlich bemüht, mir über den Verlust und die Abwesenheit der Mutter hinwegzuhelfen, aber der Ausbruch meines Asthmas und seiner Erstickungsanfälle verschlimmerte meine Situation und spiegelte meine Angst und Ohnmacht. Hinzu kam, dass in dieser Zeit noch mein damals neun Monate alter Bruder starb, was die ganze Familie zusätzlich massiv belastete. Bezeichnenderweise erkrankte ich an dem gleichen Organ wie meine Mutter, und diese gegenseitige Spiegelung sollte bis ins Alter gültig bleiben. Jahre nach meiner Mutter bekam ich wie sie in der Lebensmitte Dickdarmkrebs, und wie sie holte mich das Asthma – nachdem es bei mir mit zwanzig Jahren zum letzten Mal aufgetreten war – im Alter von über fünfzig Jahren wieder ein. Erst als ich sie – wie in meinem »Tagebuch« beschrieben – auf Bitten aus dem Geistreich beim Sterben begleiten und ihr beim Loslassen und Hinübergehen helfen durfte, war ich endgültig mit meiner Mutter versöhnt.

Natürlich hatte ich in den Jahren zuvor nach den karmischen Ursachen für unsere Beziehung und deren Problematik geforscht. Seit ihrer Rückkehr aus dem Sanatorium hatte ich mich von ihrer überbordenden Liebe erdrückt und eingeengt gefühlt und bin immer wieder auf Distanz gegangen, was sie sehr bedrückte und verletzte. Dann wurde mir ein Leben in England bewusst, in dem sie meine Amme gewesen war und mich schon damals mit ihrer Liebe erpresste und unter Druck setzte. In jener Zeit fühlte ich mich ihr ausgeliefert und konnte nicht flüchten. In diesem Leben nun lernte ich, mich ihr gegenüber abzugrenzen und mich ihren Ansprüchen und Wünschen zu widersetzen, ohne letztlich die Liebe zu ihr leugnen und unterdrücken zu müssen.

Häufig werde ich gefragt, ob sich die angehenden Heiler nun auch selbst heilen können. Natürlich können Heiler auch bei sich selbst blockierte Chakras öffnen, ihre Aura reinigen und sich bei Schmerzen die Hände auflegen. Aber all das stellt bestenfalls ihre Gesundheit wieder her. Geheilt sind sie erst dann, wenn sie sich – wie alle anderen Menschen auch – mit der Botschaft ihrer Krankheit erfolgreich auseinandergesetzt haben und sie als Weg zur Erkenntnis erkannt und genutzt haben. Der Vollständigkeit halber muss auch an dieser Stelle noch einmal darauf hingewiesen werden, dass es auch nicht karmische Gründe für Krankheiten gibt. Beispiele dazu waren in den vorhergehenden Kapiteln die Contergan-Kinder und das Mädchen mit Downsyndrom. Aber in einigen Fällen kann es auch vorkommen, dass die Menschen die Negativität ihres Umfeldes binden und durch ihre Krankheit erlösen.

Ausklang

Der Polkonflikt und seine Folgen ziehen sich wie ein roter Faden durch alle Kapitel dieses Buches. Zu Beginn meiner Tätigkeit als Geistheiler – Mitte der achtziger Jahre – war es für mich ganz selbstverständlich, dass Männer Yang- und Frauen Yin-dominiert waren. Ausnahmen bestätigten diese Regel. Auch auf dieser Erde beherrschte die Yang-Nordhalbkugel die Yin-Südhalbkugel und bestätigte damit das Gesetz, dass sich das (Erd-) Ganze in seinen Teilen, der Menschheit, spiegelte. In den letzten Jahren scheint sich nun diesbezüglich ein dramatischer Wechsel anzubahnen.

Zu meinem wachsenden Erstaunen musste ich in den Chakra-Therapien der letzten Jahre feststellen, dass das Yang sich immer häufiger in der Frau und das Yin sich zunehmend im Mann offenbart. Hat hier stillschweigend eine unbemerkte Revolution stattgefunden? Ich begann mich über den Kreis meiner Patienten und Schüler hinaus in meinem privaten Umfeld umzuschauen und fand diese Entwicklung bestätigt. Von der Nachbarschaft bis zum Freundeskreis erlebte ich mehrheitlich Partnerschaften, in denen der weibliche Partner stärker das Yang und der männliche stärker das Yin repräsentierte. Fasziniert, aber auch zunehmend beunruhigt, machte ich mich auf die Suche nach einer Erklärung für dieses Phänomen. Bald darauf stieß ich auf Erkenntnisse der Wissenschaft, die in die gleiche Richtung wiesen. Auch Mutter Erde scheint an diesem Prozess der Umwandlung beteiligt zu sein. So beobachteten Wissenschaftler, dass es im elektromagnetischen Feld der Erde zunehmend starke Veränderungen gab. Sie stellten seit Jahren eine zunehmende Schwächung des magnetischen Nordpols (Yang+) zugunsten des Südpols (Yin–) fest und sprachen immer häufiger von einem zu erwartenden Polsprung und einem zeitweiligen Zusammenbruch des Erdmagnetfelds mit unübersehbaren Folgen für die Erde und ihre Geschöpfe. Das Erdmagnetfeld schützt uns beispielsweise vor den von der Sonne abgestrahlten hochenergetischen Teilchen. Treffen diese auf das Magnetfeld, entsteht an den Polen, wo das Magnetfeld am schwächsten ist, das bekannte Nord- bzw. Südlicht. Nur dort können zurzeit diese Teilchen in die Erdatmosphäre eindringen, Luftatome ionisieren und zum Eigenleuchten anregen. Würde dieses Feld im Rahmen eines Polsprungs zusammenbrechen, wären Flora und Fauna dieses Planeten ungeschützt einem Bombardement elektrisch geladener Teilchen ausgesetzt. Dadurch würde unter anderem die DNS und damit das Erbgut der Lebewesen geschädigt bzw. verändert. Selbst Mutationen könnten hervorgerufen werden. In den letzten Jahren erleben wir nun, dass dieses Leuchten am Himmel vom Nordpol weg immer tiefer in südlichen Regionen zu sehen ist.

Das, was wir im Magnetfeld der Erde beobachten können, scheint seine Entsprechung im menschlichen Bewusstsein zu finden. Während die Erde nur einen eingeschlechtlichen Körper hat, sind ihre menschlichen Kinder bipolar, haben entweder einen männlichen oder einen weiblichen Körper. Den Körper können wir Menschen während des Lebens nicht wechseln, sehr wohl aber seine psychologische und damit energetische Ausrichtung; denn die Energieverteilung folgt immer der seelischen Identifikation. Welchen Sinn könnte es nun seelisch haben, dass wir zunehmend eine dem Körpergeschlecht entgegengesetzte Identifikation und somit Energieverteilung wählen? Erinnern wir uns, worum es in unserem Leben geht: Prinzipien, die ins Ungleichgewicht geraten sind, müssen wieder ins Gleichgewicht kommen, denn nur dann können sie zur Einheit verschmelzen. In der Vergangenheit dominierte das Yang – vor allem in Verkörperung der Männer. Die Erziehung und die Prägung der heranwachsenden Knaben waren in den letzten Jahrtausenden von typischen Yang-Mustern bestimmt. Die Mädchen wurden dagegen in das Korsett typischer Yin-Formen gepresst. Damit wurde die Überidentifikation des jeweiligen Pols geradezu im Bewusstsein der Betreffenden festgeschrieben. Die Folge war eine Spaltung im Bewusstsein und das Auseinanderdriften der Pole in der Individualität. Tatsächlich sind wir im Grunde unseres Wesens gleichberechtigt – sowohl Mann als auch Frau. Deshalb denke ich, dass die augenblickliche Umpolung im Massenbewusstsein letztlich zum Gleichgewicht führen soll. Männer lernen die Welt aus dem Blickwinkel des Weiblichen und Frauen aus der Sicht des Männlichen kennen.

Zum Schluss dieses Buches noch eine gute Nachricht, auf die alle Heiler seit Jahren gewartet haben. Bisher durften nur Ärzte und Heilpraktiker durch Handauflegen heilen. Die Mehrzahl der Heiler war weder das eine noch das andere und lief deshalb ständig Gefahr, angeklagt und verurteilt zu werden. Damit ist jetzt Schluss! Das Bundesverfassungsgericht hat mit Urteil vom 2.3.2004 (AZ: 1 BvR 784/03) entschieden: Wer die Selbstheilungskräfte des Patienten durch Handauflegen aktiviert und dabei keine Diagnosen stellt, benötigt keine Heilpraktikererlaubnis! Der Heiler muss seine Patienten lediglich schriftlich darauf hinweisen, dass seine Tätigkeit die Tätigkeit des Arztes nicht ersetzt. Dieser Hinweis kann entweder als Merkblatt dem Patienten vor Behandlungsbeginn übergeben werden oder auf einem gut sichtbaren Aushang im Behandlungszimmer stehen. Das ist alles, was auch von denen zu beachten ist, die die folgende Einladung annehmen wollen.

Einladung zur Ausbildung als Geistheiler

Seit 1984 initiiere ich weltweit Menschen, die den Wunsch in sich verspüren, ihren Mitmenschen auf diese spirituelle Weise zu dienen.

Initiation ist das lateinische Wort für Einweihung und bedeutet den rituellen Eintritt in ein neues Lebensstadium. In vergangenen Jahrtausenden verstand man darunter eine symbolische oder religiöse Handlung bei der Einführung eines neuen Mitglieds in eine geheime Gesellschaft oder einen Mysterienkult. Im Verborgenen – meistens in speziellen Räumen von Tempeln und Pyramiden – geschah das, was in der heutigen Zeit offen, ohne falschen Mystizismus und ohne zwingende Anbindung an eine Gemeinschaft, vermittelt und übertragen werden kann. Ich selbst, als Initiator, sehe mich dabei nur als Türöffner, der dem Kandidaten das Tor zu seinem Höheren Selbst und seinen Möglichkeiten öffnet, und nicht als Magier, der dem Schüler seine Kräfte überträgt oder ihn lehrt, sich fremde Geister untertan zu machen.

Entsprechend der menschlichen Trinität von Körper, Seele und Geist erfahren wir Einweihung auch in allen drei Seinsbereichen. Die Naturwissenschaften führen uns in die Geheimnisse der Materie und damit unseres Körpers ein. Seit der Mensch beginnt, sich bewusst zu werden, nutzt er magisches Wissen und seine Techniken, um seine seelischen Räume und Fähigkeiten zu erforschen und zu erproben. Aber nur wenigen Eingeweihten war es vor Erscheinen des großen Weltenlehrers Jesus Christus vergönnt, in Kontakt mit dem Höheren Selbst, dem göttlichen Geist in jedem Menschen, zu treten. Eine spirituelle Initiation, die ihren Namen zu Recht trägt, lenkt das Bewusstsein des Kandidaten nur auf den All-Einen, öffnet das vorher verschlossene Tor und schafft eine Verbindung zwischen der Ebene der Materie und der Sphäre des Geistlichtes, das nicht zu verwechseln ist mit dem Astrallicht, das heute viele Eingeweihte käuflicher magischer Systeme erleben und fälschlicherweise für das Geistlicht halten.

Initiiert bzw. eingeweiht werden soll der Kandidat in das viele Jahrhunderte lang geheim gehaltene Wissen über die Trinität des Menschen, das Wechselspiel von Geist, Seele und Körper und die einzelnen Schritte, die sein Bewusstsein machen muss, um den Weg zurück in die Einheit mit Gott gehen zu können. Meditation, Kontemplation und Gebet sind Hilfen auf diesem Weg. Esoterisches und insbesondere spirituelles Wissen sind Fackeln, die uns auf diesem manchmal dunklen und oft als steil und mühsam empfundenen Weg der Entwicklung leuchten. Unsere Aura und unser Chakra-System offenbaren dann unseren Entwicklungsstand; und so wird dem Schüler im Rahmen des Initiationskurses neben den zentralen Teilen der esoterischen Philosophie auch ein theoretisches Konzept mit der entsprechenden praktischen Anleitung zur Behandlung der Chakras und der Aura vermittelt.

Am Ende der Ausbildung setze ich bei dem Initianten vor der Behandlung seines ersten Patienten einen bestimmten rituellen Lichtimpuls, der das bisher verschlossene Tor zwischen seiner Seele und seinem Höheren Selbst öffnet und im gleichen Augenblick die geistigen Lichtfrequenzen bis hinunter in seinen physischen Körper strömen lässt. Ab diesem Moment fließt durch die Hände des neuen Heilers das Licht seines Höheren Selbst und bringt wieder die göttliche Ordnung und damit Harmonie und Heilung in die Seele dessen, dem er seine Hände in Liebe und Demut auflegt. Der physische Körper des Hilfesuchenden, der ja durch seine Erkrankung nur den vorausgehenden krankhaften Zustand der Seele spiegelt, zieht dann nach und gesundet wieder. So betrachtet, heilt sich jeder selbst, wenn er – ob allein oder mit Hilfe eines Heilers, eines geistigen Lehrers oder eines medizinischen Behandlers – seine seelische Einstellung ändert und die Hilfen, die ihm gegeben werden, nutzt. Der Arzt, der Heiler, der geistige Lehrer – sie alle geben immer nur Hilfe zur

Selbsthilfe. Die Heilung ist dabei normalerweise ein Indiz dafür, dass auf seelischer Ebene eine Wandlung oder zumindest eine Verhaltensänderung des Kranken eingetreten ist.

Im Rahmen der Initiation wird das Wesen des Lichtes aller drei Ebenen erläutert und Grundkenntnisse der Nutzung von Farbschwingungen bei der Heilung von Körper und Seele vermittelt. Darüber hinaus lehre ich meine Schüler, wie und wann Fernheilung durchgeführt und eingesetzt werden sollte und wie sie sich und Dritte mittels spiritueller Techniken gegen astrale bzw. magische Beeinflussungsversuche und Attacken wehren können. In Vertiefungskursen wird das Wissen erweitert, aber die grundsätzliche Ausübung ist mit dem Initiationskurs gewährleistet, sodass der Schüler auch alle weiteren Schritte alleine unternehmen kann.

Jeder spirituelle Lehrer hat die Pflicht, die Reife und die Motivation des Schülers zu prüfen, bevor er ihm durch Initiation Möglichkeiten eröffnet, die diesen in einen höheren Grad der Verantwortung treten lassen. Tut der Lehrer dies nicht, wie bei den meisten heute gegen Geld angepriesenen Initiationen, so trägt er eine karmische Mitverantwortung an allem, was der Schüler aufgrund des bewussten wie unbewussten Missbrauchs seiner Fähigkeiten nach dem Gesetz von Ursache und Wirkung zu erwarten hat. Daher führe ich mit jedem der Kandidaten ein dreistündiges und kostenpflichtiges Gespräch (mein Stundenhonorar beläuft sich auf 80,- €), in dem ich vor der Zulassung die Eignung des Betreffenden, d. h. seine Einstellung sowie seine seelische und körperliche Gesundheit, überprüfe. Der Initiationskurs selbst, der von Freitagnachmittag bis Sonntagabend dauert, ist kostenfrei. Es wird lediglich ein kleiner Obulus von 30,- € pro Person für die ausführlichen schriftlichen Unterlagen (niemand muss mitschreiben, und jeder kann sich deshalb ganz auf die Erklärungen und Demonstrationen konzentrieren) und für die Getränke erwartet. Das Prüfungsgespräch und die Initiationskurse finden in Siersburg / Saar statt.

Wer also von dieser Ausbildungseinladung Gebrauch machen oder mich als Geistheiler oder Reinkarnationstherapeut konsultieren will, der kann dies schriftlich unter folgender Adresse tun:

Axel Philippi
Zur Niedtalhalle 2
66780 Rehlingen-Siersburg
Fon / Fax: 06835-1424
E-Mail: axel.w.philippi@t-online.de
www.axel-philippi.de